REINER KÖRPER KLARES DENKEN

DAS WIRKSAME REINIGUNGSPROGRAMM

L. RON HUBBARD

REINER KÖRPER KLARES DENKEN

DAS WIRKSAME REINIGUNGSPROGRAMM

new·era®
Publications International ApS

EINE HUBBARD®-VERÖFFENTLICHUNG

Herausgegeben von
NEW ERA® Publications International ApS
Store Kongensgade 55
1264 Kopenhagen K
Dänemark

Herausgeber der *Scientology*®-Bücher und Materialien

Übersetzt für
NEW ERA Publications International ApS

Titel der amerikanischen Originalausgabe:
Clear Body Clear Mind: The Effective Purification Program

Dieses Buch ist Teil der Werke von L. Ron Hubbard, der die angewandte religiöse Philosphie *Scientology* entwickelte. Es wird dem Leser als eine Aufzeichnung von Beobachtungen und Forschungen über Verstand und Geist des Menschen vorgelegt, nicht als eine Darlegung von Behauptungen des Autors. Die Gewinne und Ziele von Scientology können nur durch die hingebungsvollen Bemühungen des Lesers selbst erreicht werden.

Das Reinigungs-Programm darf nicht als Empfehlung zur ärztlichen Behandlung oder Verabreichung von Medikamenten aufgefaßt werden, und es wird weder als körperliche Behandlung bezeichnet noch wird ein derartiger Anspruch erhoben. Es gibt keine medizinischen Empfehlungen oder Behauptungen hinsichtlich des Reinigungs-Programms oder der in diesem Buch beschriebenen Vitamin- oder Mineral-Diäten.

Niemand sollte sich dem Reinigungs-Programm oder irgendeiner seiner Regeln zur Lebensweise unterziehen, ohne vorher ärztlichen Rat eingeholt und die Zustimmung eines praktizierenden Arztes, der das Programm kennt, erhalten zu haben. Der Autor gibt keine Gewähr für die Wirksamkeit des Reinigungs-Programms und macht dahingehend keine verbindlichen Äußerungen.

ISBN: 87-7336-735-4

Gedruckt in Dänemark von
Special-Trykkeriet Viborg a-s
Livøvej 1
8800 Viborg

Wichtiger Hinweis

Achten Sie beim Lesen dieses Buches sehr sorgfältig darauf, daß Sie niemals über ein Wort hinweggehen, das Sie nicht vollständig verstehen.

Der einzige Grund, warum jemand ein Studium aufgibt, verwirrt oder lernunfähig wird, liegt darin, daß er über ein nicht verstandenes Wort hinweggegangen ist.

Die Verwirrung oder die Unfähigkeit, etwas zu begreifen oder zu lernen, entsteht NACH einem Wort, das man nicht definiert und verstanden hat.

Haben Sie je die Erfahrung gemacht, an das Ende einer Seite gelangt zu sein und zu bemerken, daß Sie nicht wissen, was Sie gelesen haben? Nun – irgendwo vorher auf dieser Seite haben Sie ein Wort übergangen, für das Sie keine Definition oder eine unrichtige Definition hatten.

Hier ist ein Beispiel: „Da im Radio gemeldet wurde, daß die Före heute ausgezeichnet sei, machten sich Zehntausende in ihren Autos auf, um diese lang erwartete Gelegenheit zu nutzen." Sie sehen, was passiert. Sie glauben, den ganzen Gedanken nicht zu verstehen, aber die Unfähigkeit zu verstehen stammt ausschließlich von dem einen Wort her, das Sie nicht definieren konnten, nämlich „Före", was die Eignung des Schnees zum Skisport bedeutet.

Es mögen nicht nur die neuen und ungewöhnlichen Wörter sein, die Sie nachsehen müssen. Auch bei ganz gebräuchlichen Wörtern kann es häufig vorkommen, daß man eine falsche Definition dafür hat und sie daher Verwirrung stiften.

Diese Information, daß man über ein undefiniertes Wort nicht hinweggehen sollte, ist die wichtigste Tatsache auf dem ganzen Gebiet des Studierens. Jedes Fachgebiet, dessen Studium Sie angefangen und dann aufgegeben haben, enthielt Wörter, für die Sie keine Definition bekommen haben.

Achten Sie also beim Lesen dieses Buches sehr, sehr sorgfältig darauf, daß Sie niemals über ein Wort hinweggehen, das Sie nicht vollständig verstehen. Wenn der Stoff verwirrend wird oder Sie ihn anscheinend nicht begreifen können, wird es kurz davor ein Wort geben, das Sie nicht verstanden haben. Gehen Sie nicht weiter, sondern gehen Sie VOR den Punkt zurück, wo Sie in Schwierigkeiten gerieten, finden Sie das mißverstandene Wort und sehen Sie zu, daß Sie seine Definition bekommen.

Definitionen

Wörter, die manchmal mißverstanden werden, sind als Hilfe für den Leser in Klammern oder in Fußnoten erklärt, sobald sie im Text erscheinen. Wörter haben manchmal mehrere Bedeutungen. In den Fußnoten ist nur die Bedeutung angegeben, die im Textzusammenhang zutrifft. Andere Definitionen für das Wort können in einem Wörterbuch gefunden werden.

Ein Fachwortverzeichnis, das die Definitionen aus den Fußnoten enthält, befindet sich am Ende dieses Buches.

Vorwort

Von John Duff, dem Mitautor von
The Truth About Drugs
(Die Wahrheit über Drogen)

Wir leben in einer belagerten Gesellschaft, die von einem Ansturm von Drogen und Giftstoffen bombardiert wird. Kein Teil des Lebens auf diesem Planeten wird heute nicht durch diesen Angriff zerstört – von den oberen Schichten der Gesellschaft bis zu den Kindern der Gettos, von industrialisierten Supermächten bis zu den brasilianischen Regenwäldern. Schlagzeilen verkünden den Tribut, wie Individuen, Familien, Schulen, Nationen und ganze Zivilisationen von giftigen Drogen, Chemikalien und Umweltgiften weggefressen werden.

Allein die Statistiken des Drogenmißbrauchs sind überwältigend. Die Herstellung, der Vertrieb und der Konsum illegaler Drogen ist zu dem größten und zerstörerischsten Industriezweig der Erde geworden. Gegenwärtige Einschätzungen, die von der Größe dieses Industriezweiges gemacht werden, variieren zwischen fünfhundert Milliarden und einer Billion Dollar Umsatz pro Jahr. Die Handelskammer der Vereinigten Staaten schätzt, daß Drogen- und Alkoholmißbrauch in Amerika alleine für die Betriebe 177 Milliarden Dollar an jährlichem Geldaufwand kosten, die für Drogen-Tests, Bildung über Drogen für Angestellte und verlorene Produktion aufgewandt werden.

Der Drogenmißbrauch beginnt heute in der Volksschule. Der

Prozentsatz amerikanischer Grundschüler, die Drogen konsumieren, hat sich im letzten Jahrzehnt verdreifacht. Heute ist das durchschnittliche Alter, in dem ein Kind über Drogen herausfindet, in Nordamerika acht Jahre. Beinahe bevor es addieren und subtrahieren kann, erfährt es über Marihuana, LSD, Kokain und andere Drogen von seinen Mitschülern. Wenn es zwölf Jahre alt ist, muß es die Entscheidung treffen, ob es Drogen verwenden wird oder nicht, da ihm beinahe mit Sicherheit Drogen gleich in seinem eigenen Schulhof angeboten werden.

Bis zum letzten Schuljahr in der Oberschule werden sieben von zehn Schülern „ja" zu Drogen gesagt haben. Achtzig Prozent der Bevölkerung haben, wenn sie etwa 25 Jahre alt sind, illegale Drogen gebraucht.

Während Marihuana in den 60er und 70er Jahren die „Straßendroge der freien Wahl" war, sind Kokain und die dem Kokain verwandte süchtigmachende Droge Crack[1] *in amerikanischen Städten überhandnehmend. Jeden Tag probieren fünftausend Amerikaner Kokain zum ersten Mal aus. Tausende von Kindern werden jedes Jahr von crack-süchtigen Müttern geboren.*

Kein Land ist immun gegen die Verwüstungen, die von Drogen angerichtet werden. Selbst im Ostblock wird von der weiten Verbreitung des Drogenmißbrauchs Notiz genommen. Ein Artikel mit dem Titel „Drogen bedeuten Tod" in der Pravda, *der offiziellen Zeitung der kommunistischen Partei, weist darauf hin, daß Drogenmißbrauch in der Sowjetunion ein ernsthaftes Problem ist.*

Zusätzlich zu einem durchdringenderen, mörderischen Drogenhandel gibt es neue, stärkere Drogen. Die sogenannten Designer-Drogen sind chemisch so entworfen, daß sie geistesverändernde

1. **Crack:** harte, kieselsteinartige Stücke stark gereinigten Kokains, das fürs Rauchen vorbereitet ist; eine sehr potente und stark abhängig machende Form von Kokain.

Folgen haben und dennoch technisch innerhalb der Einschränkungen biochemischer Gesetzgebung liegen. Einige dieser Designer-Drogen sind um ein Millionenfaches stärker als Heroin. Eine stecknadelkopfgroße Menge einer dieser Drogen hat die Fähigkeit, fünfzig Leute zu töten.

Im Zusammenhang zu der Steigerung des Drogenkonsums steht die Seuche des Verbrechens. Gemäß dem Justizministerium der Vereinigten Staaten litt Amerika in den letzten zehn Jahren an einer 43-prozentigen Zunahme an gewalttätigen Verbrechen, was mit dem Anstieg des Drogenkonsums zusammenfällt. Da die Drogengewohnheiten zwischen 150 und 1000 Dollars pro Tag kosten, wenden sich über 80 Prozent der Drogenabhängigen dem Verbrechen zu. In der Stadt New York erweisen sich 86 Prozent der wegen Verbrechen Verhafteten durch Tests als Drogenkonsumenten.

Nicht jeder ist das Opfer eines Verbrechens, das mit Drogen zu tun hat oder kennt jemanden, der auf Drogen ist. Aber der Mißbrauch von Drogen und Alkohol betrifft jeden.

Die Droge, über die unsere Kinder von ihren Eltern oft als erstes lernen, ist Alkohol. Bei Studien über Heroinsüchtige berichteten die Süchtigen, daß Alkohol die Droge ist, die ihnen ihren ersten Rausch verschaffte. Alkoholkonsum wird durch Werbung bestärkt, die sich mehr und mehr an Jugendliche richtet.

Eine Mehrzahl von Teenagern trinkt bei Parties regelmäßig und nur 8 Prozent berichten, daß sie keinen Alkohol konsumieren. Mehr als ein Drittel der amerikanischen Alkoholiker (3,3 Millionen von einer Gesamtmenge von 9 Millionen) haben ein Alter, das unter dem *gesetzlichen Mindestalter für Alkoholkonsum liegt.*

Der Mißbrauch medizinischer Drogen ist noch ein weiteres Problem. Es gibt eine Zweiteilung zwischen „medizinischem" Drogenkonsum und Drogenkonsum zur „Erholung", wobei der Konsum zur „Erholung" als das Angriffsziel für die Korrektion genommen wird. Dennoch ignoriert diese Zweiteilung[2] die Tatsache, daß Drogen zur „Erholung" unter der „medizinischen" Kategorie begonnen haben. Kokain wird für Nasenoperationen verwendet, Marihuana gilt als ein Heilmittel für grünen Star, und Morphium ist ein schmerztötendes Mittel. Es gibt in der Tat eine Überkreuzung, die die Unterscheidung verwischt.

Heutzutage wird Leuten mit Gefühls-Problemen automatisch eine Droge verabreicht – ein Symptom dafür, wie tief unsere Gesellschaft gesunken ist. Sobald die Wirkung der Droge nachgelassen hat, verbleibt die gefühlsbedingte Verstimmung, häufig gemeinsam mit den Nebenwirkungen der Droge selbst.

Chemische Zwangsjacken lösen das Problem nicht. Mißbrauch medizinischer Drogen kann es sogar verschlimmern. Schmerztabletten, Beruhigungsmittel und andere medizinische Drogen, die von Psychiatern und Ärzten verschrieben werden, sind Drogen, die wie andere Drogen mißbraucht werden können. Sie können sogar ohne Warnung explodieren – wie das Beispiel einer von der psychiatrischen Droge Anafranil *abhängigen Frau zeigt, die Feuer auf ein Klassenzimmer einer zweiten Klasse eröffnete und dabei ein Kind tötete und fünf weitere schwer verletzte.*

Und was läßt sich über die langfristigen Wirkungen von Drogengebrauch sagen? Hier ist die Vergiftung sogar noch heimtückischer. Schauen wir uns einmal eine erfolgreiche Führungskraft an, die im Bereich von Computern tätig ist und Ende Dreißig ist. Wie viele der Woodstock-Generation verwendete diese Person Drogen im College, aber hat in zehn oder zwölf Jahren keine schwerere Droge als Alkohol angefaßt. Diät- und Gesundheits-Zeitschriften haben ihn überzeugt, daß das Trainieren im Gesundheitsklub eine bessere

2. **Zweiteilung:** ein Paar von Gegensätzen, wie schwarz – weiß, gut – böse, Liebe – Haß.

Verwendung für seine Freitagabende und Samstagabende ist.

Abgesehen vom Dünnerwerden seiner Brieftasche durch Steuergelder betrifft das „Drogenproblem" ihn nicht wirklich. Oder doch?

Manchmal hat er Schwierigkeiten, sich zu konzentrieren. Sich abends, nach einem zehnstündigen Arbeitstag, dazu durchzuringen, Handelszeitschriften zu lesen, ist eine herkulische Aufgabe; seine Energie reicht nur für Videos aus. Manchmal ist sein Gedächtnis weniger genau, als es ihm lieb wäre. Bei seinem fünfzehnten Klassentreffen konnte er sich nicht mehr an den Namen seiner ersten Freundin erinnern. Er ist beim Rakettspielen[3] weniger geschickt.

Ist es das Alter? Aber das würde die Verminderung seiner mentalen Geschicklichkeit nicht erklären, ebensowenig, daß er ein Gefühl hat, weniger aufgeweckt zu sein, als er es aus seiner Oberschule in Erinnerung hat. Tatsächlich kann er wahrscheinlich, wenn er wirklich darüber nachdenkt, das leichte aber dennoch ziemlich störende Gefühl genau festlegen, daß sein Kopf aus Holz gemacht ist. Wenn er sich darauf konzentrieren würde, seine Gefühle zurückzuverfolgen, so würde er herausfinden, daß er anfing, Schwierigkeiten beim Studieren in der Oberschule zu haben, genau nachdem er in Drogen eingeführt wurde. Oder nach einer Operation, die er wegen einer Verletzung beim Fußballspielen hatte, und die schmerztötenden Mittel ...

Die Wirkungen der Drogen, die er nahm, mögen hintergründig erscheinen, aber sie können den Unterschied zwischen Vorzüglichkeit und Mittelmäßigkeit ausmachen oder gar Versagen. Warum? Weil er nicht mehr die geistige Aufgewecktheit, Energie und persönliche Vitalität hat, um sich selbst zu einem unbegrenzten Erfolg in seinem Fachgebiet zu machen. Statt dessen stellt er fest, daß sein

3. **Rakettspielen:** Rakettball spielen. Rakettball ist ein Spiel, das so ähnlich wie Wandball ist, das aber mit einem kurzen Schläger gespielt wird.

Ehrgeiz leicht abgenommen hat, daß er bei seinen Fähigkeiten Kompromisse macht und daß er ein Gefühl hat, ein bißchen weniger lebendig zu sein. Und mit diesen ausweichenden Hindernissen hat er weniger Glück und weniger Erfolg beim Erreichen seiner Ziele.

Er ist tatsächlich von den Drogen, die er in der Vergangenheit nahm, vergiftet worden. Sie verbleiben als Ablagerungen in seinem Körpersystem, Jahre nachdem er aufhörte, sie zu nehmen. Und dieses Gift wirkt auf gewundenen Wegen, derer er sich nicht einmal gewahr ist.

Der Mißbrauch von Alkohol sowie Straßen-, medizinischen und psychiatrischen Drogen ist tatsächlich Teil eines viel größeren Problems: des Problems unserer chemisch ausgerichteten Gesellschaft. Selbst wenn jemand keine Drogen oder keinen Alkohol nimmt, wird er täglich mit Konservierungsmitteln im Essen, atmosphärischen Chemikalien, Industrie-Chemikalien, Schädlingsbekämpfungsmitteln, saurem Regen und Giftabfällen bombardiert, einfach aufgrund der Tatsache, daß man auf Planet Erde lebt.

Gegen diese Arten von Angriffen scheint das Einzelwesen machtlos zu sein. Es scheint nichts zu geben, was es tun kann, um die Bombardierung seiner selbst und seiner Kinder zu stoppen.

Diese Gifte fordern einen schrecklichen Tribut an Leben auf unserem Planeten. Der wirkliche Anlaß alarmiert zu sein ist, daß das Problem fortfährt zu eskalieren. Trotz der Drogenkriege und Drogenskandale, trotz der Umweltkommissionen und der an Universitäten durchgeführten Studien gewinnt das Problem zunehmend an Bedeutung.

Jeder Tag scheint eine neue Entdeckung einer anderen Umweltbedrohung zu sein.

Täglich stirbt ein weiteres Kind an Crack, das es während einer Schulpause bekam.

Jeden Tag gefährdet ein Verkehrspilot die Leben Tausender dadurch, daß er während seiner Arbeit unter Drogen steht. Oder ein Teenager droht sich mit einer Kombination von Alkohol und Pillen umzubringen.

Und jeden Tag werden die Hilfsquellen, die das Problem in Ordnung bringen könnten, die aufgewecktesten Geister unserer Gesellschaft, heimtückisch verschwendet.

Durchführbare Lösungen, um diese anwachsende Bedrohung unseres Überlebens zu bekämpfen werden nicht eingesetzt. Das Problem wird immer schlimmer.

Bis zum Beginn des Reinigungsprogrammes, das von L. Ron Hubbard entwickelt wurde, gab es *keine Hoffnung. Zum ersten Mal bietet dieses Buch eine reale und durchführbare Lösung an. Nehmen Sie sich die Zeit, es zu lesen.*

John Duff, der gemeinsam mit Gene Chill das Buch *The Truth About Drugs (Die Wahrheit über Drogen)* geschrieben hat, hat einen Bakkalaureus der Künste in Gesundheit und Humandiensten der Universität des Staates Kalifornien. Er hat über 150.000 Eltern, Studenten, Lehrern und städtischen Organisationen Vorträge über das Drogenproblem gehalten.

Inhalt

Einführung

von Megan Shields,
Bakkalaureus der Naturwissenschaften, Doktor der Medizin

Drogen, giftige Chemikalien, Schädlingsbekämpfungsmittel und andere lebensfeindliche Elemente durchdringen gegenwärtig die Gesellschaft, in der wir leben. Abgesehen davon, sich dazu zu entscheiden, in einer abgeriegelten Umgebung vom Rest der Menschheit abgeschnitten zu leben, gibt es keine Methode, wie jemand der Tatsache entgehen könnte, diesen giftigen Einflüssen ausgesetzt zu sein.

Die Bedeutung des Problems kann nicht übertrieben werden. Man hat gefunden, daß chemische Elemente, die eine schädliche Wirkung auf lebendiges Gewebe ausüben, sich im menschlichen Körper ansammeln. Dies hat weitreichende Konsequenzen: Jemand, der Drogen genommen hat und später damit aufgehört hat, kann dennoch von dieser Droge beeinflußt werden, sogar noch Jahre später. Schädlingsbekämpfungsmittel, die in Lebensmitteln gefunden werden, sammeln sich im Fettgewebe des Körpers an; Fabrikarbeiter atmen giftige Dämpfe ein, die von Herstellungsvorgängen verursacht werden; Feuerwehrmänner sind dem Rauch von Feuern ausgesetzt, der manchmal tödliche Gifte enthalten kann. Solche Fälle können endlos aufgezählt werden.

Die üblichen ärztlichen Verfahren boten keine Lösung für dieses Problem. Verschiedene „Behandlungen" sind angeboten worden, die vom psychiatrischen Gesichtspunkt, der daraus besteht, die Person glauben zu machen, daß die Probleme, die sie mit Giften hat, alle geistig bedingt sind, bis zu der Verabreichung von Drogen, um die auftretenden Symptome zu unterdrücken, reichen. Diese „Behandlungen" dienen nur dazu, die Lage zu verschlimmern.

Bis L. Ron Hubbard dieses Problem mit Volldampf anging, wurde überhaupt kein Durchbruch darin gemacht.

Er fand, daß Leute, die eine Vorgeschichte von Drogenkonsum hatten, Reaktionen gegenüber Lebenssituationen zeigten, die unterhalb des Optimalen lagen und daß sie weniger Erfolg dabei hatten, ihre Arbeitstätigkeiten und Beziehungen zu handhaben. Als die Wirkungen dieser Drogen vermindert wurden, wurde die Fähigkeit der Menschen gut zu überleben verbessert. Während eines Zeitraumes von ein paar Jahren entwickelte Herr Hubbard verschiedene Methoden, um eine Verringerung der Auswirkungen von Drogen zu erreichen.

1979 gipfelte seine Forschung, wie sie in diesem Buch beschrieben wird, in dem Reinigungsprogramm. Dies ist das erste und einzige Gesundheitsprogramm, das es gibt, das gemäß wissenschaftlichen Studien die Menge von im Körper abgelagerten Giftstoffen verringert, und das dies auf eine sichere Weise und ohne die Verabreichung weiterer Drogen tut.

L. Ron Hubbard erhob keinen Anspruch auf medizinische Resultate für seine Arbeit; seine Absicht war, es Menschen zu ermöglichen, in der Zukunft mentale und geistige Verbesserung zu erreichen. Jedoch findet das Reinigungsprogramm eine extrem weite Anwendung, wie alle wirklich grundlegenden Entdeckungen es tun.

Im Laufe meiner Tätigkeit hatte ich die Gelegenheit, die Ergebnisse des Reinigungsprogramms aus erster Hand zu beobachten und ich fand, daß sie nichts geringeres als wunderbar sind. Die Leute, die ich durch das Programm brachte, schließen Patienten mit geringeren Wirkungen abgelagerter Gifte ein, Leute, die giftigen Chemikalien am Arbeitsplatz ausgesetzt waren, gelegentliche Drogenkonsumenten und Leute, die Drogen langfristig und ausgiebig konsumierten, deren Körper von den Wirkungen dieser Drogen geschädigt waren. Die Depression, Hoffnungslosigkeit und Furcht, die mit solchen Problemen oft einhergehen, waren ebenso bei vielen dieser Patienten offensichtlich. Nach dem Abschließen des Reinigungsprogramms hatten sich diese Leute verändert, ebenso physisch wie auch mental.

Was Leute, die das Programm abgeschlossen haben, üblicherweise sagen, ist, daß sie von den Chemikalien, die ihre Leben absperrten, nicht mehr belastet werden. Sie drücken sich über gesteigerte geistige Klarheit und neue Hoffnung für die Zukunft aus. Ihre Leben nach dem Abschließen des Programms sind glücklicher, gesünder und produktiver.

Seit der Freigabe dieses Programms im Jahre 1979 gibt es Zehntausende von Menschen, die es abgeschlossen haben. Ich hatte die Ehre, fähig zu sein, das Programm in meiner eigenen Praxis anzuwenden, half Leuten, die anderweitig keine Hoffnung auf Genesung von den Wirkungen von Drogen- und Giftablagerungen gehabt hätten. Angesichts des zunehmenden Auftretens giftiger Chemikalien in der Industrie, der Zunahme giftiger Abfälle und Verschmutzung und der seuchenartig verbreitete Gebrauch von zerstörerischen Drogen in allen Schichten der Gesellschaft, wird die Wichtigkeit des Reinigungsprogramms nicht nur für die medizinischen Berufe, sondern auch für die Gesellschaft als Gesamtheit augenblicklich offensichtlich.

Das von L. Ron Hubbard entwickelte Reinigungsprogramm ist das einzige Verfahren seiner Art und es ist das einzige Entgiftungsprogramm, das tatsächlich funktioniert. Dieses Programm ist eine der *großen Entdeckungen unserer Zeit. Es ist auch eine der wichtigsten Aktionen, die unternommen werden müssen, um eine Zivilisation zu retten, die an den zerstörerischen Wirkungen von Drogen und Giftstoffen stirbt.*

Megan Shields ist ein Bakkalaureus der Naturwissenschaften und ein Doktor der Medizin, die als Ärztin in Los Angeles in Kalifornien praktiziert. Als Teil ihrer Praxis hat sie das Reinigungsprogramm von L. Ron Hubbard an über dreitausend Leute geliefert. Sie hat auch an unabhängigen wissenschaftlichen Studien über die Wirksamkeit des Programms teilgenommen.

Teil 1

Das Reinigungsprogramm: Theorie, Prinzipien und Bestandteile

1

Unsere biochemische Gesellschaft

1

Unsere biochemische Gesellschaft

Der Planet ist auf eine Barriere gestoßen, die jeglichen weitverbreiteten gesellschaftlichen Fortschritt verhindert – Drogen und andere biochemische Substanzen.

Diese können Menschen nicht nur in einen Zustand bringen, der körperliche Gesundheit verhindert und zerstört, sondern sie verhindern auch jeglichen stabilen Fortschritt in mentalem oder geistigem Wohlbefinden.

Das ist die heutige Situation.

Wir leben in einer biochemischen Gesellschaft.

Bio bedeutet „das Leben lebendiger Dinge." (Es kommt vom griechischen Wort *bios,* was „Leben" oder „Lebensweise" bedeutet.)

Chemisch bedeutet „Chemikalien betreffend, oder mit ihnen zu tun habend." Und Chemikalien sind die Substanzen, einfach oder komplex, die die Bausteine von Materie sind.

Mit *biochemisch* meinen wir „die Wechselwirkung von Lebensformen und chemischen Substanzen."

Toxische Substanz (Giftstoff) ist ein Ausdruck, der verwendet wurde, um Drogen, Chemikalien oder jegliche andere Substanz zu umschreiben, die sich für einen Organismus als giftig oder schädlich erwiesen hat. Das Wort *toxisch* kommt vom griechischen Wort *toxikón*, welches ursprünglich ein Gift beschrieb, in das Pfeilspitzen getaucht wurden.

Der menschliche Körper besteht aus gewissen bestimmten Chemikalien und chemikalischen Zusammensetzungen, und komplexe chemikalische Vorgänge laufen ununterbrochen innerhalb des menschlichen Körpers ab. Manche Substanzen, wie Nährstoffe, Luft und Wasser, sind für die Fortsetzung dieser Vorgänge und für das Aufrechterhalten der körperlichen Gesundheit lebenswichtig. Einige Substanzen sind relativ neutral und verursachen, wenn sie in den Körper gelangen, weder Nutzen noch Schaden. *Toxische* Substanzen sind diejenigen Substanzen, die das normale chemische Gleichgewicht des Körpers umwerfen oder diejenigen, die die chemischen Vorgänge des Körpers stören. Einige von diesen Substanzen können verheerende Wirkungen haben, lebenswichtige Körperfunktionen stoppen oder verändern oder den Körper krank machen oder ihn gar töten.

Entgiftung wäre die Handlung, ein Gift oder die Auswirkung eines Giftes von etwas zu entfernen (wie zum Beispiel aus dem eigenen Körper.)

Giftstoffe im Überfluß

Auf dem Gebiet von toxischen Substanzen, ihren berichteten Wirkungen und den Aussichten, diese in Ordnung zu bringen, ist ein enormes Ausmaß an Material geschrieben worden. Beispiele dafür sind in Veröffentlichungen und Nachrichtenmeldungen im Überfluß vorhanden.

Unglücklicherweise wird die gegenwärtige Umwelt von diesen lebensfeindlichen Elementen durchdrungen. Drogen, radioaktiver Müll, Schmutzstoffe und chemische Wirkstoffe verschiedener Arten sind alle Teil dieser Situation und werden anscheinend im Laufe der Zeit immer weiter verbreitet.

Studien zu Folge muß man sogar einige der Dinge, die in eine Erbsen- oder Suppenkonserve getan werden, als toxisch betrachten. Es sind Konservierungsmittel, und die Tätigkeit von Konservierungsmitteln besteht daraus, Verfall zu verhindern. Dennoch basieren Verdauung und Zelltätigkeit auf Verfall. Mit anderen Worten, diese Dinge mögen für den Hersteller vorzüglich sein, da sie sein Erzeugnis erhalten, *aber* für den Konsumenten könnten sie sehr ungesund sein. Es ist nicht der Fall, daß ich auf einem Nahrungsmittel-Modeerscheinungs-Trip bin, oder auf einem Trip gegen Konservierungsmittel; der Punkt ist der, daß die Menschheit von Giftstoffen umzingelt ist. Dieses eine Beispiel alleine (Konservierungsmittel in Nahrungsmitteln) ist ein Beispiel für das Ausmaß, in dem man während des täglichen Lebens mit toxischen Substanzen konfrontiert ist.

Und mit den Feinden verschiedener Länder, die weitverbreitete Drogenabhängigkeit als einen defätistischen Mechanismus verwenden, mit Nationen, die miteinander in der Herstellung und im Testen nuklearer Waffen wetteifern (und die somit die Menge an radioaktivem Material, das in der Umwelt freigesetzt ist, steigern), mit schmerztötenden Arzneien und Beruhigungsmitteln, die so leicht erhältlich sind, und mit der angestiegenen Verwendung von Industrie- und landwirtschaftlichen Chemikalien, ganz zu schweigen von den Substanzen, die für chemische Kriegsführung entwickelt werden; sehen wir uns mit einem wachsenden Problem konfrontiert.

Um es offen zu sagen: Diese Gesellschaft ist derzeit mit

toxischen Substanzen gespickt. Gewisse Daten in bezug auf diese Substanzen, die für Einzelwesen und für die Gesellschaft im allgemeinen eine Bedrohung darstellen, knapp aufzuzeigen, wird die biochemische Situation klarer in Sichtweite bringen.

Straßendrogen[1]

Forschung hat bewiesen, daß Drogen das zerstörerischste einzelne Element sind, das in unserer gegenwärtigen Kultur anwesend ist.

Die Beschleunigung des weitverbreiteten Gebrauchs von Drogen wie LSD,[2] Heroin,[3] Kokain,[4] Angel Dust,[5] Marihuana,[6] und eine lange Liste anderer Drogen hat in großem Außmaß zu einer geschwächten Gesellschaft beigetragen. Berichten zur Folge können einige dieser Drogen Gehirn- und Nervenschäden

1. **Straßendrogen:** Drogen, die auf der Straße verkauft oder verteilt werden und nicht verschrieben werden.

2. **LSD:** eine kristalline feste Substanz, die eine starke psychedelische Droge ist, die zeitweise Halluzinationen und einen schizophrenen psychotischen Zustand verursacht. *LSD* ist eine Abkürzung für *L*y*s*ergsäure*d*iäthylamid.

3. **Heroin:** ein weißes, kristallartiges Pulver, das ein Rauschgift ist, ein Derivat von Morphium. Früher wurde Heroin als ein Schmerzstiller und Beruhigungsmittel benutzt; die Herstellung und der Import von Heroin in die Vereinigten Staaten ist wegen der Gefahr des Abhängigwerdens durch das Bundesgesetz kontrolliert. Das Wort kommt vom griechischen Wort *hero,* vorgeblich aufgrund der Gefühle von Macht und Euphorie, die durch Heroin stimuliert werden.

4. **Kokain:** eine bittere, kristalline Droge, die aus den getrockneten Blättern des Koka-Strauches gewonnen wird; es wird als örtliches Betäubungsmittel verwendet und ist ein gefährliches illegales Anregungsmittel.

5. **Angel Dust:** (*engl. Slang.* wörtl.: „Engelsstaub") Phencyclidine, eine anästhetische Droge, die als Beruhigungsmittel für Tiere eingesetzt wird, ist auch in weitem Gebrauch als ein ungesetzliches Halluzinogen. Wird auch *PCP* genannt.

6. **Marihuana:** die getrockneten Blätter und Blüten der Hanfpflanze; wird in Zigarettenform als Rauschgift oder Halluzinogen verwendet.

verursachen. Über Marihuana beispielsweise, das von Universitätsstudenten so favorisiert wird, die heute gescheit werden sollen, damit sie die Führungskräfte von Morgen sein können, berichtet man, daß es Gehirn-Atrophie[7] verursachen kann. Selbst Schulkinder wurden in Drogen hineingestoßen. Und Kinder von Müttern, die Drogen nehmen, wurden als unter Drogen stehende Wesen geboren.

Ich habe sogar festgestellt, daß es so etwas wie eine „Drogenpersönlichkeit" gibt. Sie ist künstlich und wird durch Drogen erzeugt. Drogen können offenbar die Einstellung einer Person von ihrer ursprünglichen Persönlichkeit zu einer solchen verändern, die im geheimen Feindseligkeiten und Haßgefühle in sich birgt, denen sie nicht erlaubt, sich an der Oberfläche zu zeigen. Während dies nicht unbedingt in allen Fällen zutreffen muß, so bildet es doch eine Verbindung zwischen Drogen und zunehmenden Schwierigkeiten mit Verbrechen, Produktion und dem modernen Zusammenbruch der sozialen und industriellen Kultur.

Die zerstörerischen physiologischen Wirkungen von Drogen sind gewohnheitsmäßig das Thema in den Schlagzeilen der Zeitungen. Daß sie auch zu einem Zusammenbruch geistiger Aufgewecktheit und ethischen Charakters führen, ist nur zu offensichtlich.

Die Drogenszene ist auf dem ganzen Planeten verbreitet. Sie schwimmt in Blut und menschlichem Elend.

Aber so bösartig und schädlich die Straßendrogen auch sind, so sind sie doch nur ein Teil des biochemischen Problems.

7. **Atrophie:** ein Schwund des Körpers oder eines Organs oder eines Körperteils, wie durch unzulängliche Ernährung oder Nervenschäden verursacht.

Medizinische und psychiatrische Drogen

Medizinische und vor allem psychiatrische Drogen (Valium,[8] Librium,[9] und LSD, um nur einige wenige zu nennen) können absolut ebenso schädlich wie Straßendrogen sein. Die Häufigkeit dieser Drogen, die sich in gegenwärtigem Gebrauch befinden, wäre für jemanden, der mit dem Problem nicht vertraut ist, unglaublich.

Phenobarbital[10] (unter verschiedenen Markennamen wie Luminal und Nembutal erhältlich) und andere derartige Drogen werden häufig so verabreicht, als wären es Allheilmittel für alle Krankheiten. Schon früh, 1951, waren viele Leute bereits so sehr an ihre tägliche Dosierung von Schlafpillen oder schmerztötenden Mitteln gewohnt, daß sie ihre kleinen Pillen nicht als Drogen betrachteten. In jüngerer Vergangenheit hat die Droge Valium ihre Stellung unter den Tranquilizers[11] eingenommen, die so häufig verwendet werden. Aber dies vervollständigt die Liste unter keinen Umständen.

Zu häufig ist die Einstellung: „Wenn ich die Ursache des Schmerzes nicht finden kann, so kann ich ihn zumindest abtöten." Im Falle eines Geisteskranken würde dies lauten: „Wenn man ihn nicht rational machen kann, so kann man ihn wenigstens ruhig machen."

---

8. **Valium:** Warenzeichen für eine Droge, die Diazepam genannt wird, ein Beruhigungsmittel, das Muskeln entspannt und Krämpfe verhindert oder hemmt. Sie macht abhängig und wird oft von Ärzten oder Psychiatern verschrieben, um Angstgefühle oder Spannungen zu „erleichtern".

9. **Librium:** Warenzeichen für eine beruhigende Droge, die von Psychiatern in dem Versuch verwendet wird, die Symptome von Angstgefühlen zu unterdrücken.

10. **Phenobarbital:** ein weißes kristallines Pulver, das als ein Beruhigungsmittel und Einschläferungsmittel verwendet wird.

11. **Tranquilizers:** Drogen, die eine beruhigende Wirkung haben, ohne Schlaf herbeizuführen.

Unglücklicherweise wird es nicht erkannt, daß jemand, dessen Schmerz durch ein Beruhigungsmittel abgestumpft wurde, durch dieselbe Droge abgestumpft wurde und somit dem letztendlichen Schmerz des Todes viel näher ist. Es sollte offensichtlich sein, daß die ruhigsten Menschen auf der Welt diejenigen sind, die tot sind.

Kommerzielle Prozesse und Produkte

In den letzten Jahren wurde viel Forschung betrieben, um die potentiellen toxischen Folgen vieler der Substanzen zu bestimmen, die in verschiedenen kommerziellen Prozessen und Produkten häufig verwendet werden, und in welchem Ausmaß sie ihren Weg in die Körper der Einwohner dieses Planeten finden. Es folgen ein paar Beispiele dessen, was diese Forschung ans Tageslicht gefördert hat.

Industriechemikalien: Unter dieser Überschrift existiert eine riesige Menge an Chemikalien, die bei der Herstellung verwendet werden. Selbstverständlich sind nicht all diese Chemikalien Giftstoffe. Aber Arbeiter in Fabriken, die solche Dinge wie Schädlingsbekämpfungsmittel, Mineralölprodukte, Kunststoffe, Waschmittel und Reinigungs-Chemikalien, Lösungsmittel, beschichtete Metalle, Konservierungsmittel, Drogen, Asbest[12]-Produkte, Dünger, einige Kosmetikartikel, Parfüme, Farben, Farbstoffe, elektrische Geräte oder jegliche radioaktive Materialien herstellen oder mit ihnen arbeiten, können diesen Giftstoffen ausgesetzt sein, häufig für ausgedehnte Zeiträume.

12. **Asbest:** einer von verschiedenen Mineralstoffen grauer Färbung, der sich in lange, fadenähnliche Fasern zerteilt. Weil gewisse Arten nicht brennen, keine Hitze oder Elektrizität leiten und häufig Chemikalien widerstehen, werden sie verwendet, um feuerfeste Materialien, elektrische Isolierung, Dachbedeckungen, Filter, usw. herzustellen. Es ist bekannt, daß Asbest Lungenkrebs erzeugt, wenn er eingeatmet wird.

Und natürlich kann der Konsument Restmengen solcher Chemikalien ausgesetzt sein, wenn er diese Erzeugnisse verwendet.

Landwirtschaftliche Chemikalien: Schädlingsbekämpfungsmittel sind die offensichtlichsten toxischen Substanzen, denen Werktätige in landwirtschaftlichen Tätigkeiten ausgesetzt sein könnten. Dies schließt Insektizide (insektentötende Chemikalien), Kunstdünger und Unkrautvernichtungsmittel (Chemikalien, um unerwünschte Pflanzen wie Unkraut zu töten) ein.

Unter der Überschrift von Unkrautvernichtungsmitteln gibt es einige Mittel, die eine Substanz enthalten, die unter dem Namen „Dioxin"[13] bekannt ist, welches eine hochgiftige Chemikalie ist, selbst in Mengen, die beinahe zu klein sind, um sie im Körper zu entdecken. (Dioxin kann in „Agent Orange"[14] gefunden werden, einem chemischen Entlaubungsmittel,[15] das im Vietnam[16]-Krieg verwendet wurde. Diese Chemikalie wurde in beträchtlichem Maße ins Licht der Öffentlichkeit gerückt, als bekannt wurde, daß einige US-Soldaten ihr ausgesetzt waren, offenbar mit verschiedenen nachteiligen Wirkungen.)

---

13. **Dioxin:** eine hochgiftige Chemikalie, die als eine Verunreinigung in einigen Unkrautvernichtungsmitteln und Entlaubungsmitteln vorkommt.

14. **Agent Orange:** ein starkes Unkrautvernichtungs- und Entlaubungsmittel, das geringe Mengen von Dioxin enthält, welches eine toxische Verunreinigung ist, die verdächtigt wird, ernsthafte gesundheitliche Probleme zu verursachen, einschließlich Krebs, es wird auch verdächtigt, daß es bei einigen Personen, die ihm ausgesetzt waren, genetische Schäden und Geburtsfehler bei deren Nachkommen verursacht hat; es wurde von den Streitkräften der Vereinigten Staaten während des Vietnamkriegs verwendet, um Dschungel zu entlauben (1965-70). Die Bezeichnung *Agent Orange* kam von der Farbe des Identifikationsstreifens auf den Behältern, in denen es gelagert wurde. *Siehe auch* **Dioxin** und **Entlaubungsmittel**.

15. **Entlaubungsmittel:** eine Chemikalie, die verwendet wird, um in einem großen Umkreis das Laub zu zerstören oder den Verlust des Laubs zu verursachen. Dies wird in einem Dschungel- oder Waldgebiet gemacht, um feindliche Truppen oder Guerillas der Tarnung zu berauben.

16. **Vietnam:** ein Land in Südostasien; während des Vietnamkriegs war es in Nordvietnam und Südvietnam unterteilt, ist jetzt aber wieder vereinigt.

Kontakt mit Chemikalien, die in der Landwirtschaft verwendet werden, kann auf verschiedene Weise stattfinden: Die Chemikalie kann auf oder in der Pflanze selbst übertragen werden und auf diese Weise gegessen werden; sie kann durch den Wind übertragen werden und direkt von denjenigen eingeatmet werden, die in landwirtschaftlichen Gebieten leben oder arbeiten; oder sie kann sogar in die Trinkwasserversorgung geleitet werden.

Lebensmittel, Lebensmittelzusätze und -Konservierungsmittel: Es gibt Substanzen, die zu einigen kommerziell verarbeiteten Lebensmitteln hinzugefügt werden, um deren Farbe oder Geschmack zu „verbessern" oder, wie oben erwähnt, dafür zu sorgen, daß das Nahrungsmittel nicht verdirbt. Verschiedene künstliche Süßstoffe, die in alkoholfreien „Diät"-Getränken und in anderen kommerziell verpackten Nahrungsmitteln verwendet werden, werden immer häufiger. Aus Forschungen über diese „Verbesserer" und „Konservierer" geht hervor, daß eine große Anzahl von ihnen ziemlich giftig ist, und das ganze Fachgebiet der Nahrungsmittelzusätze und Konservierungsmittel ist für viele Menschen eine Angelegenheit geworden, die sie betroffen macht.

Diese Angelegenheit von Nahrungsmitteln hat noch eine andere Seite. Forschungsergebnisse weisen auf die Möglichkeit hin, daß ranzige[17] Öle eine Gesundheitsgefährdung darstellen, die vormals nicht vermutet wurde. Öle, die beim Kochen oder in der kommerziellen Lebensmittelverarbeitung verwendet werden, wurden, wo sie nicht frisch, rein und frei von Ranzigkeit waren, von Wissenschaftlern mit Verdauungskrankheiten und Muskelerkrankungen und sogar mit Krebs in Verbindung gebracht.

17. **ranzig:** aufgrund von Zersetzung einen widerlichen, unangenehmen, verdorbenen Geruch oder Geschmack haben, insbesondere bei Fetten oder Ölen.

Parfüme und Duftstoffe: Der Gebrauch von Parfümen und Duftstoffen in allen Arten von Produkten wurde in den letzten Jahren mehr und mehr weitverbreitet. Alles, von Kleidung zu Waschmitteln, von Klebeband bis zu Einpackpapier taucht in Verbindung mit einem *Duft* auf, der hinzugefügt wurde. Und dieser Duftstoff ist beinahe immer ein billiges chemisches Derivat, ein Kohle-Teer[18]-Extrakt, das wahrscheinlich 20 Pfennige pro 200 Liter kostet. Entdeckungen scheinen zu bekräftigen, daß diese Chemikalien, die im örtlichen Supermarkt als „Duftstoffe" umherschweben, in der Tat giftig sind *und* in den Lebensmittelprodukten, die dort verkauft werden, landen können. Und wenn Sie einen Mundvoll mit diesem Zeug bekommen, so ist das keine Verdauungshilfe, das können Sie mir glauben!

Strahlung: Sie haben in Nachrichtenveröffentlichungen ohne Zweifel gesehen, daß Kontakt mit Strahlung dadurch zustande kommen kann, daß man Kernwaffentests oder den radioaktiven Partikeln ausgesetzt ist, die diese in die Atmosphäre freisetzen können sowie durch radioaktiven Müll, oder durch gewisse Herstellungsprozesse, die radioaktive Materialien verwenden. Es gibt andere Ursprünge dafür, radioaktiver Strahlung ausgesetzt zu sein: wenn man der Sonne zu lange ausgesetzt ist, zahnmedizinische und medizinische Röntgenstrahlen,[19] Fernsehgeräte und unabgeschirmte Computermonitore fallen in diese Kategorie.

Kürzlich wurde ein natürlich auftretendes radioaktives Gas

18. **Kohle-Teer:** eine zähflüssige, schwarze, klebrige Flüssigkeit, die sich bei dem Destillieren von Kohle bildet, die, wenn sie weiter destilliert wird, Verbindungen ergibt, aus denen eine große Anzahl von Farbstoffen, Drogen und anderen synthetischen Verbindungen gewonnen wird.

19. **Röntgenstrahlen:** eine Form von Strahlung, die der Lichtstrahlung ähnlich ist, aber die eine kürzere Wellenlänge hat, und die in der Lage ist, feste Körper zu durchdringen; sie wird in der Medizin für das Studium, die Diagnose und die Behandlung von gewissen organischen Störungen verwendet, vor allem von inneren Körperstrukturen.

erforscht, das als Radon bekannt ist. Es ist ein Zerfallsprodukt eines anderen radioaktiven Elementes, Radium, welches in kleinen Mengen im Boden und in vielen Baumaterialien wie Beton, Ziegelstein und Kies vorhanden ist. Anscheinend können winzige Mengen von Radongas aus den Oberflächen solcher Materialien austreten und somit in der Luft vorhanden sein und eingeatmet werden. Wenn nicht für Ventilation gesorgt ist, kann der Radongehalt der Luft in einem Gebäude nach Berichten 50 bis 100 mal so groß sein, wie die Menge, die man an der freien Luft feststellen kann.

Diese Faktoren sind *alle* Teil des biochemischen Problems.

Alle diese Substanzen haben wie verlautet das Potential, im System zu verbleiben.

Dies verschlimmert das biochemische Problem und präsentiert eine bedeutende Barriere.

Der am meisten in Frage kommende Ort, wo eine toxische Substanz sich einschließt, ist im Fettgewebe.[20] Es ist gesagt worden, daß im mittleren Alter und nachdem man das mittlere Alter erreicht hat, die Fähigkeit des Körpers, Fett abzubauen, sich verringert. Da haben wir also offenbar eine Situation, bei der toxische Substanzen in Fettgewebe eingeschlossen werden und nicht wirklich abgebaut werden und somit können sich Giftstoffe ansammeln.

Mein Interesse an diesen etwas unmenschlichen Wahrheiten ist nicht lediglich aus einem Ziel geboren, die physischen Krankheiten von Individuen zu lösen. Es war vielmehr eine

---

20. **Fettgewebe:** Gewebe (Substanzen eines organischen Körpers oder Organes, das aus Zellen und dem Material zwischen den Zellen besteht), das Fett enthält oder aus Fett besteht.

Fortsetzung meiner ursprünglichen Forschung, die mit der Befreiung des Menschen als geistigem Wesen in Verbindung steht, sowie damit, auf dieser Route jegliche Hindernisse zu bewältigen, die gelöst werden mußten.

Das Reinigungsprogramm ist eine angebotene Lösung für das Hindernis, das wir als das biochemische Problem bezeichnen. Man könnte es als ein „langfristiges Entgiftungsprogramm" bezeichnen. Während es sich in der Hauptsache an die Handhabung von Drogenablagerungen im Körper wendet, ist es möglich, daß es viele Giftstoffe gibt, die der Körper ansammelt, und bei deren Beseitigung das Programm eine beschleunigende Wirkung haben kann.

Meine Aufmerksamkeit bei der Entwicklung des Reinigungsprogramms galt nicht der Behandlung von Körpern. Meine Forschung ist während vieler Jahre mit dem Zweck, den Menschen geistig zu befreien, ausgeführt worden. Meine ursprüngliche Anfrage richtete sich an die Natur des Menschen und der Großteil meiner Arbeit hat sich an den Menschen stets als geistiges Wesen gewendet. Wenn sich dem Hindernisse in den Weg stellten, verdienten diese Hindernisse weitere Forschung und Auflösung.

Das Reinigungsprogramm ist entwickelt worden, um einer anwachsenden Bedrohung mentalen und geistigen Weiterkommens und Wohlergehens zu entgegnen, die von dem immer häufigeren Gebrauch von Drogen und biochemischen Substanzen in der gegenwärtigen Kultur rührt.

Dessen Verfahren ersetzen nicht Technologie, die früher entwickelt wurde, und die besonders in Narconon[21]-Drogenrehabilitationszentren für das Arbeiten mit Personen verwendet

21. **Narconon:** ein Drogenrehabilitationsprogramm, das die Technologie von L. Ron Hubbard anwendet. Es wurde ursprünglich im Staatsgefängnis von Arizona von

werden, die gegenwärtig auf Drogen sind und die die Neigung haben, Symptome von Entzugserscheinungen[22] aufzuweisen, wenn sie von diesen Drogen heruntergenommen werden. Das Reinigungsprogramm würde nur dann begonnen werden, nachdem derartige Technologie angewandt wurde.

Beim Reinigungsprogramm werden keine Arzneien oder Drogen verwendet. Die einzigen Dosen, die empfohlen werden, sind die, die als Nahrungsmittel klassifiziert werden. Für das Programm werden keine ärztlichen Empfehlungen oder Behauptungen aufgestellt. Der einzige Anspruch ist der auf zukünftige geistige Verbesserung.

Die hierin enthaltenen Daten sind Aufzeichnungen von Forschung und den beobachteten Ergebnissen; sie können nicht als eine Empfehlung für ärztliche Behandlung oder medizinische Behandlung aufgefaßt werden, und es wird von jedem Individuum auf dessen eigene Verantwortung hin geliefert oder unternommen.

Wenn das Reinigungsprogramm verwendet werden kann, um auch nur einen Teil einer Zivilisation zu retten, die vom Angriff von Drogen und anderen toxischen Substanzen krank ist, dann gibt es vielleicht für die Gesamtheit dieser Zivilisation Hoffnung.

---

einem Insassen organisiert, der selbst 13 Jahre lang drogensüchtig war. Er brachte die grundlegenden Prinzipien über den Verstand zur Anwendung, die in den Büchern von L. Ron Hubbard enthalten sind, und heilte sich auf diese Weise vollständig und half zwanzig weiteren Häftlingen, dasselbe zu tun. *Narconon* kommt von *non-narcosis,* was soviel wie „keine Narkose" bedeutet. Es gibt heute auf der ganzen Welt in vielen Gebieten Narconon-Zentren. Auf dem Narconon-Programm werden keinerlei Drogen für den Entzug verwendet und die üblichen Entzugserscheinungen, wie die, wenn man Drogen plötzlich ohne Übergang absetzt, werden meistens vollständig umgangen.

22. **Entzugserscheinungen:** jegliches von verschiedenen Symptomen, wie übermäßiges Schwitzen, Übelkeit, usw., die bei einer drogenabhängigen Person auftreten, wenn ihr diese Droge vorenthalten wird.

2

Die Entwicklung des Reinigungs-programms

2

Die Entwicklung des Reinigungsprogramms

Was ist das Reinigungsprogramm?

Um es einfach auszudrücken, es ist ein Programm, das entwickelt wurde, um dabei zu helfen, die angesammelten toxischen Rückstände, die in dem Körpergewebe abgelagert sein können, aus dem Körper freizugeben und sie aus ihm hinauszuspülen, wobei auch die beeinträchtigten Gewebe und Zellen wiederhergestellt werden.

Was ist der Ursprung des Reinigungsprogramms?

Die Entdeckung, daß LSD im System abgelagert werden kann

In den 70er Jahren machte ich bei der Arbeit mit Fällen von Individuen, die Drogenkonsumenten waren, und beim Studium ihrer körperlichen Symptome und Verhaltensmuster eine erstaunliche Entdeckung.

Leute, die irgendwann einmal früher LSD nahmen, hatten manchmal Reaktionen, die den Anschein erweckten, als hätten sie gerade eben mehr LSD genommen!

Wie erwähnt wurde, braucht es nur den millionsten Teil

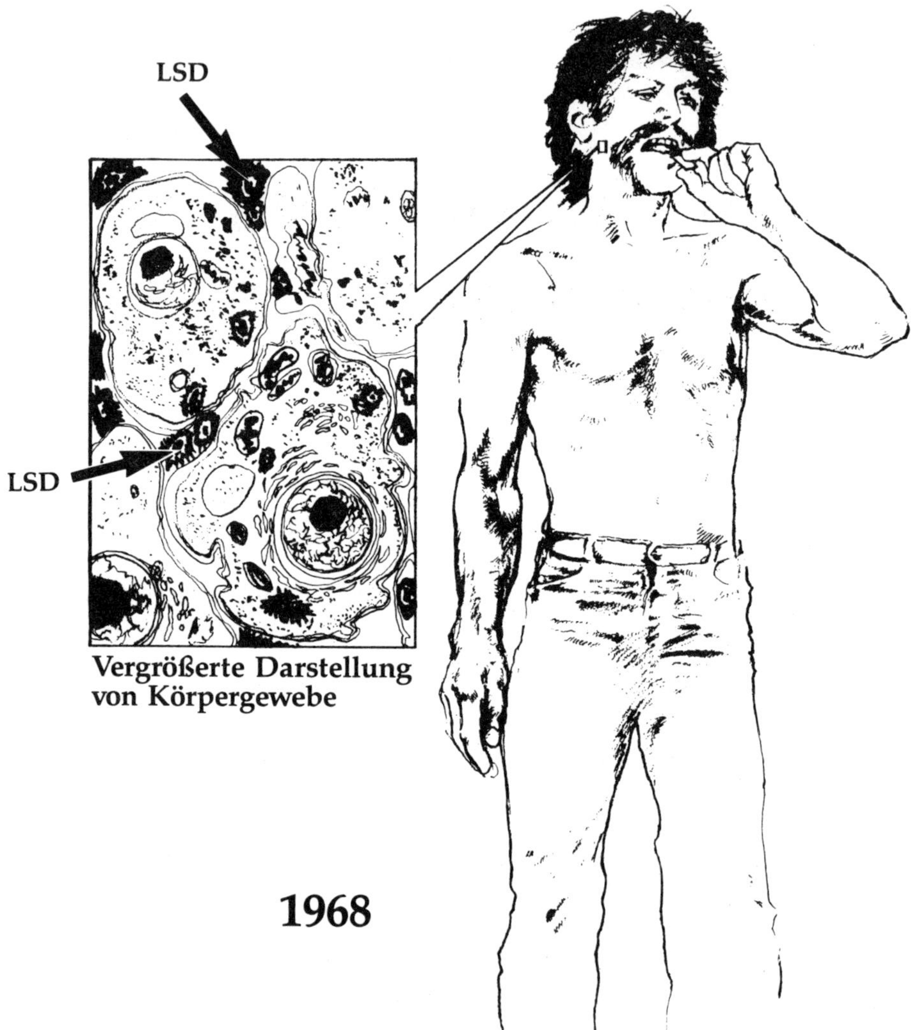

einer Unze[1] LSDs, um einen Zustand herbeizuführen, daß man unter Drogen steht, und weil es im Grunde der Rostpilz[2] von Weizen ist, der einfach die Blutversorgung abschneidet, war mein ursprünglicher Gedanke, daß LSD im Körper verbleiben muß.

1. **Unze:** eine Unze entspricht etwa 28,3495 g. Der millionste Teil einer Unze wäre also 0,0000283495 g.

2. **Rostpilz:** ein Pilz, der eine Reihe verschiedener Pflanzenkrankheiten verursacht, die durch rötliche, bräunliche oder schwarze blasenähnliche Anschwellungen auf den Blättern, Stengeln, usw., gekennzeichnet sind.

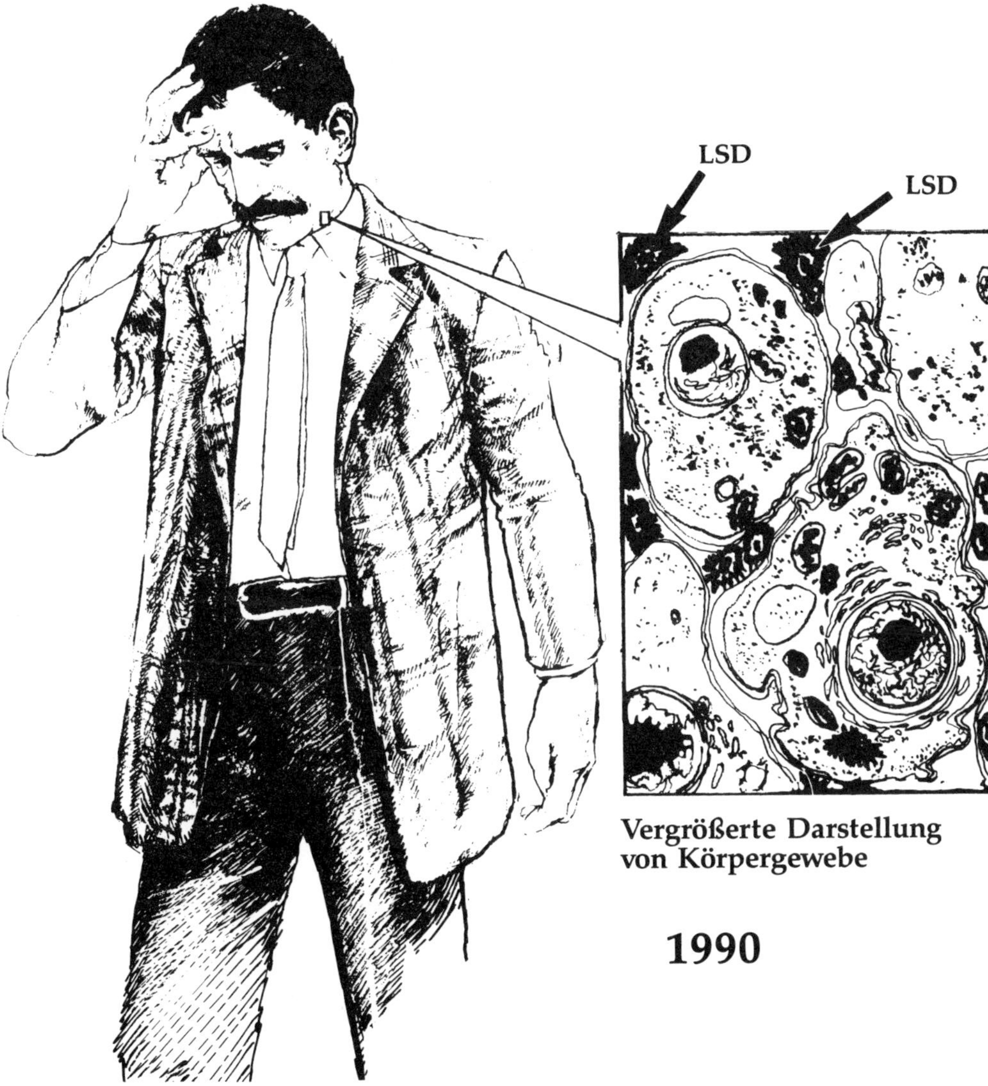

Vergrößerte Darstellung von Körpergewebe

1990

Mit anderen Worten:

LSD verbleibt offenbar im System, lagert sich im Körpergewebe, vor allem im Fettgewebe des Körpers, ab und kann später wieder in Aktion treten, und die Person auf unvorhersehbare ,,Trips"[3] bringen, selbst Jahre nachdem die Person von LSD weggekommen war.

---

3. **Trips:** Erfahrungen oder Zeiträume von Euphorie, Halluzination, usw., die durch psychedelische Drogen verursacht werden, insbesondere LSD.

Dies war auf dramatische Art und Weise ein erkennbares Phänomen!

War es dann im Hinblick auf diese Entdeckung auch möglich, daß Rückstände anderer Drogen im System eingeschlossen würden und zu einem späteren Zeitpunkt mit ähnlicher, wenn auch weniger dramatischer Wirkung, reaktiviert würden?

Und wenn dies der Fall wäre, wie könnte man dann jemals Menschen vollständig von den Wirkungen von Drogen befreien? Waren sie einfach dazu verurteilt, die Wirkung von Drogen zu sein, wann auch immer diese Rückstände zufällig in Aktion traten?

Wie steht es um die anderen schwächenden Wirkungen, die durch die Gegenwart dieser Drogenrückstände im Körper verursacht werden? Es war bekannt, daß Drogen Vitaminreserven verbrennen. Welche anderen physischen Konsequenzen könnten von der versteckten Gegenwart solcher Drogenrückstände herrühren?

Man kann die Möglichkeit nicht verwerfen, daß sie, selbst wenn sie „untätig" sind – sofern man diesen Ausdruck in der Tat jemals für eine giftige Substanz verwenden kann – für den Organismus von großem Schaden sein können.

Und wie steht es um das potentielle geistige und mentale Wachstum von Individuen, die auf diese Weise betroffen sind? Denn es war auch eine beobachtbare Tatsache, daß man sich bei einer gewissen Zahl von diesen Fällen unveränderlichen Merkmalen gegenübergestellt sah, selbst wenn viel von dem mentalen und geistigen Trauma der Drogenerfahrungen scheinbar entlastet wurde. Unter diesen Merkmalen befand sich eine

„Hölzernheit"[4] der Persönlichkeit, sowie eine deutliche Schwierigkeit bei der Fähigkeit, neue Daten aufzunehmen, zu verstehen oder festzuhalten und anzuwenden – mit anderen Worten, eine beeinträchtigte Fähigkeit zu lernen oder sich zu verändern.

Was war die Lösung für diese Fälle?

Es gab keine bekannte Methode, um den Körper von diesen winzigen Drogenablagerungen zu befreien, die, da sie in den Geweben eingeschlossen waren, nicht in den normalen Ausscheidungsprozessen aufgelöst wurden.

Die Lösung lag offensichtlich nicht in einem Versuch, dieser Situation mit weiteren Drogen oder Biochemikalien abzuhelfen, was die Situation nur noch verschlimmern würde.

Aber könnte eine Methode entwickelt werden, um diese Ablagerungen aufzustöbern und auszuspülen, und somit die Person zu befreien, so daß sie physisch ebenso wie auch mental und geistig rehabilitiert werden kann?

Das ursprüngliche „Schwitzprogramm"[5]

Indem ich auf der Grundlage arbeitete, daß die negativen Faktoren, die beobachtet wurden, umgekehrt werden könnten, wenn es ein Mittel gäbe, um die LSD-Ablagerungen aus dem Körpersystem zu entfernen, und daß die logischste Methode, um dies zu erreichen die wäre, sie auszuschwitzen, arbeitete ich

4. **Hölzernheit:** ein Zustand, wobei man geistlos ist, ohne Lebendigkeit oder Bewußtsein; stumpf oder dumm sein.

5. **Schwitzprogramm:** ein Programm, das von L. Ron Hubbard entwickelt wurde, welches damit zu tun hat, eine Person sich körperlich betätigen zu lassen, indem sie Jogging macht oder läuft, während sie einen gummierten Trainingsanzug trägt, der ihr dabei hilft, ins Schwitzen zu kommen (zum Zweck LSD-Rückstände loszuwerden, die in Fettgeweben abgelagert sind).

1977 ein Gesundheitsprogramm aus, das „Das Schwitzprogramm" genannt wurde. Es wurde vor allem von jenen angewandt, die tief in den Drogen steckten, vor allem LSD, und das Verfahren zeigte positive Resultate. Nachweise für das Freiwerden von Rückständen anderer Arten von Straßendrogen begannen aufzutauchen.

Das Gesundheitsprogramm war jedoch ein langwieriger Prozeß, und es beanspruchte Monate, es abzuschließen. Eine Verfeinerung und Beschleunigung war vonnöten.

Die Entdeckung anderer eingebetteter[6] Giftstoffe

Indem Daten von früheren Forschungen, die im Laufe der Jahre durchgeführt wurden sowie nachgewiesene Theorien verwertet wurden, wurde die Entwicklung eines umfassenderen Programms begonnen, welches ernährungsmäßig umfassender und wirkungsvoller sein sollte.

Aus den frühesten Anwendungen trat ein weiterer Faktor hervor, der die Tendenz hatte, die Theorien zu unterstützen, auf welche dieses neue Programm gestützt war: Teilnehmer des Forschungsprogramms berichteten, daß anscheinend andere Substanzen als lediglich Straßendrogen ausgeschieden wurden – Substanzen, die wie Arzneien, Betäubungsmittel, Diätpillen, Konservierungsmittel für Nahrungsmittel oder Schädlingsgifte rochen, schmeckten oder sich so anfühlten, oder wie jegliche andere chemische Zusammensetzung, die in verbreitetem Gebrauch ist!

Die Liste umfaßte nicht lediglich LSD, Heroin, Kokain,

6. **eingebettet:** fixiert oder in etwas einverleibt worden, wie in einer umgebenden Masse.

Marihuana und „Angel Dust", sondern auch viele andere biochemische Substanzen – medizinische und pharmazeutische Drogen, wie zum Beispiel Aspirin und Kodein,[7] sowie kommerzielle, landwirtschaftliche und Industrie-Chemikalien.

Diese selben Personen erlebten auch, in milder Form, einige der Empfindungen von alten Sonnenbränden, früheren Krankheiten und Verletzungen und anderen vergangenen Zuständen sowohl physisch als auch emotional.

Daher scheint es, als könnten Rückstände aller dieser schädlichen biochemischen Substanzen das Potential haben, im System zu verbleiben, indem sie in den Geweben aufgefangen werden und dort unverdächtigt bleiben, selbst wenn sie von dem Körper Jahre vorher hätten ausgeschieden werden sollen.

Ihre Anhäufung, sofern sie nicht gehandhabt wird, stört wahrscheinlich das biochemische und Flüssigkeitsgleichgewicht des Körpers.

Dies waren meine frühen Gedanken auf diesem Fachgebiet. Sie wurden jetzt durch weitere Forschungen bekräftigt, als mehr und mehr Manifestationen[8] auftraten. (Seitdem wurde es auch durch klinische Experimente und durch medizinische Autopsien[9] bekräftigt, die Drogenablagerungen in Körpergeweben eingeschlossen gefunden haben.)

Mit der laufenden Forschung wiesen alle Indikatoren darauf hin, daß diese Substanzen in dem Maße aus dem Körper

---

7. **Kodein:** ein Einschläferungsmittel, das ein Opiumderivat ist und Morphium ähnelt, aber es ist weniger suchtbildend: es wird für die Entlastung von Schmerz und in Hustenmedizinen verwendet.

8. **Manifestationen:** äußere oder wahrnehmbare Anzeigen; Materialisierungen.

9. **Autopsien:** das Untersuchen und Zerschneiden von Körpern nach dem Tod, um die Todesursache zu bestimmen; Untersuchungen nach dem Tod.

hinausgespült wurden, wie Leute auf dem Programm Fortschritte machten. Und diese selben Individuen berichteten, daß sie eine neue Energie, erneuerte Lebenskraft und erneuertes Interesse am Leben empfanden.

Mit einer großen Anzahl von Leuten, die erfolgreich durch das Gesundheitsprogramm kamen, war die Forschung abgeschlossen.

Das Reinigungsprogramm wurde freigegeben.

Die Elemente des Reinigungsprogramms

Das Reinigungsprogramm ist ein präzise ausgelegtes Gesundheitsprogramm. Es schließt die folgenden Elemente ein:

* Körperliche Betätigung in der Form von Laufen, um den Kreislauf anzuregen.

* Vorgeschriebene Zeiträume in einer Sauna, die von gewissen Vitaminen und anderen Nährstoffen begleitet werden, und einen befähigen, die angesammelten Gifte auszuschwitzen.

* Ein Ernährungsprogramm, das Folgendes einschließt:

  Jemandes übliche Kost, die dann mit viel frischem Gemüse, das nicht zerkocht ist, ergänzt wird.

  Eine exakte Zusammenstellung von Vitaminen, Mineralstoffen und dem Einnehmen von Öl.

  Genügend Flüssigkeiten, um den Verlust an Körperflüssigkeiten durch Schwitzen zu kompensieren.

Ein korrekt geregelter persönlicher Stundenplan, der der Person die normal benötigte Menge an Schlaf zusichert.

Dies sind für die Mehrzahl von uns nicht ungewohnte Aktionen.

Wie können sie dann erreichen, was sie scheinbar erreichen? Warum diese spezifische Folge von Aktionen? Wie kommt es, daß diese Elemente, wenn sie kombiniert werden, das erreichen können, was kein einzelnes von ihnen alleine oder selbst in anderen Kombinationen bislang[10] erreicht hat?

Obschon die Verfahren, denen man folgen muß, nicht ungewöhnlich sind, liegen die Antworten auf diese Fragen in der sehr exakten Kombination der Elemente, die das Programm ausmachen, in den Eigenheiten der Nährstoffe, die in spezifischen Steigerungen der Quantität verwendet werden und in den gesteigerten Proportionen dieser Nährstoffe in exaktem Verhältnis zueinander, wie dies im Detail in den folgenden Kapiteln dieses Buches beschrieben wird.

Warnung

Es gibt eine Warnung, die in jeder Beschreibung dieses Programms betont werden sollte. Und zwar, so einfach und vertraut wie diese geschilderten Aktionen auch scheinen mögen:

Sie müssen exakt befolgt werden, um die bestmöglichen Resultate zu erzielen.

Aufgrund der technischen Natur des Programms und weil

10. **bislang:** vor diesem Zeitpunkt; bis jetzt.

es ein strapaziöses Programm ist, darf es nur nach einer physischen Untersuchung und mit der schriftlichen Erlaubnis eines empfohlenen Arztes unternommen werden.

Jedermann, der an einem schwachen Herz leidet, oder der anämisch[11] ist oder der gewisse Nierenschwierigkeiten hat, sollte dieses Programm nicht machen, sondern ein ähnliches aber spezielles Programm milderer Natur.

Zusätzlich muß erwähnt werden, daß Leute, während sie das Programm machten, berichteten, daß sie verschiedene der Wirkungen von früher genommenen Drogen, Arzneien, Alkohol oder anderen Anregungs- oder Beruhigungsmittel *erneut erlebten* – einschließlich vollständiger Drogen-„Trips". Aus diesem Grund und um den Erfolg bei jedermann zu erzielen, der dieses Programm macht, sollte es am besten unter der direkten Überwachung von Personen durchgeführt werden, die in dessen Verabreichung ausgebildet und erfahren sind.

Außerdem macht man die Aktionen selbst unter dieser direkten Überwachung nicht für sich alleine, sondern führt diese gemeinsam mit einem Partner aus.

11. **anämisch:** an *Anämie* leidend, welches ein Zustand ist, wo die Anzahl oder das Ausmaß von roten Blutkörperchen verringert ist, oder wo die Gesamtmenge von Hämoglobin (das Sauerstoff führende Pigment der roten Blutkörperchen, das ihnen ihre rote Farbe gibt, und dazu dient, Sauerstoff zum Gewebe zu transportieren) im Blutstrom verringert ist, was zu Blässe, allgemeiner Schwäche usw. führt.

3

Wie das Reinigungs-programm funktioniert

3

Wie das Reinigungsprogramm funktioniert

Wie funktioniert das Reinigungsprogramm?

Man läuft, um die Zirkulation des Blutes derart anzuregen, daß sie tiefer in die Gewebe vordringt, wo giftige Rückstände abgelagert sind, und auf diese Weise die schädlichen angehäuften Ablagerungen löst und freisetzt und sie in Bewegung bringt.

Es ist dann sehr wichtig, daß auf das Laufen sofortiges Schwitzen in der Sauna folgt, um die Anhäufungen, die jetzt aufgetrieben wurden, aus dem Körper herauszuspülen.

Reguläre Ernährung und zusätzliche Ernährung in der Form von Megavitamin[1]- und Mineraldosierungen und zusätzliche Quantitäten von Öl sind ein wesentlicher Faktor, um dem Körper zu helfen, Giftstoff auszuspülen und um die Bereiche zu reparieren und wieder aufzubauen, die von Drogen und anderen toxischen Rückständen betroffen waren.

Ein korrekter Stundenplan mit ausreichender Erholung ist vorgeschrieben, da der Körper während des gesamten Programms Veränderung und Reparatur durchmachen wird.

1. **Megavitamin:** damit zu tun habend, sehr große Mengen von Vitaminen einzusetzen.

Diese Aktionen, wenn sie auf einer sehr streng überwachten Grundlage durchgeführt werden, erreichen offenbar die Entgiftung des gesamten Systems und ergeben eine erneuerte Gesundheit und Energie des Individuums.

Man muß sich jedoch den ganzen Prozeß eingehender betrachten.

Jemand, der Drogen genommen hat, behält abgesehen von den physischen Faktoren, die eine Rolle spielen, *geistige Eindrucksbilder*[2] von diesen Drogen und deren Wirkungen zurück. Geistige Eindrucksbilder sind dreidimensionale Farbbilder mit Geräusch, Geruch und allen anderen Wahrnehmungen sowie den Schlußfolgerungen und Überlegungen des Individuums. Sie sind geistige Kopien der eigenen Wahrnehmungen, manchmal der Wahrnehmungen aus der Vergangenheit. Jemand, der beispielsweise LSD genommen hat, würde „Bilder" dieser Erfahrung in seinem Verstand[3] behalten, komplett mit Aufzeichnungen der Sichtwahrnehmungen, körperlichen Empfindungen, Gerüchen, Geräuschen, usw., die sich zu dem Zeitpunkt ereigneten, als er unter dem Einfluß von LSD stand.

---

2. **geistige Eindrucksbilder:** geistige Kopien der eigenen Wahrnehmungen, manchmal in der Vergangenheit; dreidimensionale Farbbilder mit Geräusch und Geruch und allen anderen Wahrnehmungen zuzüglich der Schlußfolgerungen oder Erwägungen der Person. Wenn eine Person beispielsweise LSD genommen hat, würde sie „Bilder" dieser Erfahrung in ihrem Verstand behalten, komplett mit Aufzeichnungen der Sichtwahrnehmung, der physischen Gefühle, Gerüche, Geräusche, usw., die auftraten, während die Person unter dem Einfluß von LSD stand. Für weitere Informationen über geistige Eindrucksbilder und wie der Verstand funktioniert, lesen Sie *Dianetik: Die moderne Wissenschaft der geistigen Gesundheit* von L. Ron Hubbard.

3. **Verstand:** ein Netz von Kommunikationen und Bildern, Energien und Massen, die durch die Tätigkeiten der Person selbst gegenüber dem physikalischen Universum oder anderen Personen hervorgebracht werden. Der Verstand ist ein Kommunikations- und Kontrollsystem zwischen der Person selbst und ihrer Umwelt. Der Verstand ist nicht das Gehirn; er besteht aus Energie, welche in Raum existiert und sich zu Massen verdichtet. Der Zweck des Verstands besteht darin, mit dem Überleben zusammenhängende Probleme zu stellen und zu lösen und die Anstrengung des Organismus gemäß diesen Lösungen zu dirigieren.

Sagen wir einmal, jemand nahm eines Tages LSD, als er sich mit einigen Freunden auf einem Vergnügungsplatz befand und die Erfahrungen des Tages schlossen ein Gefühl von Übelkeit und Schwindel ein, er geriet in Streit mit einem Freund, war traurig und fühlte sich später sehr müde. Er hätte geistige Eindrucksbilder des gesamten Geschehnisses.

Solche geistigen Eindrucksbilder können von Drogenrückständen reaktiviert werden, da die Anwesenheit dieser Drogen in den Körpergeweben frühere Drogenerfahrungen anregen kann. Dies ist als *Restimulation* bekannt: die Reaktivierung einer Erinnerung aus der Vergangenheit aufgrund ähnlicher Umstände in der Gegenwart, die Umständen der Vergangenheit ähneln.

Im obengenannten Beispiel der Person, die LSD nahm, können die Drogenrückstände, die sich immer noch in ihren Körpergeweben befinden, einige Zeit später – möglicherweise Jahre danach – eine Restimulation dieses LSD-Geschehnisses verursachen. Die geistigen Eindrucksbilder werden reaktiviert, und sie erlebt dieselben Gefühle von Übelkeit, Schwindel und Müdigkeit, und sie fühlt sich traurig. Sie weiß nicht warum. Sie kann auch geistige Eindrücke der Personen, mit denen sie zusammen war, wahrnehmen und die Sehwahrnehmungen und Geräusche und Gerüche, die damit einhergingen.

Daher haben wir es auf dem Reinigungsprogramm mit zwei Faktoren zu tun: zum einen die tatsächlichen Drogen und Drogenrückstände im Körper (und medizinische Autopsien haben gezeigt, daß sie vorhanden sind); und zum anderen die geistigen Eindrucksbilder der Drogen, und die geistigen Eindrucksbilder der Erfahrungen, die man mit diesen Drogen machte.

Diese zwei Faktoren sind – der eine gegen den anderen spielend – in perfektem Gleichgewicht hängengeblieben. Was man erlebt, sind beide Zustände, zum einen die tatsächliche Gegenwart der Drogenrückstände und zum anderen die damit verbundenen geistigen Eindrucksbilder.

Geistige Eindrucksbilder

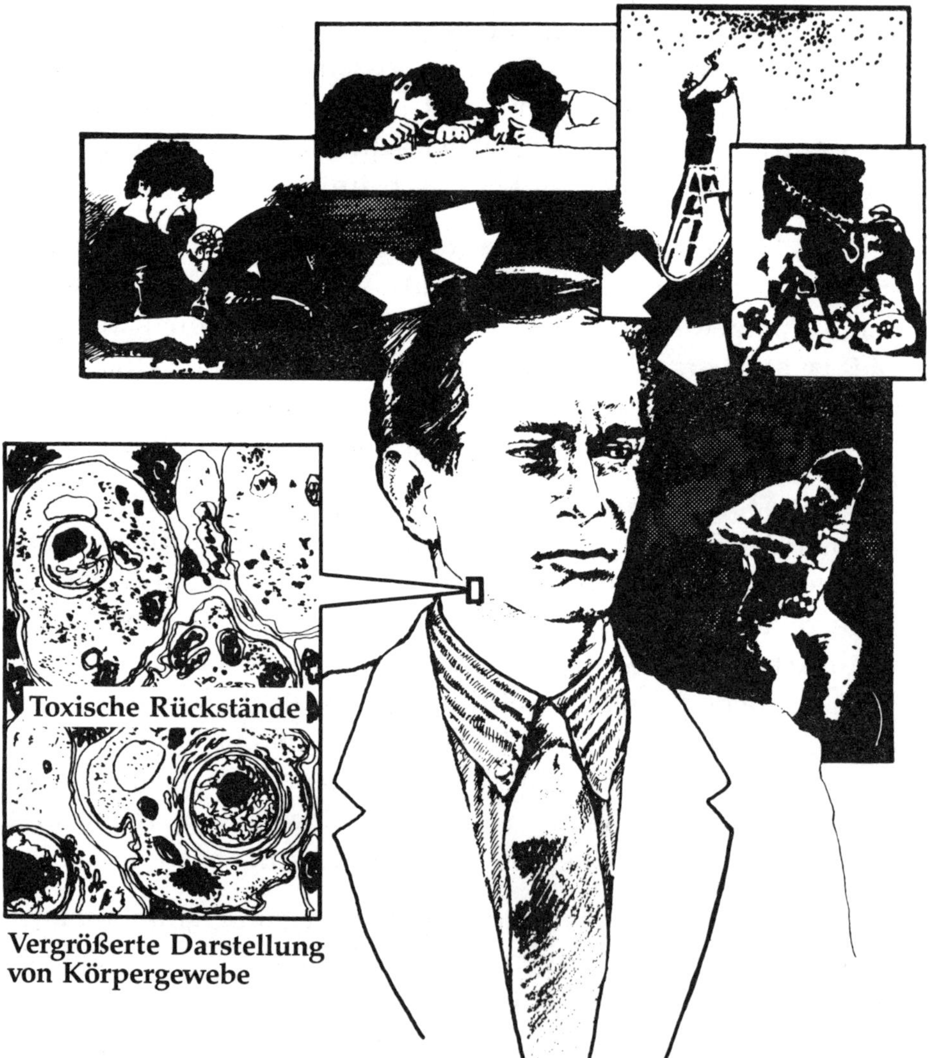

Vergrößerte Darstellung von Körpergewebe

Wahrscheinlich ist der Grund dafür, daß das Reinigungsprogramm funktioniert, der, daß es die Person repariert, indem es die eine Seite in Ordnung bringt – die angesammelten toxischen Ablagerungen –, so daß die andere Seite, die Seite der geistigen Eindrucksbilder nicht mehr in ständiger Restimulation ist. So einfach ist das.

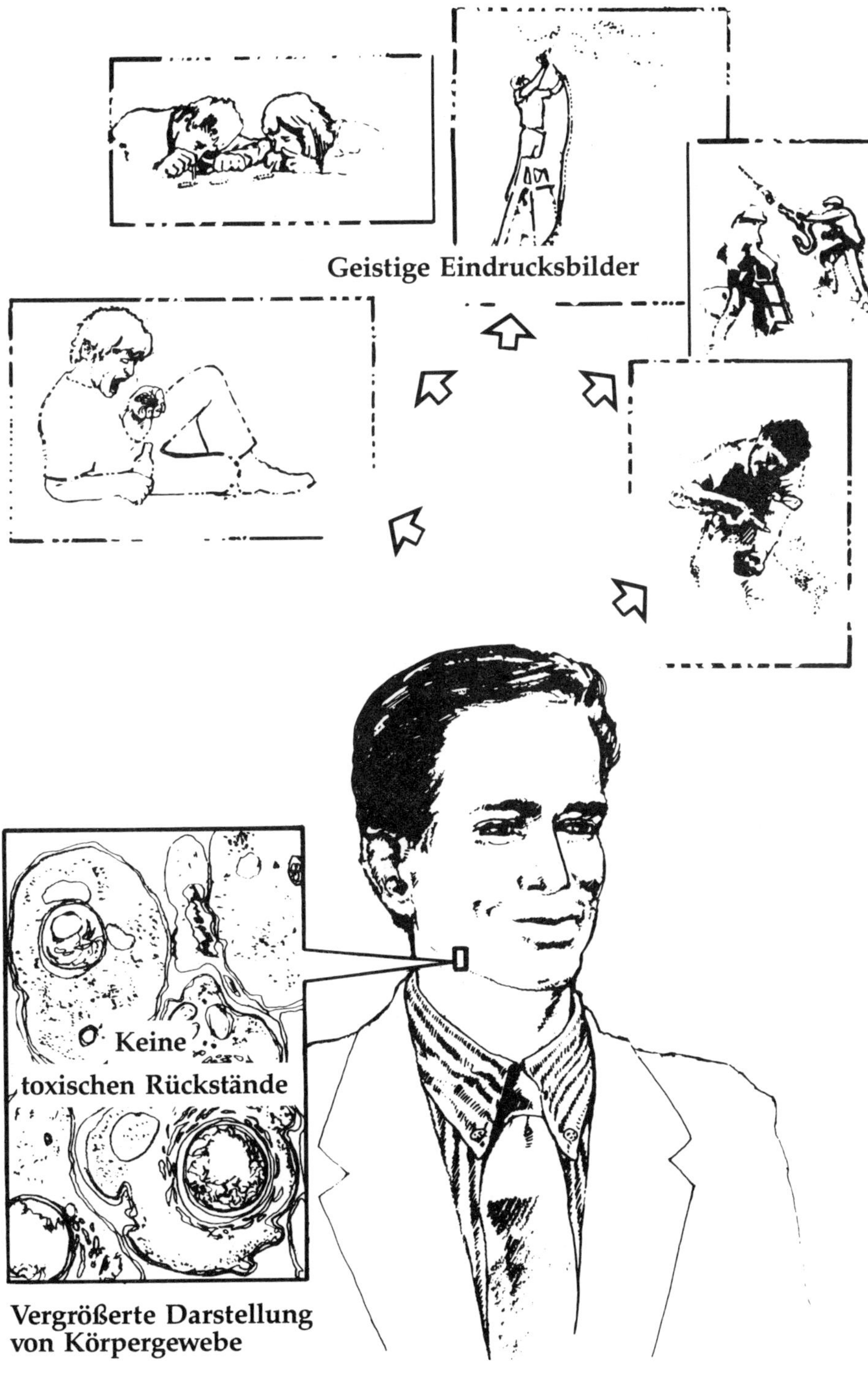

Vergrößerte Darstellung von Körpergewebe

Was unter anderem auf dem Reinigungsprogramm auftreten kann, ist, daß Sie dieses perfekte Gleichgewicht durcheinanderbringen können. Plötzlich ist das Gleichgewicht nicht mehr da, also bekommen Sie diese wechselseitige Reaktion nicht mehr. Die schädlichen und restimulativen chemischen Rückstände sind ausgespült worden – sie sind weg. Dies bedeutet nicht, daß die geistigen Eindrucksbilder auch weg sind, aber sie befinden sich nicht mehr in Restimulation und sie werden nicht durch die Gegenwart von Drogenrückständen verstärkt.

Dadurch, daß das Gleichgewicht dieser beiden Faktoren auseinandergebrochen wird und einer davon auf dem Reinigungsprogramm gehandhabt wird, stellen wir die körperliche Gesundheit der Person wieder her und befreien sie, so daß sie mentale und geistige Gewinne haben kann.

Ein „langfristiges Entgiftungsprogramm"

Drogenrückstände können jegliche mentale Hilfe stoppen. Sie stoppen auch das Leben einer Person! Während sich das Programm ursprünglich an die Behandlung von Ansammlungen von Drogenrückständen im System wandte, scheint es aus den Forschungsergebnissen, die aufgezeichnet und oben erwähnt wurden, hervorzugehen, daß mit dem Gebrauch dieses Gesundheitsprogramms viele andere toxische Substanzen, die durch den Körper akkumuliert wurden, aus dem System herausgespült werden können.

Diese Substanzen müssen eliminiert werden, wenn man stabile mentale und geistige Verbesserung erreichen will. Die gültige Regel ist, daß mentale und sogar biophysikalische Aktionen – Methoden, um ein Individuum in bessere Kommunikation mit seiner Umwelt zu bringen – in der Anwesenheit von lebensfeindlichen Elementen nicht funktionieren.

Bei der Rehabilitierung eines Wesens können wir nur dann zum nächsten Schritt, der biophysikalischen Behandlung (der Verbesserung der Fähigkeit der Person ihren Körper und ihre Umwelt in Ordnung zu bringen) übergehen, wenn wir eine biochemische Behandlung abgeschlossen haben. Und daraufhin können wir zu mentaler und geistiger Verbesserung übergehen.

Wenn man versucht, diese Faktoren herumzuschieben und deren Reihenfolge zu verändern, erfährt man Verluste.

Die Entwicklung eines Programms, um Drogen und Ablagerungen von Drogen und chemische Ablagerungen im Körper zu behandeln, beruhte auf der Tatsache, daß die erfolgreiche Rehabilitierung eines Wesens nur in der oben beschriebenen Reihenfolge erreicht werden kann.

Es findet ein offenbarer Gewinn statt, dadurch, daß der Körper gesäubert wird, und dies könnte als ein Endzweck verstanden werden, obschon es sich dabei nicht um die ursprüngliche Motivation handelt.

Angesichts dessen, was es offenbar erreicht, kann das Reinigungsprogramm als ein langfristiges Entgiftungsprogramm beschrieben werden. Aber es sollte als es selbst identifiziert werden, da es unter Entgiftungsprogrammen einzigartig ist, was die Verfahrensweise und auch die Berichte über die Erfolge des Programms anbelangt. Meines Wissens gibt es keine andere Methode, wie diese eingeschlossenen Anhäufungen aus dem Körper entfernt werden können.

4

Das Hinausspülen von Giften

4

Das Hinausspülen von Giften

Auf dem Reinigungsprogramm ist eine Kombination von *körperlicher Betätigung,* in der Form von Laufen und *Sauna* wesentlich, um die Drogen und anderen Giftstoffe aus dem Körper hinauszuspülen. Diese Aktivitäten werden für einen fünfstündigen Zeitraum jeden Tag durchgeführt, in einem Verhältnis von etwa:

zwanzig bis dreißig Minuten Laufen zu vier
bis viereinhalb Stunden Zeit in der Sauna.

Das Verhältnis wird hier hervorgehoben, da der größere Teil dieses Zeitraumes am besten in der Sauna verbracht werden sollte, nachdem die Zirkulation durch das Laufen angeregt wurde. Mit anderen Worten, die fünf Stunden bestehen *nicht* zu 50 Prozent aus körperlicher Betätigung und 50 Prozent Sauna. Das Programm führt zu den besten Ergebnissen, indem ein viel niedriegerer Prozentsatz der Zeit mit körperlicher Betätigung verbracht wird und ein viel höherer Prozentsatz der Zeit in der Sauna.

Vorsichtsmaßregel: Das Arbeiten mit einem Partner

Laufen und das Ausschwitzen in der Sauna sollten *immer* zusammen mit einer anderen Person durchgeführt werden, da die Restimulation von früheren Drogen, Arzneien, Alkohol oder sogar anästhetischen Mitteln auftreten kann und auch auftritt, während die Gifte hinausgespült werden. Dies kann die Restimulation eines vollständigen „Trips" einschließen, der durch LSD oder andere Drogen, die man einmal genommen haben mag, verursacht wird.

Sich auf dem Programm zu zweit zusammenzuschließen, so daß man die Schritte, die das Laufen und die Sauna beinhalten, *immer* mit einem Partner oder gar mit einer dritten Person durchgeführt werden, schafft einen Sicherheitsfaktor, im Falle daß irgendwelche der oben beschriebenen Eventualitäten eintreten.

Laufen

Die erste Aktion auf dem Programm selbst ist Laufen. Der Zweck davon ist *nicht,* ins Schwitzen zu kommen, sondern das Blut in Zirkulation zu bringen und das System zum Funktionieren zu bringen, so daß Unreinheiten, die sich im System befinden, freigesetzt und herausgepumpt werden können.

Laufen steigert die Zirkulation im ganzen Körper, dadurch:

a. werden Zellabfälle schneller hinausbefördert, und

b. die Zirkulation wird tiefer in die Muskeln und Gewebe gebracht, so daß die Bereiche, die inaktiv waren, jetzt die Anhäufungen von biochemischen Ablagerungen, und im Falle von LSD die „kristallinen Rückstände" loswerden können, die dort eingelagert wurden.

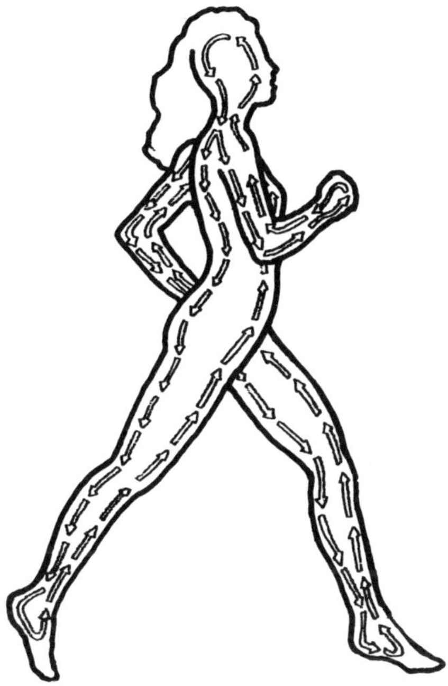

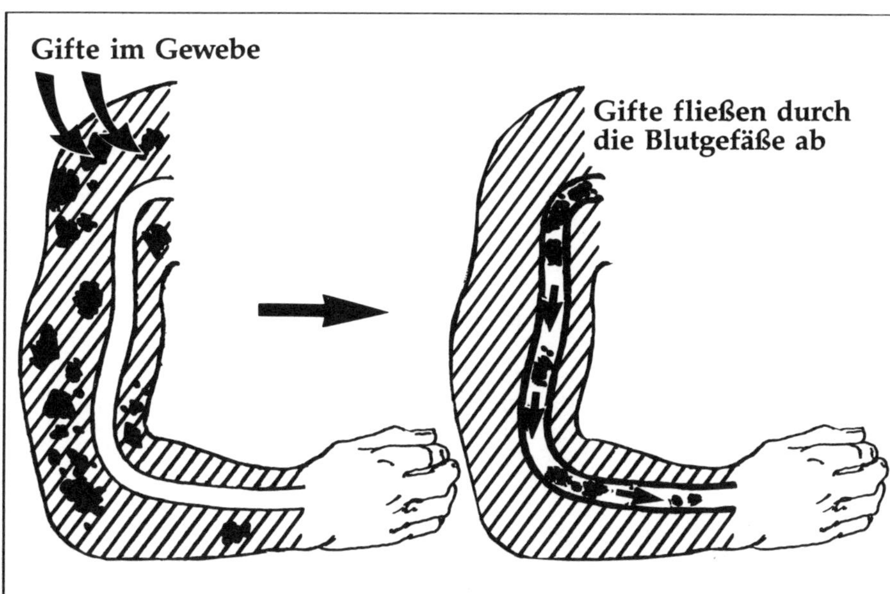
Gifte im Gewebe
Gifte fließen durch
die Blutgefäße ab

Wenn man das Programm einmal begonnen hat, läuft man täglich.

Das Laufen sollte auf einem Gradienten[1] gemacht werden. Wenn man beim Laufen so atemlos ist, daß man nicht mehr mit jemand anderem sprechen kann, strengt man sich zu sehr an, das Laufen sollte also auf einem niedrigeren Gradienten angegangen werden.

Schwitzen in der Sauna

Die zweite Aktion, die dem Laufen direkt folgt, ist Schwitzen. Man geht sofort nach dem Laufen in die Sauna, um zu schwitzen. Die Unreinheiten, die durch die gesteigerte Zirkulation freigesetzt wurden, können jetzt aus dem System hinausgetrieben werden und den Körper durch die Poren verlassen.

Das Schwitzen in der Sauna wird bei Temperaturen zwischen 60 und 82 Grad Celsius durchgeführt. Es hängt davon ab, welche Temperatur man vertragen kann. Normalerweise, aber nicht immer, wird jemand, der mit dem Programm beginnt, mit einer niedrigeren Temperatur anfangen und sich zu einer höheren Temperatur hocharbeiten. Dann, wenn er weitermacht, wird er feststellen, daß er größere Hitze ertragen kann.

Kleidung

Das Laufen wird normalerweise mit einem gewöhnlichen Trainingsanzug gemacht. Dies ist jedoch nach Wahl und hängt

1. **Gradient:** ein graduelles (stufenweises) Herangehen an etwas; man nimmt Schritt für Schritt, Stufe für Stufe, wobei jeder einzelne Schritt oder die einzelne Stufe ihrerseits mit Leichtigkeit überwunden werden kann – so daß am Ende ganz komplizierte und schwierige Tätigkeiten mit relativer Leichtigkeit erreicht werden können.

von der geographischen Lage, der Jahreszeit oder dem Wetter ab.

In der Sauna trägt man einfach einen Badeanzug oder Badehosen oder ähnlich leichte Kleidung.

Und obwohl es beinahe absurd erscheint, das folgende Datum hier einzuschließen, wird es dennoch eingeschlossen, da der folgende Fehler in einem Bereich kurz nach der Freigabe des Reinigungsprogramms gemacht wurde (und eilig richtiggestellt wurde):

Man trägt *niemals* einen Trainingsanzug in der Sauna. Der Grund dafür ist der, daß ein Trainingsanzug wie eine Isolierung wirkt, etwa so wie wenn ein Taucher einen Taucheranzug zur Isolierung gegen die Kälte des Meeres trägt. Einen Trainingsanzug zu tragen würde einen gegen die Hitze der Sauna isolieren und somit Schwitzen verhindern und verringern.

Flüssigkeiten

Während man sich auf diesem Programm befindet, ist es wichtig, daß man viel Wasser trinkt, was beim Ausspülen und Säubern des Systems von großem Nutzen ist. Abgesehen davon wäre es gefährlich, bei all dem Schwitzen in der Sauna die Körperflüssigkeiten nicht wieder zu ergänzen. Eine ausreichende Menge an Wasser und jegliche zusätzlichen, nichtalkoholischen Flüssigkeiten, die man wählt, sollten täglich genommen werden.

Strahlung und Flüssigkeiten

Auf dem Reinigungsprogramm scheinen Ergebnisse zu bekräftigen, daß es einen Faktor in bezug auf Strahlung gibt, der die größte Absonderung von Strahlung ergibt, und das ist das Schwitzen selbst.

Strahlung ist anscheinend in enormem Ausmaß ebenso wasserlöslich wie auch durch Wasser entfernbar. Nach den Aussagen von Forschern muß man nur einen Schlauch zu einer Hauswand oder einer Straße nehmen und die Strahlung damit herunterwaschen. Dieser Faktor ist Personal, das in der Verteidigung ausgebildet ist, wohlbekannt.

Wenn man also das Reinigungsprogramm macht, sollte man sehr sorgfältig sicherstellen, daß Schwitzen in großem Ausmaß stattfindet. Es ist also sehr wichtig, daß man ausreichend Wasser zu sich nimmt, während man das Programm macht.

Dies hat jedoch eine Nebenwirkung, da eine Menge Mineralstoffe und möglicherweise auch Vitamine aus dem System herausgewaschen werden. Daher ist das Einnehmen von Mineralstoffen und Vitaminen während des Programms auch eine Notwendigkeit.

Es ist möglich, daß das Reinigungsprogramm nicht so gut funktioniert, wenn man nicht ausgiebig schwitzt, wenn das Einnehmen von Flüssigkeit nicht ausreichend ist, um das Schwitzen auszugleichen, und wenn wasserlösliche Vitamine und Mineralstoffe nicht sorgfältig und ausreichend ersetzt werden. (Die üblichen nicht wasserlöslichen Vitamine, die auf dem Reinigungsprogramm genommen werden, sind die Vitamine A,[2] D[3] und E.[4])

---

2. **A:** ein Vitamin, das für das Wachstum der Knochen, gesunde Haut, sexuelles Funktionieren und Fortpflanzung wichtig ist.

3. **D:** ein Vitamin, das für Gesundheit und Wachstum, Kalzium-Stoffwechsel, Gesundheit der Nerven und Regulierung des Herzschlages wichtig ist.

4. **E:** ein Vitamin, das wichtig ist, um zu verhindern, daß Sauerstoff sich mit Abfallprodukten verbindet, um giftige Verbindungen zu bilden, sowie für die Gesundheit der roten Blutkörperchen.

Dies gibt uns die drei wichtigen Punkte, die bei einem Reinigungsprogramm in Anwendung sein müssen:

1. Es muß ausgiebig geschwitzt werden.

2. Eine Person muß genügend Flüssigkeit einnehmen, um die Flüssigkeit, die sie durch das Schwitzen verloren hat, auszugleichen.

3. Vitamine und Mineralstoffe müssen in ausreichenden Quantitäten eingenommen werden, um die Vitamine und Mineralstoffe zu ersetzen, die durch Schwitzen aus dem System ausgewaschen wurden.

Da Megavitamin-Dosierungen auch Teil des Reinigungsprogrammes sind, ist dieses Einnehmen von Mineralstoffen und Vitaminen durchaus als zusätzlich zu jeglicher anderen Vitamintherapie zu verstehen, die gleichzeitig durchgeführt wird.

Überhitzung

Man kann in der Sauna überhitzt werden, wenn das Saunieren nicht auf dem richtigen Gradienten durchgeführt wird.

Wenn es einem zu heiß wird oder man anfängt, sich schwach zu fühlen, wenn die Körpertemperatur zu stark ansteigt, wird empfohlen aus der Sauna rauszugehen, eine kühle Dusche zu nehmen und dann zurück in die Sauna zu gehen. Leute, die Schwierigkeiten haben, aufeinanderfolgende Stunden in der Sauna zu verbringen, können die Zeit in der Sauna bewältigen, wenn sie bei Bedarf eine kühlende Dusche nehmen.

Salz- oder Kalium[5]-Entzug

Zusätzliches Salz (Natriumchlorid) ist nicht für jedermann auf dem Programm vorgeschrieben. Aber Salz und Kalium werden beim Schwitzen verloren. Man muß also auf alle Symptome von Salz- und Kaliumentzug achten und dem Entzug abhelfen, sollte er auftreten.

Die Symptome können denen des Überhitzens ähnlich sein oder auch, wenn sie extrem sind, denen einer Hitzeerschöpfung ähneln (feuchtkalte Haut, extreme Müdigkeit, Schwäche, Kopfschmerzen und manchmal Krämpfe, Übelkeit, Schwindelgefühl, Brechreiz oder gar in Ohnmacht fallen).

Derartige Manifestationen würden sofort mit zusätzlichem Salz oder Salztabletten in Ordnung gebracht oder mit Kaliumgluconat, Bioplasma,[6] oder „Salzersatz", welcher in der Hauptsache Kalium ist.

Jedermann, der das Reinigungsprogramm macht, muß einen Vorrat dieser Substanzen zur Hand haben. Am besten sollte sich ein Vorrat dieser Substanzen direkt außerhalb der Sauna befinden, beschriftet, daß man sehen kann, was sie sind.

Es ist eine Angelegenheit gesunden Menschenverstands, daß Überhitzen oder Salz- oder Kaliumentzug durch ausreichend Salz, Kalium oder Bioplasma *vermieden* werden kann, wenn man es regelmäßig nimmt, während man in der Sauna ist, und indem man während der Zeit, die man in der Sauna verbringt,

5. **Kalium:** ein Mineralstoff, der dabei hilft, die Körperflüssigkeiten ausgeglichen zu halten und der für die Funktion des Nervensystems wichtig ist.

6. **Bioplasma:** ein diätischer Zusatz, der eingenommen wird, um erschöpfte Vorräte verschiedener Mineralsalze zu ersetzen, die natürlich im Körper vorhanden sind.

abkühlt, wenn es nötig wird. Aber wenn diese Symptome auftreten, müssen sie behandelt werden und nicht als etwas betrachtet werden, „durch das man durchgehen muß".

Man muß sich auch davor in acht nehmen, in der Sauna einzuschlafen, da Überhitzen oder Salz- oder Kaliumentzug auftreten könnten, während man schläft.

Salz- oder Kaliumentzug als ein *chronischer Zustand* muß als ein separater Faktor von einem Arzt behandelt werden.

Hitzschlag[7]

Wenn die Perspiration aufhört, wenn man in der Sauna ist – der Körper hört plötzlich auf zu schwitzen und die Haut wird heiß und trocken – so ist das ein Indikator,[8] der nach sofortiger Handhabung verlangt. Der Körper klemmt zu, das ist ein Widerstand dagegen, etwas auszuscheiden und ist das erste Zeichen eines Hitzschlages.

Das *Standard First Aid Personal Safety Booklet (Das persönliche Standardbüchlein für Erste Hilfe)*, das vom amerikanischen Rotkreuzverband herausgegeben wird, behandelt die Symptome von Hitzeerschöpfung und/oder Hitzschlag und die sofortige Hilfe, die man in solch einem Fall leisten muß.

7. **Hitzschlag:** eine Störung des temperaturausgleichenden Mechanismus des Körpers, die dadurch verursacht wird, daß man zu viel Hitze ausgesetzt ist, was zu Fieber, heißer und trockener Haut und schnellem Puls führt, geht manchmal bis zu Delirium und Koma.

8. **Indikator:** ein Zustand oder ein Umstand, der während einer Aktion auftritt und anzeigt, ob die Aktion gut oder schlecht läuft. Ein schlechter Zustand, der sich nicht verbessert oder sich nicht mildert, oder wenn die Person Verluste hat, so wären dies *schlechte Indikatoren.* Ein schlechter Zustand, der sich verbessert, oder der weniger gegenwärtig wird, wäre ein *guter Indikator. Gute Indikatoren* schließen auch solche Dinge wie schnellen Fortschritt, Person glücklich, hat Gewinne, usw. ein.

Man würde in solch einem Fall den Betroffenen sofort aus der Sauna herausholen und ihn mit einer lauwarmen oder kühlen Dusche oder mit einem Schwamm abkühlen, oder man beginnt mit einer lauwarmen Dusche und kühlt sie langsam ab. Flüssigkeiten und Salz, Kalium oder Bioplasma würde man auch verabreichen.

Das Erste-Hilfe-Handbuch muß als Bezugsmaterial zur Hand sein. Am Ort, wo die Sauna ist, sollte es zur Verfügung stehen.

Trockene Sauna gegen feuchte Sauna

Bis jetzt hat sich der Gebrauch einer trockenen Sauna als am erfolgreichsten erwiesen, um bei den meisten Leuten starkes Schwitzen zu verursachen. Es ist möglich, daß einige Leute in einer feuchten Sauna mehr schwitzen; es ist noch nicht völlig getestet worden. Es kann sein, daß es individuell verschieden ist. Es gibt keine Regel für das Programm, die den Gebrauch einer feuchten Sauna verbietet. Welche Art von Sauna auch verwendet wird, es gilt das System zu verwenden, welches es der Person ermöglicht, am meisten zu schwitzen.

Es können auch ausschließlich Dampfbäder verwendet werden, bei ähnlichen Temperaturen wie die Sauna, wenn sie zur Verfügung stehen. Sie dienen so ziemlich demselben Zweck wie die trockene Sauna und es ist darauf hingewiesen worden, daß ein Dampfbad sogar schneller funktionieren würde, aber dies ist nicht bestätigt worden. Das Dampfbad schafft eine ähnliche Wirkung. Daher können sowohl ein Dampfbad als auch eine trockene Sauna verwendet werden.

Für den Gebrauch eines Dampfbades gelten dieselben Vorsichtsmaßregeln wie für die Sauna.

Eukalyptusöl[9]

Eine kleine Menge von Eukalyptusöl wird manchmal dem Dampf in einem Dampfbad hinzugefügt oder in ähnlicher Weise in einigen Saunas verwendet.

In einer modernen Sauna oder in einem modernen Dampfbad geht das Verfahren so vor sich, daß man eine oder zwei Verschlußkappen voll mit Eukalyptusöl in einem Eimer mit Wasser in den Raum stellt. Wenn es dann verdampft (das Öl wird schneller als das Wasser verdampfen), kann man, sollte dies nötig sein, mehr hinzufügen.

Einigen Leuten sagt der Geruch von Eukalyptusöl überhaupt nicht zu, während andere ihn als angenehm empfinden. Wenn die Lösung zu stark ist, kann sie in einigen Fällen die Augen zum Tränen bringen oder Übelkeit verursachen. Man würde das daher überprüfen, bevor man es verwendet und es – wenn man es verwendet – in angemessenen kleinen Quantitäten verwenden.

Über das Einsetzen von Eukalyptus hat man gesagt, daß es dem Klären der Lungen und Nebenhöhlen förderlich ist. Jemand hat berichtet, daß seine Stimme weicher wurde, weil er Eukalyptusöl in der Sauna verwendete.

Es ist nicht ein vorgeschriebener Schritt auf dem Reinigungsprogramm, aber die hier über den Gebrauch von Eukalyptusöl in der Sauna oder im Dampfbad gegebenen Daten sollten als ein zur Wahl stehendes Element bekannt sein.

9. **Eukalyptus:** einer von vielen oft hohen Bäumen, die in Australien und auf naheliegenden Inseln ihren Ursprung haben. Der Eukalyptusbaum hat aromatische immergrüne Blätter, die die Quelle für medizinische Öle sind, und für schweres Holz, das als Bauholz verwendet wird.

Ob man Eukalyptus verwendet oder nicht, es ist selbstverständlich, daß eine Sauna oder ein Dampfbad hygienisch und geruchsfrei gehalten werden sollte, indem man den Raum einmal oder mehrere Male am Tag schrubbt.

5

Die Wichtigkeit eines angemessenen Stundenplans

5

Die Wichtigkeit eines angemessenen Stundenplans

Der richtig geordnete persönliche Stundenplan, der vonnöten ist, wenn man sich auf dem Reinigungsprogramm befindet, besteht aus folgenden Faktoren:

a. eine ausreichende Menge täglichen Schlafs.

b. das richtige Verhältnis zwischen der Zeit, die gelaufen wird und der Zeit, die in der Sauna verbracht wird, und die vorgeschriebene Gesamtzeit, die täglich darauf verwendet werden soll.

c. sich vernünftig an das Programm zu halten und nicht Tage auszulassen oder den täglichen Zeitplan abzukürzen oder irgendeinen Teil des Programms in willkürlicher Weise durchzuführen.

Dies sollte einschließen, daß die körperliche Betätigung (das Laufen) und die Saunazeit jeden Tag etwa zur selben Zeit durchgeführt werden; und daß die Vitamine und Mineralnährstoffe jeden Tag etwa zur selben Zeit eingenommen werden, da das Programm viel reibungsloser vor sich geht, wenn diese Faktoren vorhersagbar eingehalten werden.

Schlaf

Die Notwendigkeit ausreichenden Schlafens sollte an dieser Stelle hervorgehoben werden, da sich dies als ein sehr wesentlicher Faktor bei der Anwendung des Programms erwiesen hat. Leute funktionieren am besten, wenn sie genügend ausgeruht sind.

Acht Stunden Schlaf werden als die täglich notwendige Menge betrachtet. Einige mögen mehr Schlaf benötigen, aber weniger Schlaf zu haben als die normale Menge, die man benötigt, wird nicht empfohlen.

Im Laufe des Programms ist es nicht unüblich, daß man in gewissen Intervallen Müdigkeit empfindet, selbst wenn das Verfahren völlig standardgemäß ausgeführt wurde. Müdigkeit kann auftreten, wenn man mit dem Programm anfängt und noch nicht in der Lage ist, es fünf Stunden am Stück durchzuführen. In diesem Fall sollte man es auf einem Gradienten zu dem vollständigen täglichen Zeitraum aufbauen, indem man jeden Tag ein bißchen mehr Zeit aufwendet, bis man in der Lage ist, die volle Menge von fünf Stunden am Tag zu machen. Die Müdigkeit kann auch als Teil der Restimulation auftreten, die im Zusammenhang mit Rückständen von medizinischen oder Staßendrogen entsteht oder als Teil der Restimulation einer alten Krankheit auftreten usw. Durch all dies kann man durchkommen, während man auf diesem Programm ist. Es gibt aufgezeichnete Fälle von Leuten, die durch Perioden von Müdigkeit oder Erschöpfung gingen, die mit vergangenen Krankheiten und/oder medizinischen oder Drogenerfahrungen in Verbindung standen und die erheblich aufgeweckter und energischer daraus hervorgingen.

Aber man muß im Gedächtnis behalten, daß das Reinigungsprogramm anstrengend sein kann. Zu versuchen, es mit zu wenig Schlaf durchzuführen, wäre eine schwere Verletzung der Regelungen des Programms. Man braucht offensichtlich genügend Schlaf und Ruhe, um in der Lage zu sein mit den Veränderungen, die im Körper stattfinden, zurechtzukommen und um dem Körper dabei behilflich zu sein, jegliches Gewebe zu erneuern oder Zellen zu reparieren, wenn dies nötig ist. Gemäß Berichten des Programm-Fallüberwachers[1] geriet die Person oft in Schwierigkeiten, wenn der Zeitplan für ausreichenden Schlaf verletzt wurde, was absolut unnötig ist. Abgesehen von bloßer Müdigkeit können jegliche Reaktionen, die durch Drogenrückstände restimuliert werden können, aufgrund von unzureichendem Schlaf oder unzureichendem Ausruhen unnötige und nichtoptimale Reaktionen hervorrufen.

Man kann offensichtlich nicht erwarten, die Gewinne zu machen, die auf dem Reinigungsprogramm möglich sind, außer wenn dieser Punkt in Anwendung ist.

Die optimale Menge an Zeit, die täglich auf dem Programm verbracht werden sollte

Aus den vielen Fällen, die interviewt wurden, und aus Daten von denjenigen, die das Programm überwacht haben, hat sich ergeben, daß fünf Stunden körperliche Übung und Sauna das ideale Tagesmaß für die Mehrzahl derjenigen ist, die das Reinigunsprogramm machen. Das Programm schlägt anscheinend ein wie eine Bombe,[2] wenn der größere Prozentsatz der Zeit in der Sauna und der geringere Prozentsatz mit Laufen verbracht wird. (Beispiel: Etwa 20 bis 30 Minuten Laufen, um den Kreislauf anzuregen, gefolgt vom Rest der Zeit in der

1. **Programm-Fallüberwacher:** die Person, der die Verantwortlichkeit zugewiesen wurde, die Lieferung des Reinigungsprogramms zu überwachen, sowie die korrekte und exakte Anwendung aller Aspekte des Reinigungsprogramms an individuellen *Fällen* sicherzustellen. Fälle sind Personen, die behandelt werden oder denen geholfen wird.

2. **schlägt ein wie eine Bombe:** tut etwas extrem gut.

Sauna, bis insgesamt fünf Stunden aufgewendet wurden, hat sich als ein gutes Verhältnis erwiesen.)

Nicht jedermann hat sofort von Anfang an ein volles fünfstündiges Tagespensum gemacht. (Und einige haben das Programm erfolgreich gemacht, wobei sie einem kürzeren täglichen Zeitplan folgten.)

Sowohl beim Laufen als auch in der Sauna lief das Programm reibungslos ab, wenn der richtige Gradient – vor allem zu Beginn des Programms – angewandt wurde.

Alter und Faktoren körperlicher Zustände bei der Zeitplanung

Alter, körperlicher Zustand und Widerstandskraft können alle eine Rolle spielen und diese Faktoren müssen alle für jeden Teilnehmer des Programms in Betracht gezogen werden, wenn man ihn auf dem Programm beginnen läßt.

Unter den vielen Leuten, die über Programmergebnisse befragt wurden, gab es jene, die ein paar Tage brauchten, um sich zu fünf Stunden pro Tag hochzuarbeiten. Als sie jedoch dann auf dem Zeitplan waren, der fünf Stunden täglich dauerte, erwies sich dieser als die optimale Zeitmenge für diese Leute, wie für so viele andere, die durch das Programm durchgingen.

Außerdem kann das Reinigungsprogramm, wenn es mit solch einem Stundenplan gemacht wird, in der kürzestmöglichen Zeit wirkungsvoll abgeschlossen werden und das ist auch so geschehen.

Die meisten Leute gingen an das fünstündige tägliche Programm eifrig und begeistert heran.

Einige Übereifrige neigten dazu, sich am Anfang etwas zu

eilig hineinzustürzen und dies wurde dadurch in Ordnung gebracht, daß man sie schrittweise darauf hinarbeiten ließ, 20 bis 30 Minuten ohne Anstrengung laufen zu können, während sie zur selben Zeit die Saunazeit stufenweise zu der ganzen vorgeschriebenen Zeitmenge steigerten.

Ein Programm-Fallüberwacher berichtete, daß einige Leute zu lange in der Sauna blieben, ohne eine Pause zu machen, und daß sich dann bei ihnen als ein Ergebnis Kopfschmerzen und andere unnötige Reaktionen anstellten.[3] Der Zweck sollte nicht sein, herauszufinden wie lange Zeit man ununterbrochen in der Sauna bleiben kann – dies mußte mit mehreren derart Begeisterten klargestellt werden.

Was am besten funktionierte, war, daß die Person, nachdem sie für eine Weile in der Sauna zum Schwitzen war und gründlich geschwitzt hat, dann herauskam, etwas frische Luft und Raum bekam und sich wenn nötig abkühlte. Dann ging er oder sie wieder in die Sauna zurück, um mehr zu schwitzen. Wenn jede Menge Flüssigkeiten (manche Leute nehmen Wasserkrüge mit sich in die Sauna) und ausreichend Salz, Kalium und Bioplasma verwendet wurden, lief die Saunazeit sehr gut ab.

Wie lange dauert das Reinigungsprogramm?

Wenn alle Punkte des Programms in voller Anwendung gehalten werden und die Regelungen exakt befolgt werden, kann das Programm von vielen Leuten bei fünf Stunden am Tag in zwei oder drei Wochen abgeschlossen werden.

Einige Leute mögen ein bißchen mehr Zeit als das brauchen; einige mögen das Programm in weniger Zeit abschließen.

3. **anstellen:** (*engl.* turn on) anzufangen plötzlich zu wirken oder sich plötzlich zu zeigen.

6

Ernährung

6

Ernährung

Ernährung spielt beim Reinigungsprogramm eine wesentliche Rolle. Aber wenn wir in Zusammenhang mit dem Programm über Ernährung sprechen, dann meinen wir nicht einfach nur Essen in der allgemeinen Verwendung des Wortes. Wir sprechen auch von Vitaminen und Mineralstoffen.

Normale Eßgewohnheiten

Auf diesem Programm werden *keine* „besonderen Diäten" verlangt.

Man ißt einfach das, was man normalerweise auch essen würde, was mit viel Gemüse ergänzt wird, welches nicht zerkocht ist, und mit den empfohlenen Dosierungen von Vitaminen und Mineralstoffen.

Es wird hier überhaupt nicht daran gedacht, daß man die Person auf eine besondere Art von Diät setzt. Es gibt keine Einschränkungen dafür, was man essen sollte. Wir versuchen nicht einmal, gegen giftiges Essen zu predigen oder eine Kampagne gegen Diätmißbräuche oder gegen Junk Food[1] oder irgend etwas anderes derartiges zu führen.

1. **Junk Food:** verschiedenartige Imbisse, die mit chemischen Zusätzen bereitet werden und die von niedrigem Nährwert sind.

Wir versuchen nur, die *Anhäufungen* von Unreinheiten, die sich im Körper aufgebaut haben, zu behandeln. Wenn man seinen Körper gegen alle zukünftigen Unreinheiten zu verteidigen wünscht, so ist das ein anderes Programm und nicht Teil dieses Programms.

Wenn man jemanden auf eine andere Kost, als die ihm gewohnte setzt, führt man eine plötzliche Veränderung ein, inmitten anderer Veränderungen, die er auf dem Programm durchmachen wird. Eine Veränderung der Kost könnte genau eine Veränderung zu viel sein und wäre ein Zusatz, der sich mit der Wirksamkeit des Programmes überkreuzen und diese beeinträchtigen könnte.

Diäten und Essens-Modeerscheinungen

Ich bin kein Essens-Modefanatiker und es gibt hier keinen Gedanken daran, irgendwelche Essens-Modetorheiten in dieses Programm hineinzumischen. Jedoch gibt es derzeitig jede Menge von Essens-Modeerscheinungen in der Gesellschaft, und Sie können leicht eine solche Modeerscheinung beginnen, auf dies muß also geachtet werden, wenn man das Reinigungsprogramm verwaltet. Es besteht nicht die geringste Absicht, Leute dazu zu bringen, Bananenblätter in Diamanten- und Sternformen geschnitten und von irgendeiner Gottheit gesegnet zu bekommen und diese dann zu essen, oder eine Spinnerei von „Drei überkreuzte Salatblätter mit zwei Klecksen Erdnußbutter als ein absolutes Muß, achtzehnmal am Tag“, oder etwas ähnlich Dummes, das als „das einzige Essen, das man zu sich nehmen sollte“ gepriesen wird.

Essen wird immer mehr in Modeerscheinungen hineingezogen und, offen gesagt, die meisten Leute wissen sehr wenig darüber.

Das Auffinden und das Abhelfen von Mängeln oder Überschüssen von Vitaminen, Mineralstoffen, Enzymen,[2] Zucker, Protein, Öl und Fettstoffen, Kohlehydraten und Fasern[3] ebenso wie andere Nahrungsmittelergänzungen sind für das Zusammenstellen von richtiger Kost wesentlich. Keine bestimmte Substanz oder kein bestimmtes Essen oder die Abstinenz davon sind eine vollständige Antwort.

Diäten sollten als ein Fachgebiet betrachtet werden, wo man nach einem Ausgleich von Elementen zur Unterstützung des Körpers sucht und dann deren Quantität bestimmt.

Fasten,[4] das Essen von Zauberspeisen, wobei andere Nahrungsmittel ausgeschlossen werden sowie Dutzende Diät-Modetorheiten haben in gleicher Weise die Neigung, mehr schädlich als nützlich zu sein.

Es gibt einen riesigen Unterschied zwischen Essens-Modeerscheinungen und dem Fachgebiet der Diäten. Diäten werden immer mehr als das betrachtet, was man *eingeschränkt* ist zu essen, während sie als etwas betrachtet werden sollten, was man als Bestandteile der Nahrung *haben muß*. Dies ist zu einem Problem geworden, weil die wahre natürliche Diät des Menschen nicht bestimmt wurde.

Die Theorie einer natürlichen Kost

Nahrung, der Mangel an Nahrung, falsche Planung oder falsches Konsumieren davon oder das Ersetzen oder Verändern

2. **Enzyme:** komplexe organische Substanzen, die von gewissen Pflanzen- und Tierzellen abgesondert werden, die in der Substanz, auf die sie wirken, eine chemische Veränderung verursachen.

3. **Fasern:** der strukturelle Teil von Pflanzen und pflanzlichen Produkten, der aus Kohlehydraten besteht, der völlig oder teilweise unverdaulich ist, und der, wenn er gegessen wird, dabei hilft, Abfallprodukte durch die Därme zu bewegen.

4. **Fasten:** sich aller Nahrung zu enthalten.

von Nahrung kann in großem Maße die Gesundheit beeinflussen.

Der Mensch ist nicht ein direkter Umwandler natürlicher Energie oder natürlicher Massen, sondern hängt von anderen Umwandlern ab, was eine primäre Umwandlung anbelangt. (Abgesehen von Vitamin D und ein oder zwei anderen Dingen wandelt der Mensch nicht direkt in Energie um, was er aufnimmt, beispielsweise ist er nicht in der Lage, Sonnenlicht in Energie umzuwandeln, aber wenn er Algen[5] ißt, die dies tun, ist er in der Lage, diese Energie zu erhalten und zu verwerten.)

Niemals ist je ein wirkliches Studium oder eine wirkliche Suche nach der natürlichen Kost des Menschen unternommen oder versucht worden. Es werden Studien über die Kost von einem Gesichtspunkt aus unternommen, wie Krankheiten in Ordnung gebracht werden können oder die Gesundheit aufrechterhalten werden kann, aber nicht, was die grundlegende Nahrung des menschlichen Körpers sein sollte. Knappheiten, was zur Verfügung steht, was angebaut und aufbewahrt werden kann, die Leichtigkeit, mit der etwas wächst, klimatische Bedingungen und Boden- und Wasserbeschaffenheit, und wie man einen Profit machen kann, sind Faktoren, die die Kost bestimmt haben, anstatt „Was braucht der menschliche Körper?"

Der menschliche Körper ist eine komplexe biologische Kohlenstoff-Sauerstoff-Maschine, die mit einer Betriebstemperatur von 37 Grad Celsius funktioniert, und da sie biologisch ist, ist sie in der Lage, sich selbst zu etablieren. Zu den Nahrungsmittelbedürfnissen kommen also die Elemente hinzu, die nötig

5. **Algen:** eine Gruppe entweder ein- oder mehrzelliger Pflanzen, die häufig in Kolonien wächst. Algen enthalten Chlorophyll (der grüne Farbstoff von Pflanzen) und andere Farbstoffe, aber sie haben keine wirklichen Wurzeln, Stämme oder Blätter. Man findet sie im Wasser oder an feuchten Orten und sie schließen Seegras und freitreibende Frischwasseralgen, usw., ein.

sind, um einen Körper aufzubauen wie auch die, um ihn arbeiten zu lassen.

Beinahe alle Säugetiere leben etwa sechsmal so lange, wie ihr Wachstum dauert. Der Mensch lebt nur 3 und ⅓ mal so lange wie sein Wachstum dauert. Da andere Säugetiere als der Mensch unter derselben oder unter größerer Belastung stehen, aber eine gleichmäßige Kost haben, die gesund ist, kann man annehmen, daß der Mensch von seiner natürlichen Kost abgewichen ist.

In bezug auf natürliche Diät sind anhand einer Untersuchung der Zähne einige Vermutungen angestellt worden, aber dies wäre keine adäquate Herangehensweise.

Die Lösung der Frage, welches die natürliche Kost des Menschen ist, im Gegensatz dazu, was er ißt, könnte die Gesundheit der Rasse Mensch stark verbessern.

Die massiven Anstrengungen des Menschen, die sich auf Diäten richten, zielen auf Quantität und Profit ab. Anstrengungen Qualität zu etablieren wird oft von verschiedenen Interessengruppen Widerstand geleistet, in der irrigen Annahme, daß mehr Wissen über Nahrung die Quantität und den Profit verringern könnte. Jedoch könnte es sein, daß neue Entdeckungen auf dem Gebiet der Ernährung ebenso das Potential an Produktionsquantität wie auch den Profit steigern.

Es gibt keine einfache Grundlage für die Erforschung und Entdeckung der natürlichen Kost in Form bekannter Aussagen. Die notwendigen ersten Schritte zur Entdeckung der korrekten Nahrung für den Menschen wären:

a. Die Aussage über eine Möglichkeit, daß eine existiert haben könnte oder existiert hat.

b. Eine Formel für die Suche und die mögliche Entdeckung dieser Nahrung.

Dieser Abschnitt des Buches hat (a) oben getan.

Das Folgende wäre eine Formel für die Entdeckung der korrekten Nahrung:

Übergewicht: Essensbestandteile, die zurückbleiben, Substanzen oder Gase, die durch den Körper nach der Nahrungseinnahme nicht vollständig ausgeschieden oder verwertet werden.

Untergewicht oder Schwäche: Essen, Substanzen oder Gase, die für die Aktivität, die Unterhaltung oder Reparatur des Körpers inadäquat oder unzureichend sind.

Indem man alle Lebensmittel, Substanzen oder Gase aufführt, die durch den Körper *gespeichert* werden, würde man eine Liste der Dinge erhalten, die man als Nahrung aufgenommen hat, die nicht verwertet werden oder notwendig sind. Einfaches Aufzeichnen der Dinge, die einen ungewolltes Gewicht ansetzen lassen, wäre Teil dieser Aktion. Das Untersuchen von übergewichtigen Leuten und ihren Nahrungsmitteln würde einem einen anderen Abschnitt davon geben. Weitere Untersuchungen von Leichnamen von Leuten, die übergewichtig waren, würden die Liste abrunden. Welche dieser Zustände das Ergebnis der Umwandlung von welchen Nahrungsmitteln waren, würde vermerkt werden.

Ein Studium und ein Auflisten aller Mangelerscheinungserkrankungen und Fehlernährungsfälle, wie sie in *The Textbook of Medicine (Das Fachbuch der Medizin)* von Beeson und McDermott enthalten sind und in anderen Abhandlungen und Schriften beschrieben werden, würde einem eine Liste von Dingen geben, die für die Aktivität, die Unterhaltung und die Reparatur des Körpers wichtig sind.

Die Dinge in der Liste für Übergewichtigkeit und Untergewichtigkeit könnten dann verglichen werden.

Man hätte als Ergebnis die Bestandteile einer natürlichen Kost.

Eine Suche nach Nahrungsmitteln, die *nur* die Elemente enthalten, die *verwertet* werden und die *lebenswichtig* sind, könnte unternommen werden.

Das Ergebnis wären die Bestandteile einer möglichen natürlichen Kost.

Eine Untersuchung der Leichtigkeit, mit der diese produziert und geliefert werden können, könnte dann zu einer praktischen, natürlichen Kost führen.

Auf bestimmte Bereiche begrenzte Anwendung dieser Schritte könnte die Wiederholung der Formel verlangen, um rassische, klimatische oder Produktionsvariablen zu berücksichtigen.

Man sagt, daß 80 Prozent aller Amerikaner übergewichtig sind. Ihre Aktivität und Intelligenz schlagen fehl. Die Bevölkerung vieler Länder ist am Verhungern oder leidet unter Fehlernährung.

Die wilden Tiere, Fische und Wildvögel hören auf, eine Nahrungsquelle für die ganze Welt zu sein. Es gibt keinen Grund fortzufahren und alles Leben auf dem Planeten zu vernichten, einfach weil niemand weiß, jenseits von Meinung oder Geschmack, was die natürliche Kost des Menschen war oder sein könnte.

Modeerscheinungen und Hobbys sollten nicht die alleinige Quelle für Daten auf diesem Fachgebiet sein.

Das Problem könnte und sollte auf intelligente Weise gelöst werden, wenn wir weiterhin einen bevölkerten Planeten haben sollen.

Wahrscheinlich könnte der Planet Milliarden mehr unterhalten, als er gerade tut. Der größte Teil des Planeten ist Ödland.

Ein System, um das Problem dadurch zu lösen, daß man Bevölkerungen durch Sterilisieren und Euthanasie[6] tötet, ist einfach unpraktisch, dumm und unnötige Unterdrückung.

Es wäre erheblich besser auszuarbeiten, was die natürliche Kost des Menschen ist.

Dies ist ein ziemlich unterschiedlicher Forschungsbereich, der von anderen untersucht werden könnte, deren primäres Feld er ist, aber die Entdeckung derartiger Grundlagen und diese weit bekannt zu machen könnte zu einem planetenweiten Programm führen, welches die grundlegenden Prinzipien und die Durchsetzung des Reinigungsprogramms in der Zukunft erheblich steigern können.

In der Zwischenzeit ist es nicht beabsichtigt, daß diätische Modetorheiten irgendwelcher Art als Teil des Reinigungsprogramms mit eingeschlossen werden.

6. **Euthanasie:** die ursprüngliche Definition von *Euthanasie* ist „aus Gnade töten", die Handlung jemandem schmerzlose Sterbehilfe zu geben oder zuzulassen, daß er/sie stirbt (wie zum Beispiel durch das Vorenthalten extremer ärztlicher Maßnahmen). Dies kann auf einen Menschen oder ein Tier angewandt werden, der bzw. das unter einer unheilbaren Krankheit oder einem unheilbaren Zustand leidet. In der Praxis der Psychiatrie ist sie jedoch „die Handlung Leute zu töten, die als eine Bürde für die Gesellschaft betrachtet werden".

7

Öl: Schlechtes Fett mit gutem Fett austauschen

7

Öl: Schlechtes Fett mit gutem Fett austauschen

Toxische Substanzen scheinen hauptsächlich aber nicht ausschließlich in den Fettgeweben des Körpers eingeschlossen zu werden.

Es gibt eine Theorie, nach der man das Fettgewebe, das diese Anhäufungen hat, mit Fettgewebe ersetzen kann, das von solchen Rückständen frei ist. Es ist eine Theorie von Austausch. Sie beruht auf der „Haben-Verschwenden"-Theorie und deren Formeln, aus meinen Forschungen in den 50er Jahren, wie sie unten beschrieben wird.

Die Haben-Verschwenden-Theorie

Havingness[1] ist ein Ausdruck für ein sehr grundlegendes Prinzip, das bei verschiedenen Aspekten des Reinigungsprogramms in Anwendung gesehen werden kann.

Havingness hat mit den Betrachtungen[2] einer Person in

1. **Havingness:** die Vorstellung hingreifen (erreichen) zu können. Mit Havingness meinen wir besitzen, Eigentümer sein, fähig zu befehligen, Verantwortung für Gegenstände, Energien und Räume zu übernehmen.

2. **Betrachtungen:** Gedanken oder Anschauungen über etwas.

bezug auf Masse zu tun. Das bedeutet, um es einfach auszudrücken, das Ausmaß, in dem man bereit ist, Masse zu erfahren – Masse jeglicher Art. Jemandes Grad an Havingness ist der Grad, in dem er eine bestimmte Sache *haben* oder *nicht haben* kann, ohne daß in eine der beiden Richtungen irgendein Zwang vorhanden ist.

Ein Wesen, das in guter Verfassung ist, sollte in der Lage sein, alles zu erleben. Seine aufgezeichnete Erfahrung mag jedoch etwas anderes diktieren.

Seine Havingness-Stufe wird tatsächlich von seinen Betrachtungen auf dem Fachgebiet bestimmt. Und seine Betrachtungen können von einer Kombination von vergangenen und gegenwärtigen Faktoren bestimmt werden. Aber die grundlegenden beeinflussenden Faktoren hierbei sind Überfluß und Knappheit.

Es gibt eine kleine Skala, die hier in Kraft ist, die früh bei meiner Arbeit mit Leuten ausgiebig getestet wurde. Während sie breite Anwendung findet, ist die Einfachheit der Skala oder der Formel die folgende:

> Bevor ein Wesen etwas *haben* kann, muß es in der Lage sein, es zu *verschwenden.*

Wenn jemand etwas nicht *haben* kann, steht es fest, daß er es *verschwenden* wird. Und wenn er es nicht einmal verschwenden kann, steht es fest, daß er es *ersetzen* wird.

Wir verwenden dieses Prinzip auf dem Reinigungsprogramm, um die notwendigen Austauschprozesse zu bewirken.

Während die Forschung und die Formeln von „Haben-Verschwenden" sehr ausgiebig in die Gebiete gehen, fähig zu sein zu haben, fähig zu sein zu verschwenden und andere Aspekte dieser Zustände, gibt es eine sehr einfache Voraussetzung, mit der diese Theorie erklärt werden kann:

Alles, was knapp ist, wird wertvoll.

Der Körper wird in der Tat dazu neigen, an etwas festzuhalten, wovon er nicht genug hat. Daher wird er Widerstand leisten, etwas aufzugeben, wenn das, was Sie loszuwerden versuchen, etwas ist, von dem er nicht genug hat.

Die Lösung dafür ist, eine zusätzliche Zufuhr dieser Substanz bereitzustellen.

Wenn man daher in bezug auf Fett etwas Öl nimmt, wird der Körper möglicherweise das schlechte Fett im Körper gegen das gute Öl eintauschen. Das ist die grundlegende Theorie.

Ich bin für diesbezügliches Material auch einem Arzt in Portugal verpflichtet, der mir in einem Gespräch erzählte, daß Autopsien alle Arten schauerlicher, verbrauchter Fette fanden, die an unwahrscheinlichen Orten in menschlichen Körpern abgelagert waren. Mit anderen Worten, es gibt eine Menge unbrauchbaren Fettes, das ein Körper akkumulieren kann.

Der Körper wird offensichtlich an viel Fett festhalten und es nicht loslassen. Die Anstrengung zielt darauf ab, den Körper dazu zu bringen, gutes Öl oder Fett im Austausch gegen schlechtes, giftgetränktes Fett anzunehmen. Wenn man möchte, daß jemand das Fettgewebe im Körper säubern soll, dann sollte man dem Körper lieber etwas Fett geben, um für das Fettgewebe wettzumachen, das der Körper jetzt auf dem Reinigungsprogramm freigibt oder verändert.

Auf diese Weise haben wir eine Chance, den Körper dazu

zu bringen, Fettgewebe aufzugeben, das mit giftigen Substanzen durchtränkt ist. Wir bringen den Körper dazu, Fett für Fett einzutauschen.

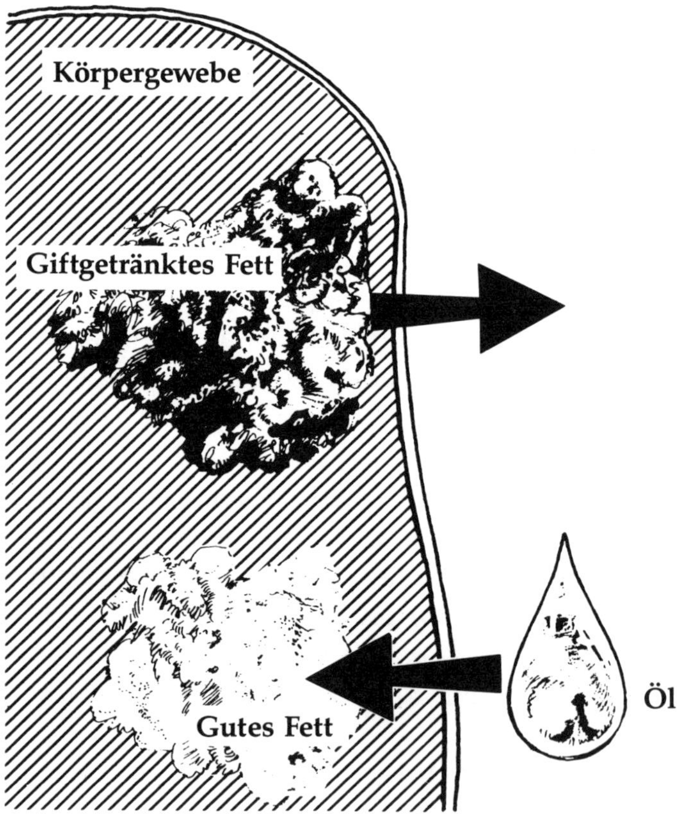

Öle

Man sollte eine Ölmischung verwenden, die Soja-, Walnuß-, Erdnuß- und Distelöl enthält.

Ob man das Öl in einem Reformhaus oder in einem anderen Geschäft kauft, man sollte sicherstellen, daß es frisch und nicht ranzig ist.

Wenn diese Art von Öl in Reformhäusern oder sonstwo nicht erhältlich ist, dann kann man es aus diesen vier Ölen in den korrekten Mengen zusammenmischen. Alles Öl, das verwendet wird, muß kaltgepreßt[3] sein und höhere ungesättigte Fettsäuren[4] enthalten, es muß im Kühlschrank aufbewahrt werden, damit es frisch bleibt.

Das Öl, das bei dem Programm verwendet wird, muß auch Lecithin[5] beinhalten. Lecithin scheint ein Mittel zu sein, das fähig ist, Fett in kleine Partikel zu spalten, die leicht in das Gewebe eindringen können. Es sollte zusammen mit dem Öl auf dem Reinigungsprogramm genommen werden und man kann es in den meisten Reformhäusern in granulierter Form erhalten. Die Menge an Lecithin, die eingenommen werden muß, wurde als zwischen einem und zwei Eßlöffeln liegend bestimmt, abhängig davon, wieviel Öl man einnimmt. In granulierter Form kann man es mit anderen Nahrungsmitteln wie Milch, Joghurt oder Saft mischen.

Wieviel Öl?

Bei der ursprünglichen Freigabe des Reinigungsprogramms war die exakte Menge an Öl, die man täglich braucht,

3. **kaltgepreßt:** hergestellt, indem das Öl durch Druck und ohne Verwendung von Hitze entzogen wurde.

4. **höher ungesättigte Fettsäuren:** eine Art von Fett oder Öl, das (im Gegensatz zu tierischen Fette oder Milchfetten) nicht mit der Cholesterinbildung im Blut verbunden ist. (Cholesterin ist eine fettige Substanz, die mit dem Härterwerden der Arterien zu tun hat.)

5. **Lecithin:** eine komplexe fettige Substanz, die in Eigelb auftritt und die Phosphor enthält (ein Mineralstoff, der dabei hilft, Knochen zu stärken und der den Stoffwechsel unterstützt).

wenn man auf dem Programm ist, noch nicht endgültig genau bestimmt. Abgesehen davon, daß sie wahrscheinlich zwischen zwei Eßlöffeln und einer halben Tasse voll liegt, was stark vom Individuum abhängt. Ein Eßlöffel Öl wird nicht viel bewirken, da zu wenig Öl den Körper nicht schlechtes Fettgewebe mit gutem Fettgewebe ersetzen lassen werden wird. Wenn man zu viel Öl verabreicht, kann es Durchfall verursachen.

Ein Arzt, der eine Vielzahl von Leuten auf dem Programm behandelt hat, berichtete, daß für die meisten Leute, die er auf dem Programm überwachte, zwischen zwei und vier Eßlöffel Öl die häufigste Standard-Dosierung waren. Andere, vor allem einige Leute, die um die 110 kg wogen, nahmen beachtlich mehr Öl als die obengenannte Quantität.

Die Empfehlung dieses Arztes ist, daß man bei Öleinnahme jeglicher Quantität das Einnehmen von Öl reduziert, sofern das Öl sich im Stuhlgang oder im Schweiß zeigt, da in solch einem Fall ein Überschuß an Öl da ist, der nicht verwertet, sondern einfach ausgeschieden wird.

Eine Methode, um zu testen, ob die Person die richtige Menge Öl nimmt, wäre, sie auf eine Waage zu stellen, und ihr Gewicht direkt zu überwachen. (Dies sollte jedenfalls routinemäßig gemacht werden, wenn sich eine Person auf dem Reinigungsprogramm befindet.) Wenn das Fett im Körper ersetzt wird, wird das Gewicht trotz des Einnehmens von Öl nicht steigen. Wenn der Körper das Öl einfach aufnimmt, ohne daß im Fettgewebe ein Austausch stattfindet, wird das Gewicht zunehmen. Solch eine Gewichtsveränderung würde anzeigen, daß der Körper einfach neues Fettgewebe hinzufügt, anstatt altes Fettgewebe durch neues Fettgewebe zu ersetzen.

Nachtkerzenöl

Nachtkerzenöl ist der ölige Extrakt aus den zerquetschten Samen der Nachtkerzenpflanze. Nach Aussagen von Forschern bringt es verschiedene Lebensmittelallergien in Ordnung und gibt eine Substanz ab, die anscheinend dabei hilft, Lebensmittelfette und Fettgewebe zu zerlegen. Es ist in vielen Reformhäusern in Kapselform erhältlich.

Testprojekte, die in bezug auf die Verwendung von Nachtkerzenöl gemacht wurden, haben gezeigt, daß es für Leute gut ist, die eine Vorgeschichte haben, Fett nicht umzuwandeln (was sich darin zeigt, daß sie nicht abnehmen, wenn sie leicht diätieren) und für Leute, die schwerwiegende Drogen- oder Alkoholvorgeschichten haben. Leuten auf diesem Testprojekt wurden sechs Kapseln (zu je 500 mg) mit Nachtkerzenöl pro Tag gegeben – drei Kapseln zweimal am Tag zu den Mahlzeiten – zusätzlich zu den üblichen Mengen an Öl auf dem Programm.

Gelegentlich scheint es Leuten, die nicht in der Lage sind, Fett umzuwandeln, besser zu gehen, wenn man die Menge von Nachtkerzenöl auf neun oder zwölf Kapseln am Tag steigert und die übliche Öldosierung von dem, was für die betreffende Person normal ist, um einen Eßlöffel verringert.

Ein Arzt berichtete, daß Nachtkerzenöl auch Leuten hilft, die Schwierigkeiten dabei hatten, die üblichen Öldosen auf dem Reinigungsprogramm umzuwandeln. Obschon dies nicht häufig vorkommt, fand dieser Arzt, daß, wenn man einer solchen Person sechs Kapseln Nachtkerzenöl pro Tag gibt, zusätzlich zu der normalen Öldosierung auf dem Programm, die Person in der Lage war, mit dem Öl fertigzuwerden.

Alle Körper haben etwas Fettgewebe

Alle Leute, seien sie dick oder dünn, haben etwas Fettgewebe im Körper. Einige haben natürlich mehr Fett in ihren Körpern abgelagert als andere. Auf diesem Programm wollen wir einfach das Fett loswerden, das die Giftstoffe enthält. Wir versuchen nicht, Leute zum Abnehmen zu bringen.

Es gibt noch eine Tatsache, die erwähnenswert und für dünne Leute interessant ist: obwohl toxische Substanzen vor allem in Fettgewebe eingeschlossen werden, bedeutet dies nicht, daß die Person nicht Drogenablagerungen in anderen Geweben haben kann.

Das Einnehmen des Öls

Einige Leute berichteten Schwierigkeiten beim Einnehmen des Öls, normalerweise mehr wegen der Beschaffenheit als wegen des eigentlichen Geschmacks.

Da es anscheinend keinen Grund gab, weshalb das Öl nicht mit Orangensaft oder mit anderen Lebensmitteln nach Wahl der Person gemischt werden könnte und auf diese Weise eingenommen werden könnte, war dies die Lösung für Leute, die Schwierigkeiten hatten, das Öl runterzubringen. Dies ergab gute Ergebnisse, *vorausgesetzt,* die ganze Dosierung von Öl wurde eingenommen. Andere nahmen das Öl einfach unvermischt ein. (Beim Einnehmen der Öldosierung vermischt mit anderen Speisen ist die Ausnahme die, daß man das Essen *nicht* in dem Öl kocht und dann *das* als die tägliche Ölration betrachtet!)

Wann das Öl eingenommen werden soll

Auf dem ursprünglichen Programm wurde die Öldosierung zur selben Zeit wie die normalen Mahlzeiten eingenommen.

Ein Arzt hat darauf hingewiesen, daß man das Öl am besten bevor man Schlafen geht oder zumindest zu einer anderen Mahlzeit als die Vitamine und Mineralstoffe einnehmen sollte, da das Öl die Magen- und Darminnenwände überziehen kann (was das Aufnehmen anderer Nahrungsmittel, vor allem der wasserlöslichen Vitamine verhindern könnte). Dies wurde bei dem Programm nicht eingehend getestet und vielen Teilnehmern ging es gut, wenn sie das Öl und die Vitamine zu derselben Mahlzeit einnahmen. Der Hinweis wird hier eingeschlossen, damit dieser Punkt in Betracht gezogen werden kann, wenn man es mit einem Fall zu tun hat, der nicht den vollen Nutzen aus den empfohlenen Vitamindosierungen bekommt.

Ausreichend Öl ist wesentlich

Das ausreichende Einnehmen von Öl ist für die erfolgreiche Durchführung des Progamms wesentlich. Man könnte nicht die erwünschten Ergebnisse von dem Reinigungsprogramm erwarten, ohne daß man auf einer täglichen Grundlage ausreichend Öl einnimmt.

Und das Öl *muß* rein sein und korrekt aufbewahrt werden, so daß es nicht ranzig wird.

Öle können ranzig werden

Offenbar werden Öle, wie diejenigen, die auf dem Reinigungsprogramm verwendet werden, nach einer gewissen Zeit ranzig, und sie können auch ranzig werden, wenn sie inkorrekt aufbewahrt werden und Wärme ausgesetzt sind.

Dazu gehören Kombinationen von Soja-, Distel-, Erdnuß- und Walnußölen sowie Vitamin A, Vitamin D, Vitamin E und Weizenkeimöl.

Laut veröffentlichten ernährungswissenschaftlichen Forschungsergebnissen zerstören ranzige Fette (Öle) wichtige Vitamine im Körper, und dies kann in einem körperlichen Zustand resultieren, bei dem Gelenke oder Bänder[6] oder Muskeln geschwollen sind, was als „Gicht"[7] bekannt ist.

Weizenkeimöl

Ein Beispiel ist Weizenkeimöl. Wenn Sie eine Flasche Vitamin E anschauen, so werden Sie sehen, daß darin hauptsächlich Weizenkeimöl enthalten ist. Offenbar wird sich Weizenkeimöl nur eine Woche lang halten, nachdem es ausgepreßt worden ist, bevor es ranzig wird. Nimmt man dieses Öl zu sich, nachdem es ranzig geworden ist, so könnte dies nach Leibesübungen quälende Krämpfe erzeugen (oder in schweren Fällen Gicht).*

Wenn jemand ranziges Weizenkeimöl zu sich genommen hat, während er sich auf dem Reinigungsprogramm befindet, so könnte diese Person diese Muskelschmerzen inkorrekterweise den Leibesübungen zuschreiben, während sie in Wirklichkeit das Ergebnis der Ranzigkeit des Öls gewesen sind.

Ranzigkeit in anderen Ölen

Man könnte auch an anderen Orten Öl finden, welches ranzig geworden ist – z.B. das Öl, das in Mayonnaise enthalten

* In dem Buch *Let's Get Well (Werden wir gesund)* von Adelle Davis, das von Harcourt Brace Jovanovich, Inc. veröffentlicht wird, gibt es empfohlene Diätbehandlungen für Leute, die Gicht haben. Jedermann, der etwas hat, was Gicht zu sein scheint, sollte einen qualifizierten Arzt konsultieren. – Der Herausgeber

6. **Bänder:** Flechsen: alle der unelastischen Bänder aus zähem, faserigen verbindenden Gewebe, in denen die Muskelfasern enden und mit denen Muskeln an den Knochen oder anderen Teilen befestigt sind; Sehnen.

7. **Gicht:** eine akute, wiederkehrende Krankheit, die durch schmerzhafte Entzündung der Gelenke, vor allem der Fuß- und Handgelenke gekennzeichnet ist und besonders im großen Zeh, die von einem Überschuß an Harnsäure (einer weißen, geruchlosen Substanz, die im Urin vorkommt) im Blut herrührt.

ist, die nicht ordentlich gekühlt aufbewahrt worden ist.

Laut Adelle Davis,[8] benutzen einige Hersteller ranzige Öle sogar bei der Herstellung von Margarinesorten, Bratfetten und stark raffinierten kommerziellen Pflanzenölen. Sie empfiehlt, daß man nur kaltgepreßte, unraffinierte Öle konsumiert. Jedoch müssen diese korrekt aufbewahrt werden, andernfalls können sie ranzig werden.

Die Aufbewahrung von Ölen

Offenbar ist ein Faktor, warum diese Öle ranzig werden, daß sie der Sonne oder Strahlung ausgesetzt werden. Eine Person, die für das Reinigungsprogramm verantwortlich war, berichtete, daß ein Gefäß mit Vitamin E, welches draußen in der Sonne gelassen wurde, innerhalb von Tagen ranzig wurde. Und wenn eine Flasche Öl oder ein Behälter mit Ölkapseln (wie die Vitamine A, D und E häufig verkauft werden) über eine lange Zeitspanne aufbewahrt wird, anstatt verbraucht zu werden, so könnte das Öl ebenfalls ranzig werden.

Am besten bewahrt man diese Öle in einem Kühlschrank auf und testet sie von Zeit zu Zeit, um sicherzustellen, daß keine davon ranzig geworden sind.

Wie man ranziges Öl entdeckt

Der einfachste Weg, um zu erkennen, ob ein Öl ranzig geworden ist, besteht darin, daran zu riechen. Ranziges Öl riecht eigentümlich. Es riecht überhaupt nicht wie das gleiche Öl, wenn es frisch ist.

8. **Adelle Davis:** prominente amerikanische Ernährungswissenschaftlerin, Autorin von Büchern über Ernährung, einschließlich *Let's Eat Right to Keep Fit (Essen wir richtig, um fit zu bleiben)*, *Let's Cook it Right (Kochen wir es richtig)*, *Let's Have Healthy Children (Laßt uns gesunde Kinder haben)* und *Let's Get Well (Werden wir doch gesund)*.

Bei einer Flasche Öl, wie zum Beispiel dem, das auf dem Reinigungsprogramm verwendet wird (einem Gemisch aus vier Ölen), braucht man bloß die Flasche aufzumachen und daran zu riechen. Und bei Ölkapseln, wie z.B. Vitamin-E-Kapseln, kann man einfach in eine der Kapseln ein Loch hineinstechen und an dem Öl riechen, um festzustellen, ob es ranzig ist.

Andere Formen

Die Vitamine A, D und E sind in Tablettenform erhältlich. Und es ist ganz in Ordnung für Leute auf dem Reinigungsprogramm, solche Tabletten anstelle der Ölkapseln einzunehmen. An der empfohlenen Dosierung würde sich nichts ändern.

Man muß jedoch die empfohlene *Öl*dosierung in ihrer Ölform zu sich nehmen, und dies sollte ein Gemisch aus vier Ölen sein – Soja-, Walnuß-, Erdnuß- und Distelöl – plus Lecithin. Die Einnahme von Öl ist ein wesentlicher Faktor des Reinigungsprogramms, um den Austausch von Fett für Fett zu bewirken.

Bei Vitaminen ist der wichtige Punkt der, sie vor Sonnenlicht, Wärme und Sauerstoff zu schützen – daher sollten Vitaminbehälter geschlossen gehalten werden und in einem Kühlschrank aufbewahrt werden. Es gibt keinen Grund, Vitamine, wie z.B. A, D und E, nicht in Öl-Kapsel-Form zu sich zu nehmen, solange sie korrekt aufbewahrt werden und es nicht zugelassen wird, daß sie ranzig werden.

Um dies zusammenzufassen: Gewisse Öle sind für die Wirksamkeit des Reinigungsprogramms wesentlich, und daher ist es wichtig, daß ausreichende Vorkehrungen getroffen werden, um sicherzustellen, daß keines dieser Öle ranzig wird.

Dies wird erreicht, indem man folgendes macht:

1. Korrekte Aufbewahrung von Ölen, nicht nur einschließlich Ölen in Flaschen, sondern auch ein schließlich derjenigen Öle, die in Kapseln enthalten sind, wie z.B. Vitamin E. Öle sollten gekühlt aufbewahrt werden und nicht draußen im Sonnenlicht oder in der Nähe irgendwelcher Wärmequellen gelassen werden.

2. Öle sollten regelmäßig überprüft werden, um zu sehen, ob sie ranzig geworden sind.

3. Jegliche Öle, die ranzig sind, sollten weggeworfen werden, sobald dies entdeckt wird.

Forschungsergebnisse weisen auf die Möglichkeit hin, daß ranzige Öle eine bedeutende Gesundheitsgefährdung darstellen, die bislang nicht verdächtigt wurde. Öle, die beim Kochen oder in der kommerziellen Lebensmittelbereitung verwendet werden, wurden, wo sie nicht frisch, rein und nicht ranzig sind, mit Verdauungs- und Muskelkrankheiten und sogar mit Krebs in Verbindung gebracht.

Man kann also daher erkennen, daß es wichtig ist, sicherzustellen, daß nur frisches Öl, welches nicht ranzig ist, verwendet wird; ebenso im täglichen Leben wie auch auf dem Reinigungsprogramm.

8

Kalzium und Magnesium: Die „Kal-Mag-Formel“

8

Kalzium und Magnesium: Die „Kal-Mag-Formel"

Obschon Kalzium und Magnesium in den Multimineralstoff-Tabletten enthalten sind, die auf dem Programm verwendet werden, sind zusätzliche Dosierungen von Kalzium und Magnesium ein unerläßlicher Teil des Programms aufgrund ihrer besonderen Wirksamkeit bei der Hilfe, die Wirkungen von Drogen zu behandeln.

Kalzium: Ein grundlegender Baustein

Kalzium ist ein Muß, wo irgendein Heilungs- oder Austauschprozeß betroffen ist, da es ein grundlegender Baustein ist.

Noch wichtiger ist, daß Kalzium das Nervensystem[1] beeinflußt.

Ich kenne nicht die vollständige Beziehung zwischen Kalzium und toxischen Substanzen (und niemand sonst scheint sie zu kennen), aber sie existiert tatsächlich.

Die Grundannahme, die da dahintersteckt, ist, daß Kalziummangel einen krampfgefährdet macht. Nervenkrämpfe treten in der Abwesenheit von Kalzium auf; Muskelkrämpfe werden durch Kalziummangel verursacht. Jemand, der denkt, er sei in einem sehr stark angespannten Zustand, kann einfach einen Kalziummangel haben.

1. **Nervensystem:** das System der Nerven und Nervenzentren in einem Tier oder einem Menschen, einschließlich des Gehirns, des Rückenmarks, des Nerven und Massen von Nervengeweben.

Kalzium und Magnesium im Gespann[2]

Kalzium würde zusammen mit Magnesium verabreicht werden. Nervöse Reaktionen werden sich durch Magnesium verringern; Magnesium hat sich als notwendig erwiesen, um die Nerven beruhigt zu halten. Sowohl Kalzium als auch Magnesium helfen bei der Vorbeugung gegen Muskelschmerzen. Aber sie sollten am besten zusammen in einem bestimmtem Verhältnis zueinander verabreicht werden.

Kalzium braucht eine Säuregrundlage

Beim Paaren dieser beiden Mineralstoffe war der Hauptfaktor, der gelöst werden mußte, um einen sicheren Nutzen aus Kalziumdosierungen zu ziehen, der Folgende: Kalzium löst sich im Körper nicht, und es wird nicht verwertet, außer wenn es sich in einer Säure befindet. Das ist die seltsame Sache mit dem Kalzium – es muß eine Säuregrundlage haben, in welcher es funktionieren kann.

Und Magnesium ist alkalisch.[3]

Wenn das System zu alkalisch ist, so wird das Kalzium nicht das positiv geladene Ion[4] freisetzen, welches es für das Kalzium ermöglicht, in der Zellstruktur zu operieren und durch die Wandungen der Blutgefäße und der Gedärme zu gehen und so weiter. Mit anderen Worten, in einem alkalischen System ist Kalzium wirkungslos und nicht aktiv. Also war eine Art Lösung vonnöten.

Die Entwicklung der „Kal-Mag-Formel"

1973 arbeitete ich an dem Gebrauch von Kalzium und Magnesium aus anderen Gründen als der Behandlung von Drogenreaktionen, und ich fand ein Mittel, um Kalzium im Körper zusammen

2. **Gespann:** eine Beziehung zwischen zwei Personen oder Gegenständen, die mit kooperativer Aktion zu tun haben, gegenseitiger Abhängigkeit, usw.

3. **alkalisch:** wie die Klasse von Substanzen, die Säuren neutralisieren und von ihnen neutralisiert werden und die in Wasser ätzende und korrodierende Lösungen bilden.

4. **Ion:** ein elektrisch geladenes Atom oder eine Atomgruppe, die durch den Verlust oder Zugewinn eines oder mehrerer Elektronen gebildet werden. Ein positives Ion wird durch einen Elektronenverlust geschaffen und ein negatives Ion wird durch einen Elektronengewinn geschaffen.

mit Magnesium zu lösen, so daß der Nutzen von beiden erreicht werden konnte. Die Lösung war, Essig hinzuzufügen, der die notwendige Säureformel verschaffen würde.

Das Ergebnis war eine Lösung, die sich als sehr wirksam erwies, die die „Kal-Mag-Formel“ genannt wurde.

Das Verhältnis von Kalzium und Magnesium

Das bewährte Verhältnis bei der Kal-Mag-Formel ist ein Teil elementaren Magnesiums zu zwei Teilen elementaren Kalziums.

Da die Kal-Mag-Formel präzise Mengen dieser elementaren Substanzen erfordert, sollten an dieser Stelle diese Quantitäten etwas eingehender erklärt werden.

Die Kal-Mag-Formel wird zubereitet, indem man die Verbindungen Kalziumgluconat und Magnesiumcarbonat verwendet. Beide sind in weißer Pulverform erhältlich. Jedes ist eine Verbindung verschiedener Substanzen, mit anderen Worten, Kalziumgluconat enthält andere Substanzen außer Kalzium; es ist nicht alles pures Kalzium, sondern enthält nur einen gewissen Prozentsatz an reinem elementarem Kalzium. In ähnlicher Weise enthält Magnesiumcarbonat andere Substanzen außer Magnesium und enthält nur einen gewissen Prozentsatz an reinem elementarem Magnesium.

Aber bei der Zubereitung der Kal-Mag-Formel ist es die Menge von elementarem Magnesium im korrekten Verhältnis zu elementarem Kalzium, die wichtig ist. Dies heißt *nicht, nicht, nicht,* daß Sie reines Magnesium oder reines Kalzium verwenden, wenn Sie Kal-Mag zubereiten. Verwenden Sie nur Kalziumgluconat und Magnesiumcarbonat.

Magnesiumcarbonat: Die gewünschte Verbindung für Kal-Mag, die basisches Magnesiumcarbonat genannt wird, enthält 29 Prozent Magnesium. (Diese Verbindung wird auch manchmal Magnesia alba genannt.)

Es gibt verschiedene Magnesiumverbindungen mit verschiedenen Prozentsätzen an elementarem Magnesium, aber irgendeine andere Verbindung als die hier empfohlene zu benutzen, wird unterschiedliche Mengen an Magnesium ergeben, was das notwendige Verhältnis von einem Teil Magnesium zu zwei Teilen Kalzium verletzen wird.

Beim Zubereiten von Kal-Mag wird basisches Magnesiumcarbonat verwendet, welches 29 Prozent elementares Magnesium enthält. Und es ist sehr wichtig sicherzustellen, daß das basische Magnesiumcarbonat, das verwendet wird, frisch und nicht alt ist.

Kalziumgluconat: Es gibt nur eine Sorte Kalziumgluconat-Verbindung und neun Prozent dieser Verbindung ist Kalzium. Es gibt also keine Schwierigkeit bei der Wahl der korrekten Menge von Kalziumgluconat-Verbindung für die Kal-Mag-Zubereitung.

Die Kal-Mag-Formel

Die Kal-Mag-Formel, wie sie in den frühen 70er Jahren freigegeben wurde, wird hier wiederholt.

Halten Sie nochmals fest, daß das Verhältnis ein Teil elementaren Magnesiums zu zwei Teilen elementaren Kalziums ist. Wenn man dies genau ausarbeiten möchte, kann man die elementaren Mengen ausarbeiten. Die unten gegebene Formel wird für die Mengen der Verbindungen angegeben.

1. Geben Sie einen gestrichenen Eßlöffel Kalziumgluconat in ein normal großes Trinkglas.

2. Fügen Sie ½ gestrichenen Teelöffel Magnesiumcarbonat hinzu.

3. Fügen Sie einen Eßlöffel Apfelessig (mindestens 5 Prozent Säuregehalt) hinzu.

4. Rühren Sie das Ganze gut um.

5. Gießen Sie ½ Glas kochenden Wassers hinzu, und rühren Sie die Mischung so lange um, bis alles Pulver aufgelöst und die Flüssigkeit klar ist. (Tritt dies nicht ein, könnte es daher rühren, daß das Magnesiumcarbonat von minderwertiger Qualität oder alt ist.)

6. Füllen Sie das Glas mit lauwarmem oder kaltem Wasser auf und decken Sie es ab.

Die Lösung hält sich zwei Tage.

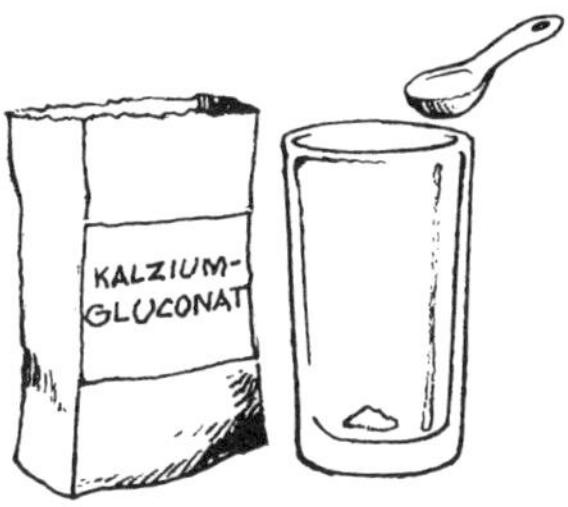

1

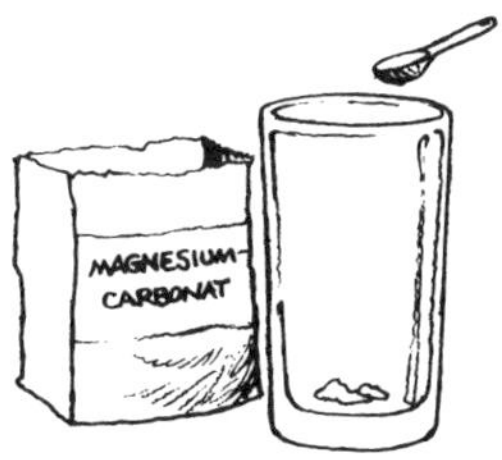

2

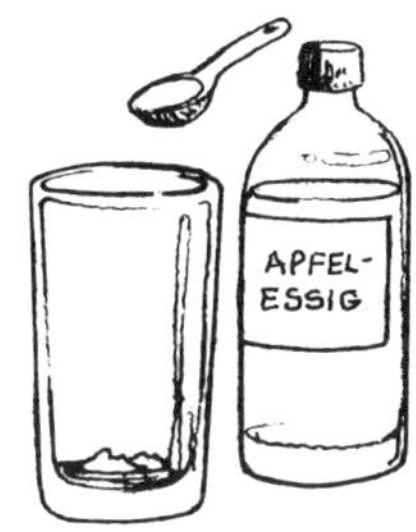

3

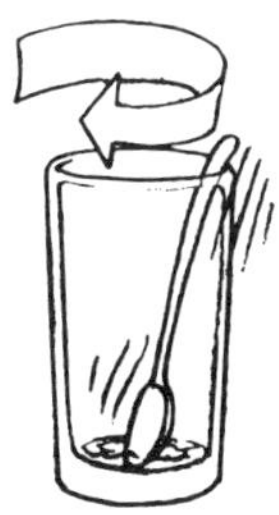

4

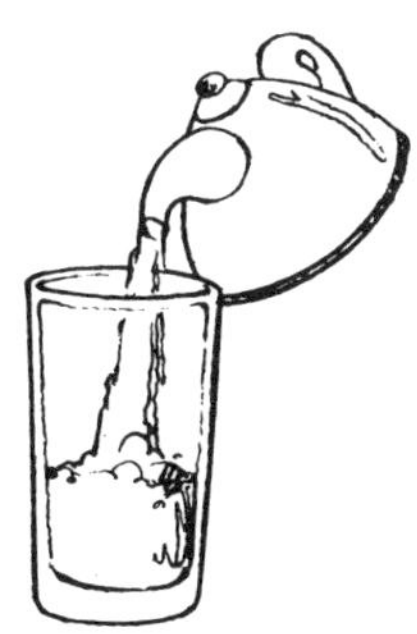

5

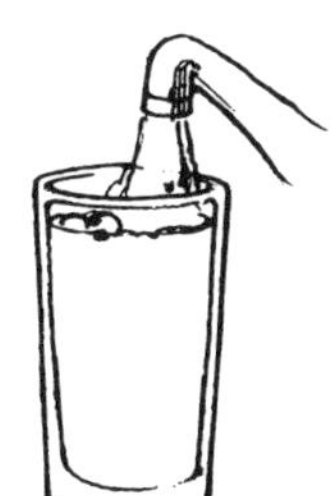

6

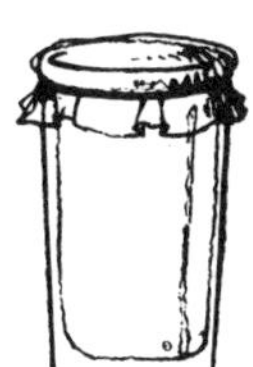

Äquivalente im metrischen System

Man könnte die Quantität für jeden Bestandteil von Kal-Mag noch auf eine andere Weise ausdrücken.

Mit den Ausdrücken *Eßlöffel* und *Teelöffel* sind die standardgemäßen Haushaltsmaßeinheiten gemeint, die im englischen System der Gewichte und Maßeinheiten verwendet werden. Dies sind präzise Maßeinheiten und sollten nicht mit den Eßbestecken desselben Namens verwechselt werden. (Abgesehen davon, daß diese als Meßlöffel ungenau sind, da die Namen solcher Eßbestecke in verschiedenen Teilen der Welt verschiedene Fassungskapazitäten bedeuten. Ein „Eßlöffel" *Eßbesteck* in Australien ist doppelt so groß wie ein „Eßlöffel" *Eßbesteck* in den Vereinigten Staaten.)

Für die Teile der Welt, die nicht das englische System der Gewichte und Maßeinheiten verwenden, werden die Äquivalente im metrischen System jegliche mögliche Frage in bezug auf die Proportionen, die in der Formel verwendet werden sollten, aufklären.

> Ein Eßlöffel gemäß dem englischen System der Gewichte und Maßeinheiten = 15 Milliliter (14,8 ml, um genau zu sein) gemäß dem metrischen System.
>
> Ein Teelöffel gemäß dem englischen System der Gewichte und Maßeinheiten = 5 Milliliter (4,9 ml, um genau zu sein) gemäß dem metrischen System.

Diese Zahlen können aufgerundet werden, da die Differenzen so gering sind, daß man sie vernachlässigen kann, und indem man sie aufrundet, bleiben sie im richtigen Verhältnis zueinander.

Wenn man die Kal-Mag-Formel ausdrückt, indem man die Maße mit metrischen Äquivalenten ersetzt, erhält man eine Kal-Mag-Formel wie folgt:

1. Geben Sie 15 ml Kalziumgluconat in ein normal großes Trinkglas.

2. Fügen Sie 2,5 ml Magnesiumcarbonat hinzu.

3. Fügen Sie 15 ml Apfelessig (mindestens 5 Prozent Säuregehalt) hinzu.

4. Rühren Sie das Ganze gut um.

5. Gießen Sie ½ Glas (oder etwa 120 ml) kochenden Wassers hinzu, und rühren Sie die Mischung so lange um, bis alles Pulver aufgelöst und die Flüssigkeit klar ist. (Tritt dies nicht ein, könnte es daher rühren, daß das Magnesiumcarbonat von minderwertiger Qualität oder alt ist.)

6. Füllen Sie das Glas mit lauwarmem oder kaltem Wasser auf und decken Sie es ab.

Man kann in Laborbedarfsgeschäften Meßzylinder verschiedener Größen mit Skalen kaufen, die in Millilitern markiert sind, so daß man genaue Messungen erhalten kann, ob man nun ein einziges Glas oder eine große Menge von Kal-Mag machen soll.

Wichtig: Bereiten Sie ein wohlschmeckendes Kal-Mag zu

Es gibt eine Warnung zu Kal-Mag. Abweichungen von den oben genannten Angaben können einen erfolglosen Mischmasch ergeben, der ziemlich abscheulich schmecken kann. Es kann falsch gemacht werden, so daß es sich nicht auflöst und das ungenießbarste und gräßlichste Zeug wird, das je verabreicht wurde. Möglicherweise ist es sogar unwirksam, wenn es falsch gemacht wird.

Es gibt auch den Faktor, daß man die Lösung in genau den exakt richtigen Proportionen mischen sollte und die Dosierung vorsichtig angehen sollte, da eine Überdosis von Magnesium Durchfall verursachen kann. Ich bezweifle jedoch, daß eine Menge von drei Gläsern korrekt gemischten Kal-Mags diesen Zustand herbeiführen würde.

Korrekt zubereitet ist es eine sehr klare Flüssigkeit, ganz angenehm zu trinken und wohlschmeckend. Den Anweisungen sollte also genauestens gefolgt werden, um ein richtiges Kal-Mag zuzubereiten, das angenehm zu trinken und sehr wohltuend ist.

Es wurde herausgefunden, daß Kal-Mag den zusätzlichen Nutzen hat, einen Ausgleich zum eingenommenen Vitamin B_1[5] zu schaffen, da Vitamin B_1, wenn es ohne Kalzium genommen wird, ernsthafte Zahnprobleme verursachen kann, denn es bringt ein Ungleichgewicht von Vitaminen und Mineralstoffen hervor.

5. **Vitamin B_1:** ein Vitamin, das auch Thiamin genannt wird. Es ist für den Körper wichtig für die Oxydationsfunktionen der Zelle (Atmung), Wachstum, Kohlehydrat-Stoffwechsel, Anregung und Übertragung von Nervenimpulsen, usw.

9

Niacin, das „erzogene“ Vitamin

9

Niacin, das „erzogene“ Vitamin

Niacin,[1] eines der Vitamine des B-Komplexes,[2] ist wesentlich für die Ernährung. Es ist für den Erfolg des Reinigungsprogramms von so entscheidender Bedeutung, daß es hier einer ausführlichen Erwähnung bedarf.

Es kann einige überraschende und am Ende sehr nutzbringende Resultate hervorbringen, wenn es auf dem Programm ordnungsgemäß eingenommen wird – zusammen mit den anderen notwendigen Vitaminen und Mineralstoffen in ausreichenden Mengen und im richtigen Verhältnis und mit richtigem Laufen und Ausschwitzen.

Seine Wirkungen können sehr dramatisch sein, und man sollte also verstehen, was Niacin ist und bewirkt, bevor man mit dem Reinigungsprogramm beginnt.

1. **Niacin:** eine weiße, geruchlose, kristalline Substanz, die man in proteinhaltigen Nahrungsmitteln finden kann, oder das synthetisch bereitet wurde. Es ist ein Mitglied des Vitamin-B-Komplexes. *Siehe auch* **Vitamin-B-Komplex**.

2. **Vitamin-B-Komplex:** eine wichtige Gruppe wasserlöslicher Vitamine, die in Leber, Hefe, usw., gefunden werden kann, einschließlich Vitamin B_1, Vitamin B_2 und Niacin.

Niacinforschung und Strahlung

1950 führte ich einige Forschung durch, wobei ich Niacin verwendete. Zu der Zeit bezogen wir uns auf Niacin als Nikotinsäure und die Anfangsdosierung war 200 mg (Milligramm).

Diese Forschung war sehr interessant. Seltsame Manifestationen traten auf, wenn dieses Vitamin Einzelpersonen verabreicht wurde. Die erstaunlichste Wirkung, die es hatte, war, daß es in einer roten Wallung[3] einen Sonnenbrand auf dem Körper der Person mit der exakten Form eines Badeanzugs einschaltete! Das waren sehr klare Formen. Der Umriß des Badeanzugs war unverkennbar.

Was für eine Art „erzogenen Vitamins" war es, daß es Körper dazu brachte, Hitzewallungen anzuschalten, die wie ein früherer Sonnenbrand aussahen, und den exakten Umriß eines Sonnenbrands zeigten und den Umriß eines nichtbetroffenen Bereiches ausließen, der Jahre zuvor von einem Badeanzug bedeckt war?

Seltsamerweise machten sowohl britische als auch amerikanische Arzneimittellisten bekannt, daß diese Substanz, Nikotinsäure (Niacin), eine Wallung anschaltete und daher in Überdosen toxisch sei.

1950 fanden wir heraus, daß, wenn man mit dem Einnehmen von Niacin weitermacht – in Dosen, die die Arzneimittelliste als „Überdosen" bezeichnen würde –, man schließlich keine Wallungen mehr davon bekommt.

3. **Wallung:** die Rötung der Haut, die durch einen Blutandrang verursacht wird; auch: der Blutandrang selbst.

Die sonnenbrandartigen Wallungen würden schließlich bei 200 mg verschwinden, dann bei 500 mg würden sie wieder auftreten, aber mit geringerer Intensität. Man kann dann bei 1000 mg für einige Tage wieder eine kleine Reaktion bekommen, nach der man dann 2000 mg verabreichen kann und keine weiteren Wirkungen mehr auftreten. Die Person würde sich gut fühlen, ihr „Sonnenbrand“ wäre weg und sie würde durch das Niacin keine Wallungen mehr bekommen.

Aber wie könnte es sein, wenn Niacin giftig ist, daß je mehr man das Niacin „überdosiert“, man um so früher keine sonnenbrandartigen Wallungen mehr erlebt?

Niacinreaktion – 1956

1956 brachte ich dieses Vitamin wieder zur Anwendung.

Zu der Zeit wurden viele Atombombentests durchgeführt, und die Leute waren allgemein viel Strahlung ausgesetzt. Wir arbeiteten mit Leuten, die Atomtests, atomaren Unfällen und – zumindest in einem Fall – Substanzen ausgesetzt gewesen waren, die von einer alten Atomexplosion herstammten. Wir beschäftigten uns mit der Rettung dieser Leute, der Behandlung der geistigen Eindrucksbilder, und den bei diesen Erfahrungen auftretenden Verstimmungen, und wir hatten Erfolg.

Aber 1956 rief Niacin andere Reaktionen bei Leuten hervor, als es das 1950 tat und die Wirkungen waren schwerwiegender.

Leute, die sich 1950 auf dem Forschungsprogramm befanden, erlebten nur frühere Sonnenbrandwallungen. 1956 erlebten Leute auf dem Forschungsprogramm, abgesehen davon, daß sie auch eine Wallung hatten, Übelkeit, Hautreizungen,

Nesselausschläge,[4] Kolitis[5] und andere unbequeme Manifestationen, und das mit demselben Vitamin und in denselben Dosierungen, die 1950 verwendet wurden.

Die verwendete Vitaminformel *abzüglich* des Niacins verursachte nicht dieselbe Wirkung. Daher war es offensichtlich, daß es das Niacin war, das diese interessanten Manifestationen verursachte.

Was war das?

Das Verhalten von Niacin wurde 1950 studiert. Wir wußten, was es in bezug auf sonnenbrandartige Wallungen tun würde – wenn man lange genug damit fortfuhr, schienen die sonnenbrandartigen Wallungen sich zu entladen.

Warum hatte es 1956 eine unterschiedliche Manifestation zur Folge? Das Niacin oder die Nikotinsäure hatte sich nicht verändert. Die Körper, an denen wir die Tests durchführten, hatten sich nicht verändert. Wir testeten sogar einige derselben Leute, die 1950 am Forschungsprogramm teilgenommen hatten, und sie hatten jetzt eine andere Reaktion auf das Niacin. Wie steht es um einen Fall, bei dem alle Sonnenbrände durch das Niacin 1950 entladen wurden, bei dem sich jetzt andere Arten von Dingen anschalteten? Ist es nicht interessant, daß dasselbe Vitamin, Niacin, nur sechs Jahre später eine völlig unterschiedliche Manifestation zeigte?

Die *Ähnlichkeit* war die, daß wenn die Dosierungen lange

4. **Nesselausschlag:** eine Krankheit, bei der die Haut juckt und erhobene weiße Schwielen hat. Sie wird durch eine Empfindlichkeit gegenüber gewissen Speisen oder durch eine Reaktion auf Hitze, Licht, usw. verursacht.

5. **Kolitis:** (Dickdarmkatarrh) Entzündung des Grimmdarms (ein Teil des Dickdarms).

genug fortgesetzt wurden, diese neuen Manifestationen sich auch entluden und verschwanden.

Die Verfasser der Arzneimittellisten, oder der Biochemiker mögen fortfahren zu denken, daß Niacin eine Wallung anschaltet, und daß es bei „Überdosen“ immer eine Wallung anschaltet.

Aber was interessant dabei ist, ist die Tatsache, daß es zu einem Punkt kommt, wo es keine Wallung mehr anschaltet. Dies geschieht nicht dadurch, daß der Körper sich daran gewöhnt; das ist nicht das, was geschieht. Der Körper „läuft etwas aus“.[6]

Was läuft er aus? Wir wissen aus dem Jahr 1950, daß er Sonnenbrand auslief, welches eine Strahlenverbrennung ist. Und 1956 entluden sich die Symptome, die die Teilnehmer des Forschungsprogramms erlebten – die Übelkeit, den Brechreiz, die Hautreizungen, die Kolitis und die Nasenstörungen, die Strahlungskrankheiten begleiten –, durch das Verabreichen von Niacin.

1956 lief Niacin nicht mehr lediglich Sonnenbrand aus. Es lief etwas aus, das Strahlungskrankheit exakt gleichkam.

Niacin schien somit eine katalytische[7] Wirkung beim Auslaufen davon zu haben, Strahlung ausgesetzt gewesen zu sein. Es schien es anzustoßen und es dann zu durchlaufen.

Es wird oft eine sehr heiße Wallung und prickelnde, juckende Haut verursachen, was bis zu einer Stunde oder

6. **etwas auslaufen:** auslöschen; verursachen, daß etwas verschwindet.

7. **katalytisch:** eine chemische Veränderung verursachend oder beschleunigend, ohne selbst (die Substanz, die die Veränderung verursacht) betroffen zu sein.

länger anhalten kann. Es kann auch Kältegefühle anschalten oder ein Müdigkeitsgefühl verursachen.

Ärztliches Denken besagte, daß Niacin selbst eine Wallung anschaltete. Etwas namens „Niacinamid" ist dann erfunden worden, um zu vermeiden, diese Wallung anzuschalten. Niacin für sich selbst schaltet gar keine Wallung an. Was es macht, ist sofort zu starten, Sonnenbrand oder Strahlung auszulaufen. Das Niacinamid, das erfunden wurde, um diese Wallung zu verhindern, ist wertlos (zumindest für den Gebrauch auf dem Reinigungsprogramm).

Auf dem Reinigungsprogramm ist es möglich, da Mengen von Niacin genommen werden, zusammen mit der Hitze der Sauna, daß eine gewisse Menge, möglicherweise nicht alle, der in Leuten akkumulierten Strahlung entladen wird.*

Das Freimachen von Drogen und Giftstoffen

Wenn man Niacin in genügend großen Quantitäten nimmt, so scheint es LSD, Marihuana und andere Drogen und Gifte aus den Geweben und Zellen freizumachen. Es kann schnell LSD-Kristalle in das System freisetzen und jemanden, der LSD genommen hat, auf einen „Trip" schicken. (Ein Bursche, der das frühere Schwitzprogramm für einen Zeitraum von Monaten machte, und der glaubte, kein LSD mehr in seinem System zu haben, nahm 100 mg Niacin und schaltete prompt die Restimulation einer voll entwickelten LSD-Erfahrung an.)

Laufen und Schwitzen müssen gemeinsam mit der Einnahme von Niacin gemacht werden, um sicherzustellen, daß

* Für mehr Information über Strahlung lesen Sie das Buch *Alles über radioaktive Strahlung* von L. Ron Hubbard.

die toxischen Substanzen, die durch das Niacin freigesetzt werden, auch tatsächlich aus dem Körper hinausgespült werden.

In jüngerer Zeit haben Ärzte in der Megavitaminforschung Niacin verabreicht, um Leute durch Entzugserscheinungen hindurchzubringen oder ihnen über schlimme Drogenwirkungen hinwegzuhelfen, und sie verwendeten dabei enorm hohe Dosen von beispielsweise 5.000 mg Niacin.

Ich persönlich weiß nichts davon, daß solche enorm hohen Dosen notwendig sind, um Drogen zu behandeln. Es ist sehr gut möglich, daß viele Leute, wenn die Kombination aller Punkte des Reinigungsprogramms eingehalten wird, Drogen mit geringeren Mengen von Niacin, irgendeine Menge unterhalb von 5.000 mg, handhaben können.

Die Theorie zu Niacin: Das Durchlaufen vergangener Mangelerscheinungen

Theoretisch bewirkt Niacin aus sich selbst heraus scheinbar nichts. Es steht einfach in einer Wechselwirkung mit Niacinmangel, der bereits in der zellularen Struktur existiert. Es schaltet keine Allergien ein; es läuft Allergien offenbar aus. Offensichtlich ist alles, was Niacin tut, das Ergebnis des Auslaufens und Durchlaufens früherer Mängel.

Vorsicht: Die Erscheinungen, die Niacin hervorbringt, können ziemlich erschreckend sein. Einige der Somatiken[8] und

8. **Somatiken:** physische Schmerzen oder unangenehme physische Empfindungen jeglicher Art. Das Wort *Somatik* bedeutet tatsächlich körperlich oder physisch. Weil das Wort *Schmerz* in der Vergangenheit zu Verwechslung zwischen physischem und mentalem Schmerz geführt hat, ist *Somatik* der Ausdruck, der gebraucht wird, um physischen Schmerz oder eine unangenehme physische Empfindung zu beschreiben.

Erscheinungen, die eine Person einschalten kann, sind meiner Erfahrung nach in sehr vielen Fällen nicht nur Somatiken. Ich habe beispielsweise gesehen, wie sich bei einem Fall ein voll entwickelter Hautkrebs einschaltete und ausgelöscht wurde. Eine Person kann also damit Hautkrebs einschalten, und falls dies passieren sollte, wird, wenn Niacin weiterhin genommen wird, der Hautkrebs, Beobachtungen zur Folge, nach und nach vollständig zum Verschwinden gebracht.

Weitere kleinere Manifestationen, die eingeschaltet werden können, sind Nesselausschläge, Grippesymptome, Magen-Darm-Katarrh,[9] Knochenschmerzen, Magenverstimmung oder ein Angst- oder Schreckzustand. Es scheint in bezug auf die Vielfalt der Phänomene, die bei Niacin auftreten können, keine Grenzen zu geben. Wenn der Mangel da ist, um durch Niacin angeschaltet zu werden, wird er mit Niacin auch anscheinend angeschaltet.

Die zwei wesentlichen und bewiesenen Fakten hier sind:

1. Wenn die Einnahme von Niacin fortgesetzt wurde, bis sich diese Dinge entluden, dann verschwanden sie – wie sie das tatsächlich tun *werden.* Manchmal werden Leute ängstlich und beenden das Programm nicht, und sie bleiben dann an einer Mangelerscheinung hängen, die eine bestimmte Krankheit oder Manifestation erzeugt. Es sollte nicht erlaubt werden, daß so etwas passiert.

   Es ist eine erwiesene Tatsache, daß eine Reaktion, die von Niacin eingeschaltet wurde, sich wieder ausschalten wird, wo mit dem Verabreichen von Niacin fortgefahren wird.

9. **Magen-Darm-Katarrh:** eine Entzündung des Magens und der Gedärme.

2. Wenn die Niacindosis erhöht wurde und die gesamte Menge der restlichen Vitamine, die genommen wurden, ebenso in einem entsprechenden Verhältnis erhöht wurde, rief das Niacin selbst – in großen Mengen eingenommen – keinen Vitaminmangel hervor.

Geschaffenes Ernährungsversagen

Auf dem Reinigungsprogramm ist es das progressive Steigern der Niacindosierungen, das das verhältnismäßige Steigern der anderen Vitamine und Mineralstoffe bestimmt.

Was somit das Reinigungsprogramm verlangsamen könnte und es als unvollständig erscheinen lassen könnte, wäre ein Ernährungsversagen – ein Versäumnis, das Niacin auf beiden Seiten mit ausreichenden Mengen der anderen benötigten Vitamine und Mineralstoffe im richtigen Verhältnis zu flankieren und ein Versäumnis, Nahrungsaufnahme bereitzustellen, die Gemüse (mit ihrem Gehalt an Vitaminen und Mineralstoffen) sowie Öl einschließen.

In solch einem Fall hätte man es mit kreiertem Nahrungsmangel zu tun – nicht mit Zuständen, die notwendigerweise zu Beginn des Programms existierten.

Unwissen über diese Dinge ist möglicherweise das, was Mediziner früher glauben machte, daß Niacin selbst Nebenwirkungen habe. Die Nebenwirkungen waren wahrscheinlich Somatiken und Manifestationen von bereits existierenden Mangelerscheinungen, die nur zur Hälfte ausgelaufen waren und Mangelerscheinungen, die dadurch kreiert wurden, daß Niacin nicht mit anderen Vitaminen, Mineralstoffen und Ölen flankiert wurde, die nötig sind, um ein Wiederaufbauen zu ermöglichen.

10

Ernährung und Mangelerscheinungen

10

Ernährung und Mangelerscheinungen

Wahrscheinlich fangen viele Leute deshalb damit an, Drogen zu nehmen, weil sie sich aufgrund von nahrungsbedingtem Mangel schrecklich fühlen. Dieser verschlimmert sich dann noch in zunehmendem Maße, da die Drogen *selbst* unterschiedslos Vitamin- und Mineralstoff-Mangel verursachen. Die Genesung von Drogen verlangt eine vollständige Reparatur dieses Mangels.

Da ich ein früher Entdecker und Anreger der Vitamintherapie bin, weiß ich, wovon ich auf dem Fachgebiet von nahrungsbedingtem Mangel spreche. Ein Teil meiner Arbeit, der Vitamine und Mangel, Stimulantien und Beruhigungsmittel und das Feld der Biochemie betrifft, reicht bis zum Frühling 1950 und noch früher zurück. Studien, die in diesen Bereichen gemacht wurden, waren bei der Entwicklung des Reinigungsprogramms sehr hilfreich.

Mineralstoffe: Der Schlüssel zur Wechselwirkung der Drüsen

Zwischen 1945 und 1973 studierte ich das endokrine System.[1] Aus diesem Studium schien hervorzugehen, daß

1. **endokrines System:** das System der Drüsen, die eine oder mehrere innere Sekrete produzieren, die direkt in den Blutstrom eingeführt werden und zu anderen Körperteilen transportiert werden, deren Funktionen sie regulieren oder kontrollieren.

Mineralstoffe und Spurenmineralstoffe,[2] die im Blutstrom operieren und durch andere Körperflüssigkeiten zirkuliert werden, ein Schlüssel zur Wechselwirkung der Drüsen sind.

Die Theorie ist diese: Jede Drüse im Körper spezialisiert sich auf einen oder mehrere Mineralstoffe und das ist tatsächlich wie die Drüsen sich zueinander in Wechselwirkung setzen. Mit anderen Worten, das endokrine System des Körpers steuert sich anscheinend mittels Mineralstoffen selber.

Da verschiedene Drogen das ganze endokrine System durcheinanderbringen, kann man sehen, daß man einen Bedarf an Mineralstoffen im Körper haben wird, sobald man anfängt, Vitamine einzunehmen und ausgedehntes Schwitzen und derartige Aktionen vorzunehmen. Daher müßte es gemeinsam mit dem Rest dieses Pakets gewisse Mineraldosierungen geben.

Wenn man mit dem Fachgebiet der Ernährung und mit den Bestandteilen des Programms vertraut ist, ist es offensichtlich, daß die Wirksamkeit des Verfahrens angesichts eines nicht behandelten Vitamin- oder Mineralstoffmangels leiden wird.

Daher sind Ernährung und ernährungsbedingte Mangelerscheinungen in allen Schriften über dieses Programm wesentliche Themen.

Drogen und Giftstoffe verursachen Vitaminverbrennung

Eine der Sachen, die Giftstoffe und Drogen tun, ist es, nahrungsbedingten Mangel im Körper zu schaffen, und zwar in der Form von Vitamin- und Mineralstoff-Mangel. Ein

2. **Spurenmineralstoffe:** Mineralstoffe, die in sehr kleinen Mengen für das körperliche Funktionieren notwendig sind.

Vitamin-C[3]-Mangel, ein Mangel an Vitamin B_1, ein Mangel an Vitamin-B-Komplex und ein Niacinmangel werden durch Drogen herbeigeführt. Es mag andere Mangelerscheinungen geben, die durch Drogen verursacht werden, derer wir uns zur Zeit noch nicht bewußt sind. Aber diese Liste ist gewiß.

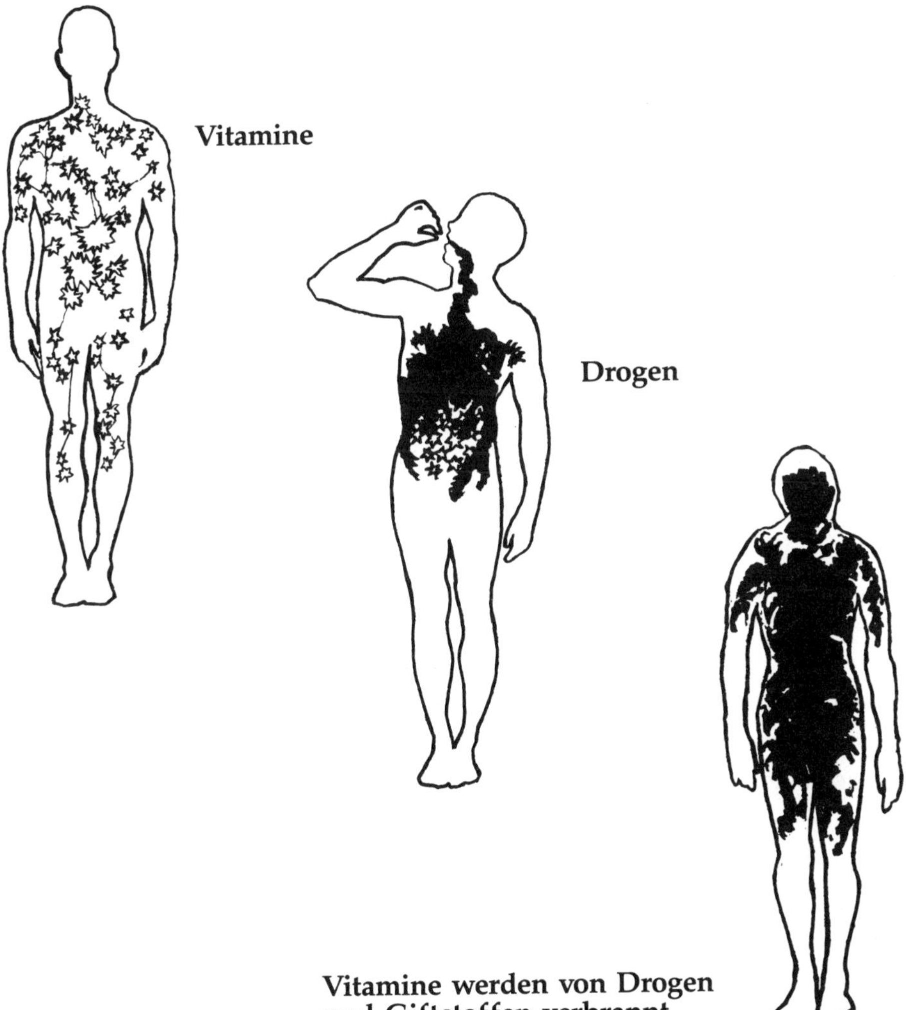

Vitamine werden von Drogen und Giftstoffen verbrannt

3. **Vitamin C:** auch Askorbinsäure genannt; ein farbloses, kristallines, wasserlösliches Vitamin, das in vielen Lebensmitteln, vor allem in Zitrusfrüchten, Gemüsen und Hagebutten gefunden werden kann, das aber auch synthetisch hergestellt werden kann; es ist für korrekte Ernährung und korrekten Stoffwechsel notwendig.

Auch Alkohol hängt zum Beispiel bei seinen Wirkungen davon ab, daß der Körper in der Lage ist, B_1 zu verbrennen. Wenn er alles B_1 im System verbrannt hat, verfällt die Person ins Delirium tremens[4] und hat Alpträume.

Im Fall anderer giftiger Substanzen ist es wahrscheinlich, daß andere Vitamine verbrannt werden. Worauf wir hier gestoßen zu sein scheinen, ist, daß LSD und andere Straßendrogen nicht nur B_1 und Vitamin-B-Komplex verbrennen, sondern auch einen Mangel an Niacin im Körper schaffen, und daß sie bei ihrer Wirkung von Niacin, einem der Vitamine des Vitamin-B-Komplexes, abzuhängen scheinen.

Angesichts der Entdeckung, daß Gift- und Drogenrückstände jahrelang im Körper verbleiben können, kann man annehmen, daß diese Rückstände in dem Grade, wie sie immer noch anwesend sind, dieselbe fortgesetzte Wirkung auf die Vitamin- und Mineralstoffreserven des Körpers haben.

Mangel und Krankheiten

Man kann sich darauf verlassen, daß jede lebenswichtige Substanz, von der die Unterstützung des Körpers abhängt, einen nichtoptimalen körperlichen Zustand schafft, sofern sie zu sehr verringert oder überhaupt nicht konsumiert wird.

Wird dies sehr offensichtlich, so wird es eine „Krankheit". Und wenn es weniger offensichtlich und gar unentdeckt ist, wird es zu einem „Sich-nicht-gut-fühlen".

4. **Delirium tremens:** ein heftiges Delirium (zeitweiliger Zustand extremer geistiger Aufregung, gekennzeichnet durch Ruhelosigkeit, verwirrtes Reden und Halluzinationen), das hauptsächlich vom ausgiebigen Trinken von alkoholischen Getränken herrührt, und das durch Schwitzen, Zittern, Angst und furchterregende Halluzinationen gekennzeichnet ist. *Delirium tremens* kommt aus dem Lateinischen und bedeutet wörtlich „zitterndes Delirium".

Es gibt eine bestimmte Möglichkeit, daß (nach mentalen und geistigen Faktoren) der größte zum Altern beitragende Faktor das Zusammenkommen angehäufter Mangelerscheinungen ist.

Anfälligkeit für andere Arten von Krankheiten wird in vielen Fällen durch diese Mangelerscheinungen verursacht, selbst wenn das Eintreten der Krankheit durch Viren[5] oder Bakterien[6] bedingt ist.

Verlängerung der Krankheit ist garantiert, wenn die Mangelerscheinungen vorhanden bleiben und ihnen nicht abgeholfen wird.

Daher war ein Faktor bei der Entwicklung des Reinigungsprogramms die Behandlung jeglichen derartigen Mangels durch ausreichende tägliche Quantitäten von Vitaminen und Mineralstoffen, zusätzlich zu dem, was man während der normalen Mahlzeiten zu sich nahm.

Die exakten Quantitäten der auf dem Programm verwendeten Substanzen werden im nächsten Kapitel beschrieben. Als Teil des Programms selbst würden diese im Verhältnis zueinander gesteigert, je nach den individuellen Bedürfnissen.

Künstlicher Mangel

Ein Vitamin oder Mineralstoff arbeitet nicht alleine – es, bzw. er, muß von anderen Elementen begleitet werden, mit

5. **Virus:** eine Form von Materie, die kleiner als alle Bakterien ist, die sich in lebenden Zellen vervielfältigen kann und in Tieren oder Pflanzen Krankheit verursachen kann (Pocken, Masern, Erkältung, usw., werden durch Viren verursacht).

6. **Bakterie:** typische einzellige Organismen, die nur mit einem Mikroskop wahrgenommen werden können. Sie treten in drei Hauptformen auf – rund, stäbchenförmig und spiralförmig; einige Bakterien verursachen Krankheiten wie zum Beispiel Lungenentzündung und Tuberkulose, andere sind für das Fermentieren und Zerlegen, usw., nötig.

welchen sich das Vitamin oder der Mineralstoff zusammenschließt, um seine Arbeit zu leisten.

Wenn man beispielsweise B_6[7] einnimmt, muß eine ergänzende Menge von B_2[8] dazu gegeben werden, damit es wirksam ist. Es ist schön und gut zu sagen, daß B_6 dem Nervensystem hilft, und daß ohne es alle möglichen Dinge geschehen. Aber sollte man damit anfangen, einem Burschen B_6 zu geben und sich dann fragen, weshalb nichts Spektakuläres geschieht, so liegt dies daran, daß man ihm nicht auch eine ergänzende Menge an B_2 gegeben hat.

Wenn große Dosierungen gewisser Vitamine, Mineralstoffe oder Nahrungsmittel gegeben werden, so kann künstlicher Mangel dadurch geschaffen werden, daß man dazu nicht auch andere gibt. Steigerungen bei den Mengen einiger Elemente verlangen, einfach allein durch die Tatsache, daß sie gesteigert wurden, daß andere auch gesteigert werden. Wenn das Einnehmen gewisser Elemente beträchtlich gesteigert wird, muß das *Gleichgewicht* aufrechterhalten werden, indem andere im Verhältnis dazu auch gesteigert werden.

Wenn es dem Körper in einem Bereich an notwendigen Elementen mangelt, wird er sogar Knochen, Muskeln und Gewebe berauben, um die fehlenden Elemente zu erhalten.

Auf diese Weise kann künstlicher Mangel geschaffen werden.

Dies ist ein Prinzip, auf das ich bereits 1950 gestoßen bin

7. **B_6:** ein Vitamin, das auch Pyridoxin genannt wird, das als ein Enzymaktivator im Protein-, Kohlehydrat- und Fett-Stoffwechsel, bei der Hormonproduktion (Adrenalin und Insulin) und bei der Erzeugung von Antikörpern wichtig ist.

8. **B_2:** wird auch Riboflavin genannt. Ein Vitamin, das beim Stoffwechsel von Protein sowie für die Haut, die Leber und für die Gesundheit der Augen wichtig ist.

und das ich bewiesen habe. Sie können tatsächlich einen Mangel an Vitamin C kreieren, indem Sie Vitamin B und Kalzium verabreichen. Alles, was Sie tun müssen, ist, diese Dinge in sehr, sehr großen Dosen in einen Burschen hineinzupumpen und er wird die Merkmale von Vitamin-C-Mangel entwickeln. Seine Zähne werden ihm wehtun. Dann, wenn Sie ihm Vitamin C geben, werden die Manifestationen verschwinden. Mit anderen Worten, eine Überdosis von „X" und „Y" kann anscheinend einen Mangel an „Z" schaffen.

Der Grund dafür ist, daß ein Vitamin gewisse Veränderungen in einem Körper macht und diese Veränderungen bedürfen, um vollständig ablaufen zu können, des zusätzlichen Vitamins. Aber wenn das zusätzliche Vitamin nicht da ist, ergibt sich die Manifestation von einem Mangel dieses Vitamins.

Das Prinzip hier ist, daß man einen nahrungsbedingten Mangel eines anderen Vitamins schaffen kann, das nicht gegeben wird oder das nicht in genügend großer Menge gegeben wird, indem man ein oder zwei Vitamine in großen Mengen gibt. Dies würde auch auf Mineralstoffe Anwendung finden.

Daher müssen Vitamin- und Mineralstoffrationen im Verhältnis zueinander genommen werden.

Diese Theorie war ein wichtiges Element bei der Entwicklung des Reinigungsprogramms und bleibt ein wesentliches Element bei dessen erfolgreicher und wirksamer Lieferung.

11

Zusätze in der Ernährung

11

Zusätze in der Ernährung

Um den in einem früheren Kapitel erwähnten Punkt zu wiederholen: Spezielle Diäten und Essens-Modeerscheinungen sind nicht Teil dieses Programmms.

Was Teil der Szene *ist,* ist, daß man gewisse Nahrung in der Form von Vitaminen und Mineralstoffen zusätzlich zu seinen üblichen Mahlzeiten braucht. Man folgt seinen normalen Eßgewohnheiten; es werden keine *Weglassungen* gewisser Speisen verlangt. Es gibt jedoch einige *Zusätze* zu den normalen Eßgewohnheiten. Diese bestehen, abgesehen von den normalen Mahlzeiten der Person, aus folgendem:

a. Reichlich Gemüse, das nicht zerkocht wurde. Gemüse enthält viele Mineralstoffe und Fasern, sowie bestimmte wichtige Vitamine.

b. Eine Menge des empfohlenen Öls – wobei man sicherstellt, daß es frisch ist –, die täglich eingenommen wird. (Dies wäre ein Öl, das vier Öle miteinander kombiniert: Soja-, Erdnuß-, Walnuß- und Distelöl, sowie Lecithin.)

c. Vitamin- und Mineralzusätze in den exakten empfohlenen Dosierungen, die im Laufe des Programms im Verhältnis zueinander gesteigert werden.

d. Ein bis drei Gläser „Kal-Mag" (das Kalzium-Magnesium-Getränk) täglich, wie vorgeschrieben.

e. Reichlich Wasser und andere Flüssigkeiten, die täglich genommen werden, um dabei zu helfen, das System auszuspülen.

Vitamine und Mineralstoffe

Als eine Forschungsaufzeichnung sind unten die annähernden Werte für die täglichen Mengen der verschiedenen Vitamine und Mineralstoffe gegeben, die von den meisten Personen genommen werden, wenn sie mit dem Programm beginnen. Es ist wichtig, daß kein einzelnes dieser Vitamine oder kein einzelner dieser Mineralstoffe genommen wird, indem ein anderes oder andere ausgeschlossen werden.

Niacin:	100 mg täglich (oder weniger, abhängig von der individuellen Verträglichkeit am Start).
Vitamin-B-Komplex:	ungefähr 2 Tabletten pro Tag, die die gleiche Menge von B_2 und B_6 enthalten.
Vitamin B_1:	250 - 500 mg pro Tag, zusätzlich zu dem B_1, das in der Vitamin-B-Komplex-Tablette enthalten ist.

Vitamin A:	ungefähr 5.000 I.E.[1] pro Tag.
Vitamin D:	ungefähr 400 I.E. täglich. (Dies wird normalerweise in Kapselform eingenommen, die eine Kombination der 400 I.E. des Vitamins D sowie der 5.000 I.E. des oben aufgeführten Vitamins A ist.)
Vitamin C:	ungefähr 250-1.000 mg pro Tag, abhängig von der individuellen Verträglichkeit.
Vitamin E:	ungefähr 800 I.E. pro Tag.
Multimineralstoff-Tabletten:	1 bis zwei Tabletten pro Tag, von denen jede eine ausgewogene Kombination von Mineralstoffen enthält.
„Kal-Mag"-Formel:	Mindestens ein Glas täglich, oder mehr, wie empfohlen. (Die „Kal-Mag"-Formel, die im 9. Kapitel des ersten Teils dieses Buches beschrieben wird, führt zusätzliche Quantitäten der Mineralstoffe Kalzium und Magnesium zu und dies wird täglich zusätzlich zu den täglichen Multimineralstoff-Tabletten genommen.)

1. **I.E.:** Abkürzung für *i*nternationale *E*inheit, ein Maßstab, über den international Übereinstimmung herrscht, mit dem Muster einer Substanz, wie eine Droge oder ein Hormon verglichen werden, um sich über deren relative Wirksamkeit zu versichern. *I.E.* steht auch für die bestimmte Quantität einer solchen Substanz, die eine spezifische biologische Wirkung erzeugt.

Vitamin-B-Komplex

Die Vitamin-B-Komplex-Tablette, die in der ursprünglichen Forschung über das Reinigungsprogramm benutzt wurde, enthielt folgendes:

B_1:	50 mg	Folsäure:[2]	100 Mikrogramm
B_2:	50 mg	Biotin:[3]	50 Mikrogramm
B_6:	50 mg	Cholin:[4]	50 mg
B_{12}:[5]	50 Mikrogramm	Niacinamid:	50 mg
Pantothensäure:[6]	50 mg	Inositol:[7]	50 mg
PABA:[8]	50 mg		

– all das in einer Einbettung aus Lecithin, Petersilie, Reiskleie, Brunnenkresse und Luzerne.

2. **Folsäure:** ein Vitamin, das bei der Bildung von roten Blutkörperchen von Wichtigkeit ist.

3. **Biotin:** ein Vitamin, das für den Stoffwechsel von Protein, Kohlehydraten und ungesättigten Fettsäuren, normales Wachstum und für die Unterhaltung der Haut, der Haare, der Nerven, des Knochenmarks und verschiedener Drüsen wichtig ist.

4. **Cholin:** ein Vitamin, das für das Funktionieren des Nervensystems (es ist ein wesentlicher Bestandteil der Nervenflüssigkeit), der Leber sowie für die Immunbildung wichtig ist.

5. **B_{12}:** ein Vitamin, das für die Bildung von roten Blutkörperchen, die Gesundheit des Nervensystems, normales Wachstum, Kohlehydrat-Stoffwechsel und Fruchtbarkeit wichtig ist.

6. **Pantothensäure:** eine Säure, die in pflanzlichem und tierischem Gewebe gefunden wird, Reis, Kleie, etc., sie ist Teil des Vitamin-B-Komplexes und ist für Zellwachstum wesentlich.

7. **Inositol:** ein Vitamin, das in hoher Konzentration im menschlichen Gehirn, Magen, in den Nieren, in der Milz und in der Leber vorkommt; es hat mit der Kontrolle des Cholesterinspiegels zu tun; es wird berichtet, daß es einschränkende Wirkungen auf Krebs hat.

8. **PABA:** (dt. auch *PAB*) eine Abkürzung für ein Vitamin, das *p*ara-*a*mino-*b*enzoic *a*cid genannt wird (p-Aminobenzoesäure); wichtig für den Stoffwechsel von Protein, die Bildung von Blutkörperchen, die Anregung der Darmbakterien, um

Dieselbe Tablette, oder eine mit ähnlicher Zusammensetzung, wird immer noch sehr erfolgreich bei der Lieferung des Reinigungsprogramms verwendet.

Mineralstoff-Tablette

Die Multimineralstoff-Tablette, die bei der ursprünglichen Forschung verwendet wurde, enthielt die folgenden Mineralstoffmengen per jeweils 9 Tabletten. Mit anderen Worten, eine Tablette enthielt *nur 1/9 der folgenden Mengen von Mineralstoffen:*

500 mg Kalzium	4 mg Mangan[9]
250 mg Magnesium	2 mg Kupfer
18 mg Eisen	45 mg Kalium (Protein-Komplex)
15 mg Zink	0,225 mg Jod[10] (Riementangasche).[11]

In der benutzten Tablette waren die Mineralstoffe (abgesehen von Kalium und Jod) mit Aminosäuren[12] „chelatiert"[13]

Folsäure zu produzieren und für die Verwertung von Pantothensäure. *Siehe auch* **Folsäure** und **Pantothensäure**.

9. **Mangan:** ein Mineralstoff, der für das Wachstum, die Knochenbildung, die Fortpflanzung, Muskelkoordination und für den Fett- und Kohlehydrat-Stoffwechsel wichtig ist.

10. **Jod:** ein chemisches Element, das im Meerwasser und in einigen Meerespflanzen enthalten ist. Es wird in einer Lösung als antiseptisches Mittel verwendet; Jod wird von der Schilddrüse verwendet (eine große Drüse vorne im Hals, die ein Hormon sekretiert, das das Körperwachstum und die Körperentwicklung reguliert), um den Stoffwechsel regulieren zu helfen, und ein Mangel an Jod kann einen Kropf verursachen (eine Vergrößerung der Schilddrüse).

11. **Riementangasche:** Asche einer Meerespflanze, aus der Jod gewonnen wird.

12. **Aminosäuren:** grundlegende organische Verbindungen, die für das Zerlegen und Absorbieren von Nahrungsmitteln durch den Körper wesentlich sind.

13. **chelatiert:** einen Ablauf durchgemacht, bei dem Mineralstoffe wie durch eine Klaue von Aminosäuren gehalten werden. *Chelat* kommt von einem griechischen Wort, das „Klaue" (Krebsschere) bedeutet. Dieses Verbinden eines Mineralstoffes mit einer Aminosäure tritt in der Natur als ein notwendiger Schritt auf, damit der Mineralstoff durch den Körper absorbiert und verwertet wird. Wenn dieser Schritt

(verbunden), und zwar in einer Einbettung aus Selen,[14] Hefe, DNS,[15] RNS,[16] Ginseng,[17] Luzernenblattmehl, Petersilie, Brunnenkresse und Kohl.

Diese selbe Mineralstoff-Tablette oder eine mit ähnlichem Inhalt oder mit zusätzlichen Mineralstoffen wird immer noch wirksam bei dem Programm eingesetzt.

Hohe Mineralstoffdosierungen

Ursprünglich wurden die Mineralstoffdosierungen auf dem Programm bei ein bis zwei Tabletten am Tag gestartet. Dann, als das Niacin und andere Vitamine im Verhältnis zueinander gesteigert wurden, wurden die Mineralstoffdosierungen entsprechend angehoben, jeweils zwei bis drei Tabletten, drei bis vier Tabletten, vier bis fünf Tabletten und fünf bis sechs Tabletten am Tag.

Spätere Forschung hat dann gezeigt, daß viel höhere Mineralstoffdosierungen die optimalsten Ergebnisse auf dem Programm ergaben. (Siehe die Mineralstofftabelle auf Seite 135.)

---

also bereits abgeschlossen ist, wird der Mineralstoff leichter absorbiert und verwertet. *Siehe auch* **Aminosäuren**.

14. **Selen:** ein Spurenmineralstoff, der dabei hilft, die Muskeln gesund zu halten, Zellen gegen Oxydation zu schützen und die Erzeugung von Antikörpern anzuregen.

15. **DNS:** Abkürzung für *D*esoxyribo*n*uklein*s*äure; eine komplexe Verbindung, die in den Zellkernen aller lebenden Zellen gefunden wird, und die eine wesentliche Rolle bei der Vererbung spielt. Sie ist der Hauptbestandteil von Chromosomen, den Zellorganen, die die Vererbung von Tieren oder Pflanzen kontrollieren. Die DNS in den Chromosomen gibt den Zellen einen vollständigen Satz „Anweisungen" für ihre eigene Entwicklung und die Entwicklung ihrer Nachkommen für Generationen.

16. **RNS:** Abkürzung für *R*ibo*n*uklein*s*äure; eine der Verbindungen, die in allen lebenden Zellen gefunden werden kann; die Substanz, die die Anweisungen der DNS für die Produktion von Protein ausführt. *Siehe auch* **DNS**.

17. **Ginseng:** eine von verschiedenen ostasiatischen oder nordamerikanischen Pflanzen, die eine aromatische Wurzel haben, die in der Medizin verwendet wird.

Große Mengen von Mineralstoffen werden beim Schwitzen in der Sauna verloren. Daher müssen hohe Mengen an Mineralstoffen eingenommen werden, um die ausgeschwitzten Mineralstoffe zu ersetzen.

Zusätzlich ist es möglich, daß in dem Maße, wie man auf dem Programm Fortschritte macht, es oft eine Verbesserung in der Fähigkeit des Körpers gibt, die Mineralstoffe aufzunehmen, die er braucht.

Verhältnismässige Steigerung der Vitamin-/Mineralstoffdosierungen

Die Tabellen auf den nächsten Seiten geben Daten darüber, wie die Vitamine und Mineralstoffe im Verhältnis zueinander gesteigert werden sollten, während die Person auf dem Programm vorankommt.

Es ist die stufenweise Steigerung des Niacins, das die stufenweise Steigerung der anderen Vitamine und Mineralstoffe regelt, die auf dem Programm gegeben werden. Das Niacin wird in dem Maße gesteigert, wie die Reaktion auf das Niacin abnimmt, wie vollständig im nächsten Kapitel behandelt wird. Besonders die Vitamine B_1 und C müssen mit den sich vergrößernden Dosen des Niacins schritthalten, um zu verhindern, daß künstliche Vitaminmängel geschaffen werden.

Die Dosierungen auf diesen Tabellen zeigen die auftretenden Unterschiede bei den individuellen Toleranzen und die Bereiche der Steigerung der Quantitäten, die sich in der Mehrzahl der Fälle als am wirksamsten erwiesen haben.

(Siehe die Tabellen auf den folgenden Seiten.)

Vitamintabelle

Diese Tabelle zeigt die proportionalen Vitaminsteigerungen in den verschiedenen Etappen des Programms.

	Etappe 1	Etappe 2	Etappe 3	Etappe 4	Etappe 5
Niacin	100 bis 400 mg	500 bis 1.400 mg	1.500 bis 2.400 mg	2.500 bis 3.400 mg	3.500 bis 5.000 mg
Vitamin A	5.000 bis 10.000 I.E.	20.000 I.E.	30.000 I.E.	50.000 I.E.	50.000 I.E.
Vitamin D	400 I.E.	800 I.E.	1.200 I.E.	2.000 I.E.	2.000 I.E.
Vitamin C	250 bis 1.000 mg	2 bis 3 g	3 bis 4 g	4 bis 5 g	5 bis 6 g
Vitamin E	800 I.E.	1.200 I.E.	1.600 I.E.	2.000 I.E.	2.400 I.E.
Vitamin-B-Komplex	2 Tabletten	3 Tabletten	4 Tabletten	5 Tabletten	6 Tabletten
Vitamin B_1	350 bis 600 mg	400 bis 650 mg	450 bis 700 mg	750 bis 1.250 mg	800 bis 1.300 mg

Mineralstofftabelle

Die folgende Tabelle zeigt die ungefähren Mineralstoffmengen, die die besten Resultate bei den verschiedenen Etappen der Vitamindosenerhöhung zu ergeben scheinen.

	Etappe 1	Etappe 2	Etappe 3	Etappe 4	Etappe 5
	(Alle Angaben in mg, außer denen für Kal-Mag)				
Kalzium	500 bis 1.000	1.000 bis 1.500	1.500 bis 2.000	2.000 bis 2.500	2.500 bis 3.000
Magnesium	250 bis 500	500 bis 750	750 bis 1.000	1.000 bis 1.250	1.250 bis 1.500
Eisen	18-36	36-54	54-72	72-90	90-108
Zink	15-30	30-45	45-60	60-75	75-90
Mangan	4-8	8-12	12-16	16-20	20-24
Kupfer	2-4	4-6	6-8	8-10	10-12
Kalium	45-90	90-135	135-180	180-225	225-270
Jod	0,225 bis 0,450	0,450 bis 0,675	0,675 bis 0,900	0,900 bis 1,125	1,125 bis 1,350
Kal-Mag	1 - 1½ Gläser	1 - 2 Gläser	1 - 2 Gläser	2 - 3 Gläser	2 - 3 Gläser

(*Anmerkung:* Die Anzahl der Mineralstofftabletten, die genommen werden müssen, würde von der Stärke der jeweils benutzten Tablette abhängen. Wichtig ist, daß die Person die benötigte Menge an Mineralstoffen erhält. Es wurde herausgefunden, daß große Tabletten im Körper nicht so leicht zersetzt und aufgenommen werden können wie kleinere Tabletten. Folglich könnte es sein, daß jemand nicht die gleiche Menge an Mineralstoffen von einer großen Tablette erhält, wie von mehreren kleineren, obgleich die große Tablette dieselbe Menge an Mineralstoffen enthalten kann.)

Wie man die Tabellen liest

Zuerst als Erläuterung, die Ziffern in diesen Tabellen, die die Zuwachsraten anzeigen (Etappe 1, 2, 3, 4 und 5) beziehen sich *nicht* auf den ersten, zweiten, dritten, vierten und fünften Tag des Programms. Sie beziehen sich auf die ungefähren „Etappen" der Vitamin- und Mineralstofferhöhung (in Beziehung zur Erhöhung der Niacindosis), durch die eine Person während des Programms geht.

In der Vitamintabelle unter Etappe 1 geben die ersten Zahlen, die für jedes Vitamin angegeben sind, die normale Anfangsdosis des Vitamins an, die für die meisten Personen benutzt wird. Der Bereich, der unter Etappe 1 aufgezeigt wird, gibt also an, wie diese Anfangsdosis innerhalb einiger Tage oder einer Woche oder so, erhöht werden kann, abhängig von den Niacinreaktionen, die die Person erlebt.

In der Mineralstofftabelle unter Etappe 1 gibt die erste Spalte von Zahlen (von oben nach unten gelesen) die normale Anfangsdosis für die meisten Personen an. Der Bereich unter Etappe 1 zeigt die mögliche Geschwindigkeit des Mineralstoffanstiegs während der ersten Phase des Programms.

Dasselbe findet Anwendung auf die Steigerungen, die in den Etappen 2, 3, 4 und 5 in beiden Tabellen gezeigt werden.

Beispiel: Person A beginnt das Programm mit 100 mg Niacin und den anderen Anfangsdosen der Vitamine, gemäß der Vitamintabelle. Ihre Anfangsdosis der Mineralstoffe, per Mineralstofftabelle, ist ungefähr: Kalzium 500 mg; Magnesium 250 mg; Eisen 18 mg; Zink 15 mg; Mangan 4 mg; Kupfer 2 mg; Kalium 45 mg und Jod 0,225 mg.

Sie bleibt bei dieser täglichen Dosis, bis sich die Niacinwirkungen verringert haben – in ihrem Fall ereignet es sich, sagen wir, am dritten Tag des Programms. An diesem Punkt wird die Niacindosis auf 200 mg täglich angehoben, mit den anderen Vitamin- und Mineralstoffdosen im entsprechenden Verhältnis, und sie bleibt bei dieser Dosierung, bis sich die Niacinwirkungen verringert haben. Indem sie auf diese Weise fortschreitet, sind ihre Vitamin- und Mineralstoffdosierungen am siebten Tag des Programms auf die Mengenbereiche, wie in Etappe 2 der Tabellen angegeben ist, angewachsen. Nach dem neunten Tag könnten ihre Vitamin- und Mineralstoffdosen auf die Mengenbereiche von Etappe 3 der Tabellen angewachsen sein. Und sie macht so weiter, die ganzen Mengenbereiche durch, bis zu den Dosierungen von Etappe 5.

Das unterscheidet sich von der einen Person zur nächsten.

Person B, zum Beispiel, beginnt mit 100 mg Niacin und den dazugehörigen Vitamin- und Mineralstoffdosen und könnte dann eine Woche oder mehr benötigen, um sich bis zum Mengenbereich der Vitamin- und Mineralstoffdosen hochzuarbeiten, die in Etappe 2 angegeben sind. Sie könnte dann schnell durch Etappe 2 gehen, eine weitere Woche brauchen, um durch Etappe 3 zu kommen, und dann das Programm tatsächlich an irgendeinem Punkt in Etappe 4 abschließen.

Es gibt kein Musterbeispiel, dem gefolgt wird. Es ist völlig eine Sache der standardgemäßen Anwendung der angegebenen Daten, wann die Niacindosis angehoben werden soll. (Siehe Teil Eins, Kapitel 12, „Das Steigern der Niacindosis".) Dies ist der Faktor, der von einer Person zur anderen sehr stark variieren kann.

Die auf den vorhergehenden Seiten gezeigten Tabellen zeigen jedoch die Richtlinien, denen bei der Steigerung der Vitamin- und Mineralstoffdosierungen im Verhältnis zu den Mengen, um die das Niacin erhöht wird, gefolgt wurde und immer noch gefolgt wird.

Zusätzliche Anmerkungen über Vitamine

Es sollte hier mit Nachdruck betont werden, daß die individuelle Verträglichkeit bei jedem einzelnen Fall in Betracht gezogen wurde und werden muß.

Besonders die Vitamin-C-Dosierungen müßten sorgfältig gemäß der Verträglichkeit der Person gegenüber Vitamin C gesteigert werden, denn zuviel Vitamin C führt bei manchen Leuten zu Magenverstimmungen oder Durchfall.

Zur gleichen Zeit ist es wichtig, daß das Steigern der Vitamin-C-Dosierung verhältnismäßig mit der Steigerung der Niacindosierung Schritt hält. Es gibt Aufzeichnungen, nach denen solch ein Mangel an Vitamin C bei einem Drogenkonsumenten bestehen konnte, daß er Zehntausende Milligramm an Vitamin C verbrauchen konnte, bevor er anfing, irgendwelches Vitamin C auszuscheiden. Ein starker Vitamin-C-Mangel kann zu einer Krankheit führen, die Skorbut[18] genannt wird. „Lebendiges Vitamin C" von rohen Zwiebeln oder rohen Kartoffeln ist manchmal zusätzlich zu dem künstlichen Vitamin C erforderlich. (Dies waren die traditionellen Heilmittel für Skorbut.)

Vitamine und Mineralstoffe sollten *nicht* auf leeren Magen genommen werden, da sie Magenbrennen verursachen können. Sie sollten nach Mahlzeiten eingenommen werden, oder mit Joghurt, wenn sie zwischen Mahlzeiten eingenommen werden.

Niacinamid

Die Mehrzahl der Vitamin-B-Komplex-Tabletten auf dem Markt schließen Niacinamid in kleinen Mengen ein. Dies ist

18. **Skorbut:** eine Krankheit, die von einem Mangel an Askorbinsäure (Vitamin C) im Körper hervorgerufen wird. Dies äußert sich durch Schwäche, Anämie, schwammiges Zahnfleisch, Bluten der Schleimhäute, usw.

die Substanz, die von jemandem erfunden wurde, um ein Individuum davon abzuhalten, Niacinwallungen zu bekommen. Weil es eine Niacinwallung verhindert, ist Niacinamid wertlos.

Es ist wahrscheinlich, daß die Menge an Niacinamid in einer Vitamin-B-Komplex-Tablette nur die Wirkung hat, jegliche Wallung aufgrund des Niacingehalts dieser spezifischen Tablette zu verhindern. Testergebnisse von Tests des Reinigungsprogramms, als bei verschiedenen Dosierungen von Niacin selber (in Kombination mit den begleitenden Vitaminen und Mineralstoffen) reichlich Niacinwallungen erlebt wurden, zeigen, daß die Tatsache, daß Niacinamid im Vitamin-B-Komplex mit eingeschlossen war, nur wenig, wenn überhaupt irgendeine Wirkung auf die Wallung hatte, die das Ergebnis der zusätzlichen Dosierungen von eingenommenem Niacin war. Jedoch sollte man eine Vitamin-B-Komplex-Tablette, die Niacin anstatt Niacinamid beinhaltet, zum Gebrauch vorziehen.

Es ist auch möglich, eine spezielle Vitamin-B-Komplex-Tablette angefertigt zu bekommen, die tatsächliches Niacin *anstelle von* Niacinamid enthält, in Mengen, die den Mengen an B_1, B_2 und B_6 gleichkommen, besonders dann, wenn man die Tablette in relativ großen Mengen bestellt.

Anmerkung: Wenn man eine Vitamin-B-Komplex-Tablette verwendet, die Niacin enthält, so addiert dies viel mehr zu dem täglich eingenommenen Niacin, und dies muß in Betracht gezogen werden, wenn man die Niacin- und B-Komplex-Dosierungen steigert.

Zusätzliche Anmerkungen über Mineralstoffe: Spurenmineralstoffe

Die Zusammensetzung der meisten Multimineralstoff-Tabletten enthalten die wesentlichen Mineralstoffelemente, die der Körper braucht, aber nicht sämtliche Spurenmineralstoffe.

„Spurenmineralstoffe" sind diejenigen Mineralstoffe, von denen festgestellt worden ist, daß sie für die Erhaltung des Lebens unentbehrlich sind, obschon man im Körper Mengen findet, die sehr klein sind – also „Spuren".

Die hauptsächlichen Spurenmineralstoffe bilden eine Liste, die gegenwärtig die folgenden umfaßt: Kobalt, Kupfer, Jod, Mangan, Molybdän, Zink, Selen und Chrom. Zinn wurde als ein unentbehrlicher Spurenmineralstoff ebenfalls zu der Liste hinzugefügt, und zwar erst 1970.

Die Forscher auf dem Gebiet der Ernährungswissenschaft geben als erste bereitwillig zu, daß die Arbeit auf diesem Gebiet noch lange nicht abgeschlossen ist, und im Laufe weiterer Forschungsarbeiten werden zweifelsohne noch andere Spurenmineralstoffe zu der Liste hinzugefügt werden, während solche Forschungsarbeiten fortgeführt werden.

Gegenwärtig bestehen unter den Ernährungswissenschaftlern auch große Meinungsunterschiede bezüglich des täglichen Minimalbedarfs an den verschiedenen Mineralstoffen und insbesondere den Spurenmineralstoffen.

Mineralstoffe sind in einer großen Vielfalt von Nahrungsmitteln zu finden. Natürliche Nahrungsmittel, die nicht durch Verarbeitungsverfahren geschädigt sind, sind die besten Quellen von Mineralstoffen, weil die Mineralstoffe in nicht verarbeiteten Nahrungsmitteln in den Kombinationen vorhanden sind, in welchen sie am wirksamsten sind. Wenn aber Nahrungsmittel auf einem Boden angebaut worden sind, dessen Mineralstoffvorrat erschöpft ist, können ihre Mineralstoffe ebenfalls fehlen. Außerdem gibt es natürlich kein einzelnes Nahrungsmittel, durch welches sie alle geliefert werden.

Es mag daher notwendig sein, mehr als eine Art von

Multimineralstoff-Tabletten zu verwenden, um sicherzustellen, daß man sämtliche Mineralstoffe bekommt, die vom Körper benötigt werden, einschließlich der Spurenmineralstoffe.

Anmerkung: Die Vitamin- und Mineralstofftabellen, die auf den vorhergehenden Seiten angegeben wurden, enthalten keine zusätzlichen Vitamine oder Mineralstoffe, die benötigt werden könnten, falls jemand einen besonderen Mangel an diesen hätte. Jede solche einzelne Mangelerscheinung müßte von einem Arzt festgestellt werden und durch die empfohlenen zusätzlichen Vitamin- und Mineralstoffdosierungen behoben werden.

Hier folgen als eine Richtschnur vier der informativeren Bücher über das Gebiet der die Ernährung ergänzenden Vitamine und Mineralstoffe, nämlich die folgenden Bücher von Adelle Davis: *Let's Get Well (Werden wir doch gesund); Let's Eat Right to Keep Fit (Essen wir richtig, um fit zu bleiben); Let's Cook it Right (Kochen wir es richtig)* und *Let's Have Healthy Children (Laßt uns gesunde Kinder haben).*

Die Forschungsdaten, die in diesem Kapitel angeboten werden, sind nicht als eine Empfehlung medizinischer oder medikamentöser Behandlung zu interpretieren. Sie werden hier als eine Aufzeichnung darüber angegeben, welche Nahrungsergänzungen in Form von nahrungsergänzenden Vitaminen und Mineralstoffen bei der Entwicklung des Reinigungsprogramms verwendet wurden und sich in der Mehrzahl der Fälle als am wirksamsten erwiesen haben.

12

Das Steigern der Niacindosierung

12

Das Steigern der Niacindosierung

Erhöhung der verabreichten Mengen von Niacin und anderen Vitaminen

Die meisten Leute, die das Reinigungsprogramm gemacht haben, begannen mit 100 mg Niacin (einige nahmen kleinere Mengen, je nachdem, wieviel sie vertrugen) und erhöhten die Dosis im weiteren Verlauf des Programms.

Die besten Resultate wurden erzielt, wenn die tägliche Menge an Niacin auf einmal genommen wurde, nicht über den Tag verteilt. Wenn es mit Wasser auf nüchternen Magen genommen wird, kann es eine Magenverstimmung hervorrufen. Es wurde festgestellt, daß man es am besten nach einer Mahlzeit oder mit Joghurt oder Milch nimmt.

Um die Dosierung zu erhöhen, wurde jeden Tag eine bestimmte Menge an Niacin verabreicht, bis die Wirkung, die diese Dosierung hervorgerufen hatte, abnahm. Man erhöhte dann am nächsten Tag die Dosierung auf einem Gradienten – zum Beispiel in Mengen von 100 mg. Auf diese Weise bekommt man eine Überschneidung, insofern, als die alte Dosierung nutzlos wird und die neue Dosierung benötigt wird. Dies neigte dazu, die Aktion beträchtlich zu beschleunigen, wenn es jedesmal, wenn die Wirkung der Dosierung abnahm, fortgesetzt wurde.

Die anderen Vitamine müssen in ihrer Dosierung erhöht werden, und zwar im richtigen Verhältnis zum Niacin und gleichzeitig zur Steigerung der Niacindosis, da sie, was Mangelerscheinungen betrifft, in einer Wechselbeziehung zueinander stehen und mehr von ihnen benötigt werden.

Es wurde als wesentlich herausgefunden, daß Vitamin C, B_1 und andere B-Vitamine im entsprechenden Verhältnis zum verabreichten Niacin gegeben werden müssen. Mit anderen Worten, in dem Maße, wie man das Niacin erhöht, würde man das B_1 und den B-Komplex erhöhen. Und ebenso wie man das Niacin erhöht, erhöht man auch das Vitamin C. Diese Dinge müssen im richtigen Verhältnis zueinander gehalten werden.

Wie und wann man die Niacindosis steigert

Innerhalb der Grenzen der ärztlichen Empfehlung für das Einzelwesen hat sich der funktionsfähigste Gradient in der Mehrzahl der Fälle durch Beobachtung so erwiesen, daß man die Person mit 100 mg pro Tag beginnen läßt und es dann in einem Zuwachs von 100 mg steigert, bis die Person so weit war, 1.000 mg am Tag zu nehmen. Ein steilerer Gradient ist dann verwendet worden, wenn man zu höheren Dosierungen kam. Man hat festgestellt, daß viele Leute Steigerungen von 300 bis 500 mg auf einmal vertragen konnten, als sie höhere Dosierungsbereiche erreicht hatten. Halten Sie fest, daß sich dies nicht notwendigerweise auf eine *tägliche* Steigerung bezieht, sondern auf den Gradienten, mit dem die Dosierung angehoben wurde, wenn eine gesteigerte Dosierung angezeigt war.

Jede Steigerung beruhte immer auf individueller Toleranz

und es gab Ausnahmen zu dem „allgemein erfolgreichen Gradienten", der oben beschrieben ist. Gewisse Individuen würden eines geringeren Gradienten bedürfen, um sich nach oben zu bewegen, und taten dies auch, entsprechend ihrer Toleranzen und gemäß ärztlichem Anraten.

Auf der anderen Seite wurde ein „zermürbendes" Phänomen beobachtet, wo das Individuum folgende Dinge tat:

a. an einer Niacindosierung von, sagen wir mal, 500 mg pro Tag festhielt, Tag für Tag, bis überhaupt nichts mehr geschah.

oder

b. an einer Steigerung von nur 100 mg auf einmal festhielt, selbst in den höheren Niacin-Bereichen, obwohl nur kurze, milde Ergebnisse auftraten, und es wohl fähig war, diese Wirkungen zu tolerieren und das Gefühl hatte, es könne einen steileren Gradienten bewältigen.

Mit „zermürbendem" Phänomen ist eine Wirkung gemeint, die der ähnlich ist, wenn man etwas wieder und wieder macht, wobei die Person ärgerlich und frustriert mit dem Programm wird und das Gefühl hat, sie mache nicht den Fortschritt, den sie machen könnte.

In diesen Fällen wurde beobachtet, daß, wenn die Personen, die mit größerem Tempo mit größeren Steigerungen der Niacindosen Fortschritte machen konnten (wobei die Dosen der anderen Vitamine und Mineralstoffe stets im korrekten Verhältnis und gemäß der Toleranz des Individuums angehoben wurden), dies auch taten, und sie reibungslos auf dem Programm vorwärtsgingen und bewältigten, was aufkam.

Wann man eine Steigerung der Niacindosis einführen sollte, erwies sich als ebenso wichtig wie die Menge, um die sie gesteigert wurde.

Wann die Niacindosis gesteigert wurde:

a. nachdem die Wirkung einer gewissen Dosierung sich *verringert* hatte (nicht völlig verschwunden war)

und

b. wenn irgendwelche *anderen* Manifestationen und Restimulationen, die sich bei der Dosierung angeschaltet haben, sich verringert haben oder völlig verschwunden waren (wie früher bei dem beschriebenen Verfahren), ausnahmslos guter Fortschritt auf dem Programm gemacht wurde, vorausgesetzt, alle anderen Punkte des Programms wurden standardgemäß angewandt.

Mit anderen Worten, es wurde erkannt, daß es sehr wahrscheinlich verschiedene Reaktionen und Restimulationen geben würde (wie früher behandelt), von denen alle in Betracht gezogen werden müßten, wenn die Niacindosen vergrößert würden.

Wenn dies richtig gemacht wurde, wurden ausgezeichnete Ergebnisse erhalten. Fragen, die in bezug auf solche Steigerungen aufkamen, wurden entsprechend der ärztlichen Genehmigung der Person, das Programm zu machen, gehandhabt und gemäß weiteren ärztlichen Empfehlungen, wo nötig.

Warnung

Es sollte hier erwähnt werden, daß zusammen mit diesen Forschungsdaten auch Berichte von Personen erhalten wurden, die Niacin ruhig auf eigene Faust nahmen, ohne auf dem Reinigungsprogramm zu sein und ohne sich unter irgendeiner Überwachung zu befinden, medizinisch oder sonstig, einfach nur um zu sehen, was passieren würde. Dies wird nicht empfohlen. Es könnte zu künstlich geschaffenen Mangelerscheinungen führen oder zu anderen Dingen, die sich anschalten, die dann nicht korrekt behandelt oder gelöst werden.

Pulver gegen Tablette

Einige Leute haben berichtet, daß sie unmittelbarere und/ oder intensivere Resultate erfuhren, wenn sie Niacin in Pulverform einnahmen. Dieser Unterschied wurde am häufigsten von Leuten berichtet, die die höheren Dosierungen erreicht hatten, wenig oder gar keine Ergebnisse von einer großen, hochkomprimierten Tablette bekamen und dann auf dieselbe Dosierung in Pulverform umstellten und intensivere Ergebnisse erhielten.

Jedoch berichten einige Leute, daß sie Ergebnisse bekamen, als sie 100, 200, 300 und 400 mg Niacin in Tabletten von jeweils 100 mg nahmen; und daß dann, als sie 500 mg in einer einzigen 500 mg-Tablette nahmen, nichts geschah. Als sie jedoch am nächsten Tag 500 mg in 5 Tabletten von jeweils 100 mg nahmen, wurden mit der 500 mg-Dosierung Ergebnisse erhalten.

Wiederum andere berichteten unterschiedliche Ergebnisse von Niacintabletten jeglicher Dosierung, einschließlich der größeren Tabletten größerer Dosierung.

Was effektiv getan wurde, war, Niacintabletten von 100 mg

zu verwenden, bis die Niacindosierung von 1.000 mg erreicht wurde und danach Niacin in Pulverform zu verwenden. Wo dies getan wird, oder wo Niacin ausschließlich in Pulverform verwendet wird, muß das Abmessen exakt vorgenommen werden.

Das Etikett auf einem Behälter für Niacinpulver sollte Anweisungen enthalten, wie der Pulverinhalt gemessen werden soll. Mit den Marken, die verwendet wurden, gab ein Teelöffel 3.000 mg puren Niacins. *Anmerkung:* Dies ist gemäß dem englischen System der Gewichte und Maßeinheiten. Man muß den standardgemäßen Meß-Teelöffel verwenden. In Gebieten auf der Welt, wo das metrische System verwendet wird (und wo „Teelöffel"-Größen unterschiedlich sind), wären 4,9 Milliliter ein Äquivalent zu einem standardgemäß gemessenen Teelöffel.

13

Das Endphänomen des Reinigungs-programms

13

Das Endphänomen des Reinigungsprogramms

Was ist mit „Endphänomen" gemeint?

Als das Endphänomen einer jeglichen Aktion könnten die Indikatoren bezeichnet werden, die anwesend sind, wenn die Aktion vollständig und korrekt abgeschlossen wurde.

Der Zweck des Reinigungsprogramms ist einfach, das Körpersystem zu säubern und von allen akkumulierten Unreinheiten wie Drogen und anderen giftigen chemischen Substanzen zu reinigen, z.B. Lebensmittelkonservierungsstoffe, Insektengifte und Schädlingsbekämpfungsmittel, etc. Für jemanden, der LSD oder Angel Dust genommen hat, würde dies einschließen, daß er jegliche Kristallrückstände aus dem Körper loswird.

Das Endphänomen ist erreicht, wenn das Individuum frei von der restimulierenden Anwesenheit von Rückständen von Chemikalien, Drogen und anderen Giftsubstanzen aus der Vergangenheit ist. Es wird nicht mehr die Wirkungen dieser Unreinheiten in Restimulation geraten fühlen und es gibt normalerweise ein bemerkenswertes Wiederaufleben des allgemeinen Wohlbefindens.

Niacindosierungen beim Abschluß

Gemäß den Forschungsdaten gibt es eine Anzahl von Leuten, die das Programm mit dem vollständigen Endphänomen abgeschlossen haben, wobei die Dosierungen unterhalb von 5.000 mg lagen. Andere sind so hoch wie diese Dosierung gegangen, bevor sie das Programm abschlossen.

Es gibt keine felsenfeste Regel, die irgendwo festgelegt ist, die besagt, daß man sich bis zu 5.000 mg Niacin hocharbeiten müsse, bevor man fertig ist.

Wie man gültige Endphänomene erkennt

Während die Person durch das Reinigungsprogramm geht, sollte man in der Lage sein, eine Verbesserung sowohl in deren physischem Wohlbefinden als auch in ihrem allgemeinen Ausblick auf das Leben zu erkennen, in dem Maße wie sie die angesammelten Gifte aus dem System entfernt.

Das Programm kann offensichtlich nicht als abgeschlossen betrachtet werden, wenn die Person immer noch die Wirkungen vergangener Drogen oder Chemikalien fühlt, die in Restimulation geraten, und es muß in solch einem Fall fortgesetzt werden, bis alle derartigen Manifestationen sich vollständig ausgeschaltet haben.

Gemäß gesammelten Forschungsdaten konnte man beobachten, daß eine Person, die gut auf dem Programm vorankam, mental aufgeweckter und bewußter wurde. Sie begann, genau zu berichten, was vor sich ging, welche Substanz sich anschaltete, welche Unreinheiten und Restimulationen sie auslief. Sie konnte normalerweise bestimmen, wann sie eine Toleranzstufe bei einem gewissen Vitamin erreicht hatte. All dies sind gültige Reaktionen, die im Laufe des Programms auftreten.

Da die Person auslaufen würde, was auch immer da wäre, um sich einzuschalten, würden die Manifestationen Tag um Tag weniger und sie würde einen Punkt erreichen, wo keine weiteren Manifestationen aufkämen. Sie würde erheblich besser aussehen und sich besser fühlen, aufgeweckter und bewußter; sie würde mit guten Gewinnen[1] durchkommen und sie würde häufig wissen und sagen, daß sie sich frei von giftigen Rückständen und deren assoziierten restimulierenden Wirkungen fühlt (wenn auch nicht notwendigerweise in diesem genauen Wortlaut), und selbständig originieren, daß sie das Programm abgeschlossen hat. Mit all diesen Indikatoren könnte man ziemlich sicher sein, daß sie es abgeschlossen *hat.*

Die Menge an Vitaminen und Mineralnährstoffen, körperlicher Betätigung und Schwitzen, die es gebraucht hat und brauchen wird, um dies auf dem Reinigungsprogramm zu erreichen, ist in jedem Fall eine individuelle Angelegenheit.

Drogengeschichte und Abschluß

Die Tatsache, daß man eine schwere Drogengeschichte hat, verlängert nicht notwendigerweise das Programm, obschon dies möglich ist. Wichtiger als alles andere ist, all die Punkte des Programms standardgemäß in Anwendung zu halten, einem gut ausgewogenen persönlichen Stundenplan zu folgen, wobei man genügend Ruhe und Nährstoffe bekommt und den vorgeschriebenen Zeitraum von körperlicher Betätigung und Sauna auf einer routinemäßigen täglichen Grundlage einhält.

1. **Gewinne:** Gewinne oder Erkenntnisse. Gewinne bestehen auch daraus, daß man etwas zu tun beabsichtigt und es tut, oder daß man beabsichtigt, etwas nicht zu tun, und es nicht tut. Wenn man zum Beispiel beabsichtigt, mit seinem Chef bessere Kommunikation betreiben zu können, und diese Fähigkeit erreicht, so ist das ein Gewinn. Oder wenn man beabsichtigt, in Gesellschaft von Mädchen nicht mehr schüchtern zu sein, und dies tatsächlich erreicht, dann ist das ein Gewinn.

Bei einem solchen Zeitplan haben Leute mit verschiedenen Drogengeschichten, einige schwerwiegend, andere leicht, das Programm in achtzehn bis zwanzig Tagen bei fünf Stunden am Tag abgeschlossen, wobei sie die Endphänomen-Mengen an Niacin (und den begleitenden Vitaminen und Mineralnährstoffen) erreichten, die bei verschiedenen Individuen verschieden waren. Einige haben dies in kürzerer Zeit gemacht, andere brauchten länger.

Nach dem Abschließen des Programms

Ein Fortsetzen des Einnehmens der Vitamine, Mineralstoffe, des Öls, des Gemüses und Kal-Mags mit der Minimumrate der empfohlenen täglichen Bedürfnisse in ausgeglichenen Mengen ist weise, nachdem das Programm abgeschlossen wurde. Ein plötzliches Stoppen von derartig starken Vitamindosen kann andernfalls ein Nachlassen der Energie verursachen. Es ist möglich, daß die Person eher mit einem steilen Gradienten herunterkommen sollte als abrupt zu stoppen. Vor allem wo Drogenschäden am Gehirn oder an den Nerven auftraten, braucht der Körper diese Dinge, um sich selbst zu regenerieren. Wenn man nicht fortfährt, die wesentlichen Nährstoffe zu sich zu nehmen, kann es den Anschein eines Nachlassens der Energie ergeben.

Denken Sie daran, daß die Person wahrscheinlich ein ungesundes Leben ohne richtige Nahrung, richtigen Schlaf oder richtige körperliche Betätigung geführt hat. Oder selbst da, wo sie diese Gesundheitsfaktoren in Anwendung hatte, war sie den Verschmutzern und Giftstoffen ausgesetzt, die uns täglich umzingeln. Daher wäre es eine gute Idee, gemäßigte tägliche Disziplinen zu empfehlen, die sich auf die Kost und auf körperliche Betätigung beziehen, so daß die Person gesund bleiben kann. Solche Disziplin ist nicht Therapie; sie ist einfach eine Angelegenheit gesunden Menschenverstands.

Halten Sie fest, daß nach dem Abschluß des Programms die Absicht *nicht* die ist, daß man auf einem Gradienten weniger von *allen* Bestandteilen des Reinigungsprogrammes macht, z.B. weniger Sauna, weniger körperliche Betätigung, weniger Vitamine, usw., jeden Tag, bis man diese Aktionen zu deren völliger Beendigung verringert hat.

Der Vorschlag, der gemacht *wird,* ist der, daß man nicht einfach abrupt aufhört, die zusätzlichen Nährstoffe zu sich zu nehmen, die man zu sich nahm, sondern daß man von den hohen Dosierungen auf einem steilen Gradienten herunterkommt, bis man bei gemäßigten normalen täglichen Dosen anlangt, die gemäß ärztlicher Empfehlung den Tagesbedarf für einen decken. Und zusätzlich dazu kann etwas gemäßigte tägliche körperliche Betätigung einem helfen, gute Gesundheit aufrechtzuerhalten.

Mit all diesen Elementen des Reinigungsprogramms fortzufahren würde darauf hinauslaufen, das Programm selbst jenseits des Punktes eines gültigen Abschlusses fortzuführen, und das ist nicht die Absicht.

Was kommt als nächstes?

Nach dem Abschluß des Reinigungsprogramms ist die Person jetzt in guter Form, um Gewinne von mentalen oder geistigen Verbesserungsprogrammen zu erhalten und optimalen Gewinn aus ihnen zu ziehen.

Daher blicken wir bei dem Reinigungsprogramm nicht auf eine endlose Reise. Wir versuchen einfach, die Drogenablagerungen und Giftrückstände in ihrer Restimulation und Bestärkung von geistigen Eindrucksbildern und umgekehrt zu behandeln. Und indem das Gleichgewicht dieser beiden aufgebrochen wird und die eine Seite davon auf dem Reinigungsprogramm behandelt wird, befreien wir die Person, so daß sie die andere Seite bewältigen kann, die Seite der geistigen Eindrucksbilder.

Letzteres würde auf einem anderen und sehr unterschiedlichen Programm erreicht werden.

Die wichtige Sache ist dabei, daß die Person jetzt frei ist, dies zu erreichen, da sie nicht mehr in der ständigen Wechselwirkung der geistigen Aufzeichnungen der Wirkungen von Drogen und Giftstoffen *und* den körperlichen Auswirkungen der Ablagerungen der Rückstände gefangen ist.

Teil 2

Das Reinigungs-programm: Richtlinien für die erfolgreiche Anwendung

1

Die Verwaltung des Reinigungsprogramms

1

Die Verwaltung des Reinigungsprogramms

Der Vorgang für die Verwaltung des Reinigungsprogramms, wie in diesem Kapitel beschrieben, ist auf die praktische Erfahrung aufgebaut, die aus der Forschung und der Entwicklung der Technologie des Programms gewonnen wurde, sowie auch auf einem großen Versuchsprojekt, im Laufe dessen es an Hunderte von Individuen geliefert wurde. Dieser Vorgang ist für eine in feste Form gebrachte Lieferung des Reinigungsprogramms eingerichtet, trotzdem sind es auch wichtige Daten für die Person, die das Programm macht. Diese Regelungen sollten nicht leichtgenommen oder außer acht gelassen werden.

Warnung

Jemand könnte feststellen, daß Leute, die das Programm verwalten, dazu tendieren, ihre eigenen Liebhabereien oder Hobbys einzuführen, oder daß sie es selber brauchen und eine standardgemäße Lieferung davon vermeiden.

Beispiele davon könnten sein: Ratschläge zu geben, die nur auf der eigenen Meinung oder persönlicher Erfahrung gegründet sind, die in der Veränderung des erforschten Programmverfahrens resultiern; sein Steckenpferd[1] in einigen besonderen

1. **sein Steckenpferd reiten:** sich selbst ausgiebig mit einer Lieblingsneigung oder -Beschäftigung zu befassen.

Lieblingsnahrungen oder Diäten zu reiten; seine eigene persönliche Meinung zu der Wirksamkeit von bestimmten Vitaminen und dem Ausschluß anderer zu geben; die Wichtigkeit der Erhaltung des beschriebenen Stundenplans zu vernachlässigen und Unregelmäßigkeiten, wie beispielsweise unzureichender Schlaf oder unzureichendes Laufen oder unzureichende Zeit in der Sauna zu erlauben oder anzuraten, das Reinigungsprogramm mit anderen Verfahren zu vermischen.

Es ist wichtig, daß jene, die das Programm verwalten, dies ausschließlich und exakt nach den Regelungen, die die Verwaltung bestimmen, ausführen. Wenn ein Individuum berichtet, daß es Schwierigkeiten auf dem Programm hat, ist es wesentlich zu überprüfen, ob irgendwelche derartigen fehlerhaften Ratschläge von wohlmeinenden Freunden oder jenen, die das Programm in einer rein verwaltungsmäßigen Kapazität handhaben, angeboten wurden.

Orientierung des Teilnehmers

Um ein Individuum darauf vorzubereiten, am Reinigungsprogramm teilzunehmen, werden die folgenden Schritte gemacht:

1. Informieren Sie die Person, daß sie eine ärztliche Erlaubnis haben muß, um am Programm teilzunehmen, nach einer ärztlichen Untersuchung durch einen qualifizierten Arzt.

2. Teilen Sie der Person die grundlegende Theorie und die Hauptelemente des Programms mit.

3. Stellen Sie sicher, daß sie die Vorgänge versteht, die befolgt werden müssen, und die Notwendigkeit, sich an

einen regelmäßigen Stundenplan zu halten, daß sie genug Schlaf bekommt und der richtigen Vitamin-Diät folgt.

4. Stellen Sie sicher, daß sie versteht, daß das Programm keine medizinischen Zusätze mit einbezieht, und daß die Vitamine, Öle und Mineralstoffe, die während des Programms eingenommen werden, Nahrung sind, d.h., daß sie Lebensmittel sind, nicht Medizin oder Drogen.

5. Klären Sie die Person über Folgendes auf:

   a. die Notwendigkeit genügend Flüssigkeiten zu nehmen, um die Flüssigkeiten zu ergänzen, die während des Schwitzens in der Sauna verlorengegangen sind, und

   b. wie man Hitzeerschöpfung verhindert und wie man sie behandeln kann, sollte sie vorkommen.

6. Teilen Sie der Person mit, was Niacin ist, was es tut, und welche Reaktionen sie während des Programms erleben kann und warum, ohne Versprechen in bezug auf Ergebnisse zu geben.

7. Stellen Sie sicher, daß sie die Wichtigkeit versteht, das Programm bis zu dessen Abschluß fortzusetzen, sobald sie damit begonnen hat.

8. Bekommen Sie ihr Versprechen, den Instruktionen zu folgen und das Programm abzuschließen und es nicht aufzugeben, weil es unangenehm ist, oder aus Faulheit, oder weil er/sie andere Verabredungen oder Sorgen hat.

9. Veranlassen Sie die Person, eine Verzichterklärung zu unterschreiben, die das Obengenannte einschließt und klar ausdrückt, daß sie dieses Programm auf ihren eigenen Willen hin unternimmt, nachdem sie ordnungsgemäß über den Zweck und den Vorgang des Programms informiert wurde und nachdem sie die ärztliche Erlaubnis bekommen hat, das Programm zu machen.

Das Aufklären aller Mißverständnisse, die die Person haben könnte, bevor sie mit dem Programm beginnt, und zu Beginn nachdrücklich die Standardmäßigkeit zu betonen, mit der dieses Programm befolgt werden muß, ist ein wichtiger Faktor, um die Person reibungslos durch das Programm zu bringen.

Ärztliches Einverständnis ist erforderlich

Bevor der Teilnehmer auf irgendeinem Teil des Reinigungsprogramms gestartet wird, muß er zuerst eine ärztliche Untersuchung und ein schriftliches ärztliches Einverständnis von einem informierten Arzt haben, um das Programm zu machen.

Eine solche Untersuchung würde die Überprüfung des Blutdrucks der Person und eine Überprüfung auf irgendwelche Symptome eines schwachen Herzens oder Blutarmut hin einschließen.

Der Arzt überprüft auch, ob die Person irgendeinen Vitamin- oder Mineralmangel aufweist, den sie haben könnte, und schlägt vor, welche Vitamin- und Mineralstoffergänzungen sie auch immer nehmen sollte, um den Mangel zu korrigieren, zusätzlich zu dem Vitamin-/Mineral-Programm, das im Programm verlangt wird.

Personen, die körperliche Beschwerden haben, die sie verhindern könnten, das standardgemäße Reinigungsprogramm zu machen (d.h. jeder mit einem schwachen Herz oder Blutarmut oder sogar bestimmten Zuständen der Nieren), können ein ähnliches Programm erhalten, das auf einem viel niedrigeren Gradienten gemacht wird.

Schwangerschaft und Stillen

Schwangere Frauen sollten nicht auf das Reinigungsprogramm gegeben werden. Während der Schwangerschaft findet ein bestimmtes Ausmaß an Flüssigkeitsaustausch zwischen der Mutter und dem Fötus via dem Mutterkuchen statt. Giftstoffe, die möglicherweise stillgelegen sind, könnten auf dem Programm freigesetzt werden.

Einige der Giftstoffe könnten in einem Durchfluß von Flüssigkeiten an den Fötus übertragen werden, von der Mutter zum ungeborenen Kind, anstatt ausgeschieden zu werden. Es gibt keinen Grund, die Möglichkeit zu riskieren, das ungeborene Kind den Wirkungen von solchen Giftstoffen zu unterwerfen, die selbst wenn sie da sind, aber stilliegen, den Fötus sonst wahrscheinlich nicht erreichen würden.

Ebenso sollten Mütter, die ihre Babys stillen, das Programm nicht machen, bis das Baby nicht mehr gestillt wird, denn freigesetzte Giftstoffe können durch die Milch der Mutter auf das Baby übertragen werden.

Das Reinigungsprogramm würde von der Mutter nach der Geburt des Kindes gemacht und nach einer abschließenden ärztlichen Überprüfung, die die Mutter für bei guter Gesundheit und für fähig erklärt, das Programm zu unternehmen. Im Falle des Stillens würde das Programm nur dann gemacht, wenn das Baby völlig entwöhnt ist und auf seiner eigenen Formel ist.

Testen

Die Person sollte eine Reihe von Tests machen, und zwar vor und nach dem Reinigungsprogramm. Diese schließen ein: einen Persönlichkeitstest, IQ-Test, irgendwelche Tests bezüglich der Lerngeschwindigkeit, die existieren mögen, sowie jegliche anderen Tests, die ein Bild von der Person vor und nach dem Programm ergeben. Solche Vorher-und-nachher-Tests (zusätzlich zu irgendwelchen Angaben der Person selbst) werden oft dramatische Veränderungen zeigen, die die Person gemacht hat, während sie auf dem Programm war.

Andere Daten werden aufgenommen, bevor der Teilnehmer das Programm beginnt, die natürlich eine Drogengeschichte, Arzneien oder Alkohol, die die Person genommen hat, einschließen, sowie sein Gewicht, Blutdruck, irgendwelche spezifische körperliche Beschwerden oder geistige Beängstigungen und allgemeine Einzelheiten bezüglich des gesamten Gesundheitszustandes der Person.

Der Programm-Fallüberwacher *muß* das Programm täglich sorgfältig überwachen, und dies wird gemacht auf der Grundlage dessen, was der Teilnehmer selbst berichtet, sowie auch bei wirklicher Beobachtung des Teilnehmers, wie es erforderlich ist.

Während die Person auf dem Programm ist, werden ihr die Vitamine einschließlich Niacin, Mineralstoffen und Öl täglich gegeben, und am Ende des Laufens und der Saunazeit gibt der Teilnehmer selbst einen vollständigen schriftlichen Bericht seines Fortschritts ab. Dies wird auf einem täglichen Berichtsblatt gemacht, das ihm zur Verfügung gestellt wird und eine Checkliste von Punkten enthält, über die berichtet werden muß. Das tägliche Berichtsblatt verlangt minimal nach den folgenden Daten:

1. Wie lange er Übungen gemacht hat.
2. Wie lange er in der Sauna geschwitzt hat.
3. Welche Vitamine er genommen hat und in welchen Mengen.
4. Wieviel Niacin genommen wurde (in Milligramm)
5. Welche Mineralstoffe genommen wurden und in welchen Mengen.
6. Wieviele Gläser Kal-Mag genommen wurden.
7. Ob Salz, Kalium oder Bioplasma genommen wurden und in welchen Mengen.
8. Wieviele Gläser Wasser oder andere Flüssigkeiten (außer Kal-Mag) genommen wurden.
9. Das Gewicht an diesem Tage. (Schließen Sie eine Anmerkung über jede Zunahme oder Abnahme des Gewichts ein.)
10. Irgendwelche Somatiken, Restimulationen, Empfindungen, Emotionen, körperliche Veränderungen oder andere Veränderungen oder Geschehnisse, die erlebt wurden.
11. Irgendwelche Gewinne, die die Person an diesem Tag auf dem Programm hatte.

Für jeden Programm-Teilnehmer muß eine individuelle Akte geführt werden. Der Tagesbericht wird beim Programm-Verwalter abgegeben, der ihn mit dem Teilnehmer durchgeht, um sicherzustellen, daß an allen Punkten des Programms festgehalten wurde. Der Verwalter gibt den Bericht dann in die Akte des Teilnehmers und schickt sie zum Programm-Fallüberwacher.

Tägliche aufmerksame Überwachung

Der Fallüberwacher muß den täglichen Fortschritt jeder Person überprüfen und versieht den täglichen Bericht und jegliche medizinischen Berichte mit seinen Initialen, um zu zeigen, daß er sie eingesehen hat. Er schreibt dann Anweisungen, um jegliche falsche Anwendung eines jeglichen Punktes des Programms, wie beispielsweise das Weglassen von Vitaminen, nicht genug Schlaf erhalten, usw., zu korrigieren, er schreibt auch jegliche Erhöhung an Vitamin-/Mineralstoffdosierungen auf, die gemacht werden müssen.

Die Akte wird an den Programm-Verwalter zurückgegeben, der dann jegliche Veränderungen, die mit dem Teilnehmer gemacht werden sollen, aufgreift, wie das Erhöhen von Niacin oder anderen Vitamin- oder Mineralstoffdosierungen. Der Verwalter führt auch alle Anweisungen aus, den Teilnehmer zu korrigieren, wie beispielsweise ihn zurück auf einen regelmäßigen Stundenplan zu bringen, wenn er den nicht eingehalten hat. Er stellt sicher, daß alle Fehler in Ordnung gebracht werden und stellt alle Fragen klar, die der Teilnehmer bei jeder bestimmten Stufe auf dem Programm haben könnte.

Richtige Verwaltung schließt mit ein, daß der Teilnehmer niemals alleine laufen oder in die Sauna geht, sondern diese Aktionen mit einem Partner ausführt.

Aufmerksame Überwachung würde auch mit einschließen, den Blutdruck zu messen und andere Überprüfungen in Abständen während des Programms nochmals durchzuführen, wenn nötig.

2

Entzug von Drogen

2

Entzug von Drogen

Das Reinigungsprogramm wird nicht an jene verabreicht, die aktiv Drogen nehmen, obschon solche Personen das Programm vielleicht sogar noch dringender brauchen als andere. Ein ausführbares Entzugsprogramm für diese Personen muß also dem Reinigungsprogramm vorausgehen.

Ein solches Programm muß drogenfrei sein und würde ein wesentliches Ernährungsprogramm mit einschließen.

Zusätzlich wurden leichte Beratungs-Techniken (Objektive Prozesse[1]), die in den 50iger Jahren entwickelt wurden, um die Aufmerksamkeit einer Person von dem Körper zu extrovertieren, effektiv zur Anwendung gebracht, um Leuten zu helfen, mit einem Minimum an Schmerz durch den Drogenentzug zu kommen.

1. **Objektive Prozesse:** Beratungsverfahren, die einer Person dabei helfen, nach außen zu schauen oder ihre Aufmerksamkeit auf etwas außerhalb ihrer selbst zu richten. *Objektiv* bezieht sich auf äußere Gegenstände, nicht auf die Gedanken oder Gefühle des Individuums. Objektive Prozesse haben mit dem Realen und Beobachtbaren zu tun. Sie verlangen von der Person, daß sie etwas außerhalb ihrer selbst bemerkt oder findet, um die Verfahren auszuführen. Objektive Prozesse lokalisieren die Person in ihrer Umgebung, etablieren direkte Kommunikation, und bringen die Person in die Gegenwart, was ein sehr wichtiger Faktor bei mentaler und geistiger Gesundheit und Fähigkeit ist.

Zusätzlich zu der Verwertung von Kal-Mag in den Heilungs- und Austausch-Prozessen, die im Reinigungsprogramm enthalten sind, stellen Kalzium und Magnesium Mittel zur Verfügung, Leuten, die von Drogen herunterkommen, dabei zu helfen, Entzugserscheinungen zu bewältigen.

Entzugserscheinungen

Der entsetzlichste Teil von harten Drogen herunterzukommen, ist die Reaktion, die Entzugserscheinungen genannt wird. Dies sind die körperlichen und geistigen Reaktionen darauf, daß man nicht mehr Drogen nimmt. Sie sind haarsträubend. Kein Folterknecht hat jemals etwas Schlimmeres aufgebaut. Leute bekommen Krämpfe. Diese können so stark sein, daß der Abhängige vor ihnen Angst bekommt und auf Drogen bleibt. Die Reaktion kann auch den Tod herbeiführen.

Ein Drogenpatient hatte dieses Problem, bis Entzugsverfahren entwickelt wurden:

a. Auf Drogen bleiben, gefangen bleiben und von da an bis ans Ende leiden.

b. Versuche von Drogen herunterzukommen, in der Zwischenzeit fühlte er sich aber so quälend übel, daß er es nicht aushielt.

Es war ein Problem von der Art: tot, wenn du aufhörst, und tot, wenn du nicht aufhörst.

Die Medizin hat es nicht entsprechend gelöst. Psychotherapie hat es zweifellos nicht gelöst.

Die Behandlung von Entzug

Glücklicherweise gibt es jetzt mindestens drei Herangehensweisen für dieses Problem:

1. Leichte Objektive Prozesse können den schrittweisen Entzug erleichtern und ihn ermöglichen.

2. Eine Ernährungstherapie, denn ausreichende Vitamine und Mineralstoffe unterstützen den Entzug.

3. Kalzium und Magnesium, die in der Kal-Mag-Formel eingesetzt werden.

So furchtbar können Entzugserscheinungen sein und die medizinischen und psychiatrischen Bereiche waren so erfolglos in ihrer Behandlung, daß die ganzen Daten über die Verwendung der Kal-Mag-Formel, um den Entzugserscheinungen entgegenzuwirken, weit bekannt sein sollte.

Die Verwendung von Kal-Mag, experimentiert in den frühen 70iger Jahren, um zu helfen, Entzugserscheinungen zu erleichtern, reicht jetzt weit über den Versuchsbereich hinaus. Kal-Mag wurde sehr wirksam während des Entzugs verwendet, um Krämpfe, muskuläre Spasmen, nervöse Reaktionen ernster Natur, die von einem Abhängigen erlebt wurden, während er von Drogen herunterkam, zu erleichtern und ihnen entgegenzuwirken. Der Erfolg dessen Anwendung für Entzugsfälle in Drogenrehabilitationszentren, wie beispielsweise Narconon, ist jetzt gut etabliert. Über Kal-Mag ist berichtet worden, daß es beim Entzug jeglicher Droge wirksam ist, und dessen Wirksamkeit ist am dramatischsten beobachtbar bei Methadon[2]- und Heroinfällen.

---

2. **Methadon:** ein synthetisches Betäubungsmittel, ähnlich wie Morphium, aber mit dem Mund eingenommen, es wird zur Linderung *(Fortsetzung auf der nächsten Seite)*

Methadon greift das Knochenmark[3] und die Knochen an, so daß man normalerweise einer Erschöpfung von Kalzium bei Methadonkonsumenten begegnet, die durch ernsthafte Schmerzen in den Gelenken und den Knochen, Zahnprobleme und Haarprobleme gekennzeichnet ist. Indem man Kalzium in das System gibt (in der sauren Lösung, in der es wirksam werden kann) zusammen mit Magnesium, wegen dessen Wirkung auf die Nerven, hilft es, diese Zustände zu erleichtern.

Es wurde berichtet, daß eine Person, mit der Verwendung von Kal-Mag, von Methadon etwa zwischen zwei Wochen und drei Monaten schneller als ohne dessen Verwendung entzogen werden kann. Dies kann auch für den Entzug anderer Drogen zutreffen.

Da Drogen oder Alkohol das Vitamin B_1 im System schnell verbrennen, hilft es, täglich eine Menge von B_1 zu nehmen, wenn man von Drogen herunterkommt, um Krämpfe, die sehr oft diesen Mangel begleiten, zu vermeiden. Das B_1 muß natürlich von anderen Vitamindosierungen begleitet werden, um ein angemessenes Gleichgewicht von benötigten Nährstoffen zu erhalten. Und dementsprechend werden ausreichende Quantitäten an Kal-Mag gebraucht, sowohl um hervorgerufenen Mineralstoffmangel zu verhindern, als auch um in der Erleichterung und Linderung von Entzug, der von heftigen Schmerzen begleitet ist, Wunder zu wirken.

Täglich ein bis drei Gläser von Kal-Mag, mit dem Essen oder nach dem Essen, *ersetzen jedes Beruhigungsmittel.* Das Kal-Mag

von Schmerzen eingesetzt sowie als ein Heroinersatz, um Heroinsucht zu behandeln. Methadon hat als eine „Lösung" für Heroinsucht versagt, weil Leute anstatt dessen dann vom Methadon abhängig wurden.

3. **Knochenmark:** ein weiches, fettiges Gewebe in den inneren Hohlräumen von Knochen. Knochenmark ist ein Hauptort der Herstellung von Blutkörperchen.

produziert nicht die drogenhaften Wirkungen von Beruhigungsmitteln (die ziemlich tödlich sind).

Da Kalzium und Magnesium Mineralstoffe sind und keine Drogen, fügt man nicht die Wirkungen von Drogen hinzu, an denen die Person sowieso schon leidet. Vielmehr stellt man diese Mineralstoffe zur Verfügung, an denen es sicherlich in solchen Fällen mangelt – und hilft, eine Erleichterung der grauenhaften Wirkungen eines solchen Mangels herbeizuführen.

3

Mehr über Ernährung und persönlichen Stundenplan

3

Mehr über Ernährung und persönlichen Stundenplan

Das folgende Kapitel enthält Daten, dargeboten von weitgefächerten Befragungen und der Überprüfung von Fällen in Bereichen, wo das Reinigungsprogramm seit dessen Freigabe erfolgreich geliefert wird.

Wichtigkeit der Ernährung

Was sich während der Befragungen zeigte, war die Wichtigkeit der täglichen ernährenden Vitamine, Mineralstoffe, Öl, Kal-Mag und Gemüse, und die Rolle, die diese Ernährungsbestandteile in der Behandlung der traumatischen[1] Wirkungen der Restimulation von Drogen und anderen Giftstoffen spielen.

In jedem Bereich wurde beobachtet, wenn irgendwelche von diesen Zusätzen während des Programms fehlten, ausgelassen wurden oder nur sporadisch genommen wurden, im Verstoß gegen die Programm-Regelungen, so könnte dies einen Mangel schaffen oder verstärken, was dann eine Beeinträchtigung in das Programm einführen könnte, die sich auf jede beliebige Art zeigen könnte – schnell müde werden, Mangel an

1. **traumatisch:** quälend; emotional aufwühlend.

Energie, verstimmter Magen, Übelkeit, ein allgemeines „sich nicht wohl fühlen" oder tatsächlich auf die eine oder andere Weise krank werden, um nur einige wenige zu nennen.

Jedes Weglassen dieser standardgemäßen Bestandteile wurde für den Fortschritt und den Zweck des Programms als beeinträchtigend befunden.

Über viele, viele Fälle wurde jetzt berichtet, daß sie das Programm erfolgreich abgeschlossen haben, unter aufmerksamer Überwachung der ernährenden Vitamin- und Mineralstoff-Erhöhungen, die innerhalb der Bereiche sind, die in den ursprünglichen Forschungsdaten angegeben werden.

Viele Bereiche berichten, daß es auch sehr hilfreich war, eine gute Kenntnis von Büchern über Ernährung zu haben, die von der kürzlich verstorbenen Adelle Davis geschrieben wurden, und früher in diesem Text angeführt sind: *Let's Eat Right to Keep Fit (Essen wir richtig, um fit zu bleiben); Let's Get Well (Werden wir doch gesund); Let's Cook it Right (Kochen wir es richtig)* und *Let's Have Healthy Children (Laßt uns gesunde Kinder haben).* (Sie wurden alle ursprünglich von Harcourt, Brace Jovanovich, Inc., 737 Third Avenue, New York, NY 10017 herausgegeben.) Diese zählen zu den am besten anwendbaren und beliebtesten Zusammenstellungen im Bereich von Diät und Biochemie, die bis zu diesem Datum veröffentlicht wurden.

Ignorieren Sie nicht individuelle Toleranzen

Wo individuelle Toleranzen in Betracht gezogen wurden und jegliche Vitamin-Unausgeglichenheit oder jeglicher Vitaminmangel in Ordnung gebracht wurde, so wie es in den Regelungen des Programms festgesetzt ist, wurden die veröffentlichten Größenordnungen in den ursprünglichen Forschungen von den meisten als höchst funktionierend berichtet.

In Gebieten, wo das Programm erfolgreich geliefert wurde, wurden die Originationen[2] einer Person in bezug auf ihre Toleranz, oder Reaktionen auf bestimmte Vitamine niemals ignoriert. Diese werden ständig in Betracht gezogen und eine richtige Lösung wird ausgearbeitet, die mit der Theorie und den Faktoren des Programms, wie es ursprünglich erforscht war, in Übereinstimmung ist.

In berichteten Fällen, wo die Person einige Schwierigkeiten hatte und wo eine nahrungsbedingte Unausgeglichenheit die tatsächliche Ursache der Verstimmung war, gab es stets Verbesserung, wenn die Vitamine und Mineralstoffe richtig, wie oben beschrieben, angeglichen wurden.

Aber es war notwendig, *zuerst* zu bestimmen, ob die Person tatsächlich die Vitamine und andere Nahrungselemente *nahm,* die sie angeblich genommen hat, und in welchen Mengen, oder ob sie sie einfach nur sporadisch genommen hat.

Verantwortung des Teilnehmers

Es ist die Verantwortung der Person, die das Programm unternimmt, jene, die das Programm überwachen, gut über ihre täglichen Aktionen und Ergebnisse zu informieren.

Aus allen berichteten Daten geht hervor, daß es an gewissen Punkten des Programms nicht ungewöhnlich ist, daß einige gegen die größeren Mengen an Vitaminen, die eingenommen werden müssen, protestieren. Der Protest bezieht sich nicht auf Ergebnisse oder Gewinne, sondern einfach

2. **Originationen:** ein neugeprägtes Wort, das Aussagen oder Bemerkungen bedeutet, die von einer Person hervorgebracht werden, die sich auf ihn oder sie, seine oder ihre Vorstellungen, Reaktionen oder Schwierigkeiten beziehen; Kommunikationen, die von der Person selbst originiert wurden.

auf die Mengen, die hinuntergeschluckt werden müssen. Während das Niacin immer auf einmal genommen wurde, wurde in mehreren Bereichen festgestellt, daß es das Beste ist, den Rest der Vitamine in verschiedenen Intervallen, während des Tages, nach Mahlzeiten oder mit kleinen Imbissen zu nehmen. Ein Arzt hat darauf hingewiesen, daß die Aufnahme der notwendigen Nährstoffe auf diese Art besser erreicht wird. Eine Ausnahme dazu sind eines oder mehrere Vitamine oder Mineralstoffe, für die spezifisch vom Arzt empfohlen wurde, sie in bestimmten festgesetzten Intervallen zu nehmen.

Der versteckte „Diät"-Faktor

Ebenso wurde das Datum berichtet, daß es einen versteckten Faktor gibt, nach dem man suchen muß, wenn eine Person Schwierigkeiten hat und der daraus besteht, daß die Person nichts ißt, außer irgend so etwas wie Vitamine, Niacin und nur Joghurt. Oder sie hat einige andere schwerwiegende Veränderungen in ihren Eßgewohnheiten gemacht. Dies wurde in einem Bereich gefunden und erklärte vollständig, warum die Person Schwierigkeiten auf dem Programm hatte. Es wurde dann in Ordnung gebracht, indem das Individuum zurück auf regelmäßige und ausgeglichene Mahlzeiten gebracht wurde.

Mündlicher Austausch kann das Programm durcheinanderbringen

Abweichungen, wie oben angegeben, wurden ziemlich oft als Ergebnis von Austausch mündlicher Daten oder Ratschläge zwischen Teilnehmern auf dem Programm gefunden. Auf dieser Linie muß ein Auge behalten werden, um sicherzustellen, daß das Verfahren wie beschrieben befolgt wird und nicht irgend jemandes andere Version davon oder irgendwelche Experimente, die die Person damit selber macht.

Fragen und Antworten in bezug auf individuelle Stundenpläne

Kann das Programm mit weniger als fünf Stunden am Tag zufriedenstellend abgeschlossen werden? Wo Umstände einige Leute wirklich davon abhielten, das Programm für fünf Stunden am Tag zu machen, hat man es mit einer kürzeren Zeit versucht.

Es wurde festgestellt, daß das Programm in manchen Fällen mit weniger als fünf Stunden pro Tag wirksam abgeschlossen werden kann, vorausgesetzt, die Person *bekommt Gewinne und Veränderungen* auf dem kürzeren Stundenplan.

Die kürzeren Stundenpläne waren im Bereich von 4 Stunden hinunter bis an ein Minimum von 2 ½ Stunden von Gesamtzeit an Laufen und Saunazeit pro Tag. Diese Zeitperiode würde dann wie folgt verwendet werden: Zwanzig bis dreißig Minuten an Laufen und die übrigen zwei Stunden oder so in der Sauna.

Dieselben Gradienten wie mit jedem anderen Stundenplan fanden Anwendung, wenn die Person auf einem täglichen zweieinhalbstündigen Stundenplan war oder darauf begann.

Man muß die Einwilligung des Programm-Fallüberwachers erhalten, um das Programm auf diesem kürzeren Stundenplan zu machen, da hier auch noch andere Faktoren mit einbezogen sind. Jeder ärztliche Ratschlag oder jede ärztliche Anweisung, die besagt, daß die Person auf einem kürzeren Stundenplan sein muß, muß befolgt werden.

Das Programm kann und hat in den meisten Fällen auf einem verkürzten Stundenplan länger gedauert, zum Abschluß zu kommen, aber Ergebnisse von Befragungen zeigen, daß es von ziemlich vielen Leuten erfolgreich gemacht werden kann – auf einem minimalen Stundenplan von zweieinhalb Stunden pro Tag, *vorausgesetzt, daß alle anderen Punkte des Programms standardgemäß aufrechterhalten werden.*

Ist das Ausmaß der Drogengeschichte einer Person ein Faktor für die Zeit, die täglich auf das Reinigungsprogramm verwendet wird? Nach all den bis jetzt zusammengestellten Forschungs- und Befragungsdaten, die ziemlich beträchtlich sind, ist das Ausmaß der Drogengeschichte zweifellos ein Faktor in der Bestimmung, wieviel Zeit ein Individuum täglich auf dem Programm verbringen würde.

Befragungen zeigen ohne Zweifel, daß jene mit schweren oder sogar mittelschweren Drogengeschichten am meisten Vorteile von dem täglichen fünfstündigen Zeitplan hatten. Dieses kann auf Personen mit schweren medizinischen Drogengeschichten, sowie auch jene, die sehr schwere Straßendrogen nahmen, zutreffen.

Wir haben aufgezeichnete Berichte von Personen mit schweren Drogengeschichten, die, trotzdem es ihnen am Anfang des Programms bei zweieinhalb Stunden pro Tag ziemlich gut ging (mit einigen auftretenden Phänomenen, die dann wieder verschwanden), nicht begannen, die Restimulation von tatsächlichen „Trips“ einzuschalten und durch sie hindurchzugehen, bis sie auf einen fünfstündigen Zeitplan gesetzt wurden.

Andere berichteten, daß sie Gewicht darauf legten, in der Sauna zu bleiben, wenn sich irgend etwas eingeschaltet hat, während sie in der Sauna waren (mit kurzen Pausen, um Wasser, Salz, Kalium zu nehmen oder um sich abzukühlen, wenn dies erforderlich war), bis die Manifestation verschwand, und sie kamen dann mit einem guten Gefühl und frisch heraus. Die gleichen Personen berichteten, daß wenn sie die Saunazeit verkürzten, weil sich irgend etwas Unbequemes eingeschaltet hat, sie mit einem schlechten oder dumpfen Gefühl herauskamen, und es dauerte dann länger, durch die Manifestation durchzugehen.

Leute mit sehr leichten Drogengeschichten berichteten auch, daß sie sich ruhiger, wachsamer und fröhlicher fühlten, nach ihrem Maß an Zeit in der Sauna, das lange genug war, um es ihnen zu erlauben, durch die Restimulation oder das Unbehagen, das sich eingeschaltet hat, hindurchzugehen.

Hier ist alles, was es darüber zu sagen gibt, eine Person auf einen Stundenplan zu geben, der ihr erlauben wird, diese Faktoren zu bewältigen, und es wurde als besonders wichtig empfunden, daß jene mit schweren oder mittelschweren Drogengeschichten auf einen angemessenen Stundenplan gegeben werden, so daß sie in der Lage waren, vollen Nutzen aus der Aktion zu ziehen und das erwartete Endphänomen zu erreichen.

Wer bestimmt den Stundenplan? Der Programm-Fallüberwacher entscheidet bezüglich der täglichen Zeitperiode für das Individuum, sollte es irgendwelche Fragen geben, die den täglichen Stundenplan betreffen.

Auf jeden Fall muß die Person, wenn sie auf einem speziellen ärztlichen Programm ist, den Anweisungen des Arztes in bezug auf den Stundenplan folgen.

Die erste Betrachtung bezüglich des Stundenplans ist, was der Person am meisten Gewinne gibt. Die Person macht das Programm, wenn möglich, für fünf Stunden am Tag, und die meisten Leute, die durch das Programm gingen, taten dies auf diesem Stundenplan.

In Fällen, wo ein kürzerer täglicher Stundenplan tatsächlich für die besten Ergebnisse bei einigen Individuen erforderlich war, wurde der Stundenplan entsprechend angepaßt.

In Fällen, wo Personen wirklich nur eingeschränkte Zeit hatten, wurden sie für die minimale zweieinhalbstündige Zeitperiode pro Tag erwogen, denn es ist wichtiger für sie, das Programm zu machen, als es ihnen zu verweigern. Aber es war notwendig sicherzustellen, daß jede Person auf einem kürzeren täglichen Stundenplan Fortschritt machen konnte und Fortschritt machte, als sie damit fortfuhr, und wenn sie nicht Fortschritt machte, gab man sie dann auf das Programm, das für sie angemessen war.

Einige, die mit zweieinhalb Stunden pro Tag begannen, verlangten, daß sie auf die fünfstündige Periode gegeben wurden. Es gab auch Fälle, wo Leute auf dem kürzeren Stundenplan starke Restimulationen von Drogen bekamen, die sie auf der kürzeren Periode nicht bewältigen konnten, und als sie auf fünf Stunden umwechselten, ging es ihnen wesentlich besser. Dies kann anscheinend bei Konsumenten von Straßendrogen oder medizinischen Drogen auftreten, was im Gedächtnis behalten werden muß. Die schwereren Drogenfälle wurden, wann auch immer möglich, von Anfang an auf den fünfstündigen Zeitplan gegeben.

Der korrekte Gradient war wiederum das Schlagwort, wie in allen anderen Aspekten des Programms.

Die Überwachung von Fällen auf dem Programm wird nicht routinemäßig gemacht, sondern würde stattdessen immer auf einer individuellen Grundlage gemacht, wobei das Individuum niemals weiter gedrängt wird, oder gedrängt wird schneller zu machen, als es das kann. Es anders zu machen, wäre eine Verletzung der Technologie des Programms und verletzt die erforderlichen Gradienten.

Die erfolgreiche Aktion war, die Person auf einen Stundenplan zu geben, wo sie Gewinne hat und Veränderungen aufweist, und fähig ist, die Dinge, die auftauchen, zu bewältigen und dann sicherzustellen, daß sie diese Menge an Zeit täglich auf dem Programm ist, und *vorzugsweise auch täglich zur selben Zeit.* Die Regelmäßigkeit des Stundenplans spielt eine große Rolle dabei, das Programm reibungslos und wirksam abzuschließen.

Das Abweichen von einem regelmäßigen Stundenplan

Einer der Faktoren, die im Laufe dieser Befragung näher untersucht wurden, war, ob es für die meisten Leute eine allgemeine Saunazeitgrenze (innerhalb der empfohlenen fünf Stunden) gibt, nachdem die Person müde geworden ist, und weniger Nutzen aus den restlichen Zeitperioden zog.

Mit „weniger Nutzen" ist einfach gemeint, daß nichts passiert, aber wenn die Person die Periode auf einer „jetzt sollte ich"-Grundlage erträgt, auch wenn sie müde ist, empfindet sie, daß sie alles tat, was sie an einem Tag tun konnte.

In den Fällen, wo das Programm sehr standardgemäß ausgeführt wurde, gab es keine Berichte von Müdigkeit, die einsetzte, bevor die fünf Stunden vorbei waren (d.h. Müdigkeit, wegen der langen Zeit, die in der Sauna verbracht wurde). Mehrere Fälle berichteten, daß sie Müdigkeit als Teil einer Restimulation der Drogenreaktionen, usw., erfuhren, aber sie waren in der Lage, es als solche zu erkennen, und sie in der fünfstündigen Periode zu durchlaufen.

Jedoch gab es aber auch eine Anzahl von Berichten von Individuen, die besagten, daß sie innerhalb der fünf Stunden in der Sauna müde wurden, und daß sie keine ·Gewinne von diesem Punkt der Ermüdung an hatten. Die berichteten täglichen Zeitgrenzen für Gewinne dieser Fälle variierten sehr von einer Person zur anderen, die berichteten Grenzen lagen in einem Bereich von vier Stunden bis hinunter zu zweieinhalb Stunden und weniger. Die individuelle Drogengeschichte scheint nicht ein Faktor zu sein, da die Berichte von Personen kamen, deren Drogengeschichten in den Bereichen von schwer bis hinunter zu fast keinen Drogen, medizinisch oder sonst irgendwie, lagen.

Diese Fälle wurden sorgfältig eingesehen und sobald alle zweckdienlichen Daten untersucht waren, zeigten sich Abweichungen von den standardgemäßen Verfahren des Programms.

Die Abweichungen, die gefunden wurden, waren (Reihenfolge nach Häufigkeit):

a. Nicht genug Schlaf.

b. Unausreichendes Einnehmen von Salz, Kalium oder Bioplasma während der Zeit in der Sauna oder vor dem Laufen, *oder* eine Kombination von (a) und (b).

c. Ließ an diesem Tag die Vitamine aus, hielt Vitamine und Mineralstoffe knapp und nahm diese sporadisch ein.

d. Ein unaufgedeckter und/oder unbehandelter Vitamin- oder Mineralstoffmangel.

Die Berichtigung dieser Faktoren bewirkte für das Individuum einen reibungsloseren Fortschritt und erheblich verbesserte Ergebnisse.

Reaktionen

Bestenfalls könnte jeder der oben angeführten Faktoren oder Unterlassungen dazu führen, daß die Person sehr schnell müde wird, nicht notwendiges Unbehagen erfährt, begrenzte Gewinne pro Stunde erhält und das Programm unnötig verlängert.

Wenn eine Person auf *jedem* Stundenplan berichtet, daß sie an einem bestimmten Punkt müde ist und nur sehr wenig oder gar keine Gewinne in einer Stunde nach diesem Punkt hat, dann muß man bestimmen, ob eine Anpassung der täglichen Zeitperiode erforderlich ist. Aber wie festgestellt wurde, würde man *zusätzlich und immer* genau untersuchen, was die Person in jedem Abschnitt des Programms gemacht hat und berichtigt jegliche Abweichungen.

Abweichungen von anderen Gesichtspunkten der Verfahrensweise würden die Gewinne verringern, bis diese Abweichungen behandelt sind, ungeachtet dessen, ob die Person auf dem maximalen oder minimalen Stundenplan ist.

Unterbrechung des Programms

Der wahrscheinlich größte alleinige Faktor, der gefunden wurde, der die Person bis zu einem erfolgreichen Abschluß des Programms reibungslos Fortschritt machen läßt, war die Regelmäßigkeit der Aktionen. Dies schließt die Regelmäßigkeit des Stundenplans für das Laufen und die Sauna, Ernährung und Schlaf mit ein.

Wo irgendein Teil des Verfahrens fehlerhaft gemacht wurde, warf es die anderen Teile hinaus, oder es gab diesen Anschein, und die Auswirkung könnte für den Fallüberwacher oder den Arzt und andere, die bei der Verwaltung des Programms helfen, ziemlich rätselhaft sein.

Wenn Leute, denen es sonst gut ging, dann aber begannen, hier und da einen Tag auszulassen, oder die tägliche Programmzeit kurz zu halten oder zu verkürzen oder nicht genug Schlaf zu bekommen, so hat das gemäß Beobachtungen aus erster Hand, zusammengeholten Daten und Befragungen, normalerweise Verstimmungen auf irgendeine Weise ergeben. Sie begannen zu berichten, daß sie „sich nicht gut fühlen", oder sie fühlten sich „kränklich" oder sie wurden tatsächlich nach einigen Unregelmäßigkeiten oder Unterbrechungen der Routine krank. Wo dies vorkam, waren das Unbehagen oder die Verstimmung viel größer bei denen, die eine schwere Drogengeschichte aufwiesen.

Eine mögliche Erklärung dafür ist, daß der Prozeß unterbrochen wurde und man eine Ansammlung von Drogen und anderen toxischen Wirkungen erhält, anstatt deren routinemäßiger Freilassung im gleichen Ausmaß, wie wenn die Person auf dem Stundenplan ist. Deshalb könnte die Person einer Aufstokkung der restimulativen Wirkungen dieser Dinge in einem Ausmaß ausgesetzt sein, das nicht leicht von ihr bewältigt werden kann, und das könnte mit der Fortsetzung eines fehlerhaften Stundenplans noch weiter verschlimmert werden.

Die Behandlung dafür war, die Person auf oder zurück auf das Programm zu bekommen, mit einem angemessenen und voraussehbaren täglichen Ernährungsprogramm, und dieses bis zum Abschluß des Programms aufrechtzuerhalten.

Was hier besonders betont wurde, war, daß in diesen sowie auch anderen Teilen des Reinigungsprogramms es daran liegt, ob eine Person den normalen und allgemeinen Regeln für gute Gesundheit folgt. Sie würde dann in der bestmöglichen Verfassung sein, um die Gewinne zu erfahren, die für sie verfügbar sind.

4

Das Abschließen des Programms: Fragen und Antworten

4

Das Abschließen des Programms: Fragen und Antworten

Während der breiten Umfrage, die einige Monate nach der erstmaligen Freigabe des Reinigungsprogramms gemacht wurde, kamen verschiedene Fragen und Situationen auf, die sich auf das gültige Abschließen des Programms bezogen. Diese sind hier mit eingeschlossen, so daß diese Daten breit bekannt sind.

Niacinreaktion beim Abschließen

Eine der am häufigsten gestellten Fragen war:

Kann das Programm als abgeschlossen betrachtet werden, wenn die Person das Endphänomen erreicht zu haben scheint, und keine Reaktion oder Manifestation sich einschaltet oder keine andere Veränderung mehr eintritt, die Person aber immer noch ein leichtes Resultat von 5.000 mg Niacin bekommt?

In solch einem Fall könnte die Person in einem Fehler in den frühen Stadien des Programms steckengeblieben sein, was in einer vollständigen Überprüfung ihrer Programmgeschichte aufgezeigt würde. Man könnte ihre Akte vollständig untersuchen, vor allem in bezug auf Mineralstoffe und Vitamine, welche Wirkung sie hatten, ob die Dosierungen standardgemäß waren und im richtigen Gleichgewicht zueinander gehalten wurden, ob das Programm standardgemäß verwaltet wurde und es standardgemäß und regelmäßig eingehalten und befolgt wurde.

Der Teilnehmer sollte ebenfalls interviewt werden und man könnte Abweichungen vom Programm finden, wie zum Beispiel, daß er „Gemüse nicht mag und niemals welches ißt", oder daß er Schwierigkeiten hat, das Öl einzunehmen, also läßt er es aus, oder andere ähnliche Weglassungen.

Mit anderen Worten, Teile des Programms können verletzt worden sein und dies könnte sich in der Manifestation äußern, die oben beschrieben wurde. Wenn das Programm nicht vollständig standardgemäß gemacht wurde, könnte man solch eine Situation erhalten.

Es mag sein, daß die Person einen Mangel hat, der übersehen und nicht behandelt wurde, und daß dieser Mangel somit eine Art Steckenbleiben schafft. Der Punkt hier ist der, daß es einen unbehandelten Mangel geben könnte, der eine vollständige Entladung der giftigen Rückstände nicht ermöglichen würde.

Wenn die Akte Unregelmäßigkeiten aufweisen würde, würde man eine ärztliche Überprüfung durchführen lassen, um zu bestimmen, ob ein Mangel vorliegt und diesem abhelfen, sollte dies der Fall sein. Dafür zu sorgen, daß dies erledigt wird und sicherzustellen, daß mit dem Programm fortgefahren wird, wobei all dessen Reglementierungen sich standardgemäß in Anwendung befinden, sollte zu einem erfolgreichen Abschluß führen.

Man darf jedoch nicht die Möglichkeit übersehen, daß die Person einfach noch mehr auf dem Programm zu tun haben könnte.

„Overrun"[1]

Es gibt eine andere Möglichkeit, und das mag wohl die häufigste sein, nämlich, daß man das Endphänomen erreicht hat, jenseits desselben weitergemacht hat und jetzt auf die Aktion einen „Overrun" macht. Wenn man das Programm standardgemäß durchgeführt hat und früher Zeichen eines gültigen Abschließens gezeigt hat, die unbemerkt vorübergingen und unbestätigt blieben, so gibt es die Möglichkeit, daß man mit dem Programm fertig ist, trotz der Tatsache, daß man immer noch ein leichtes Resultat von 5.000 mg Niacin erhält.

Es ist möglich, Overrun auf das Programm zu machen, wenn man sich nicht gut dessen bewußt ist, wonach man beim Endphänomen suchen muß. Es gab Fälle von Overrun, bei denen das Programm einige Wochen lang bei 5.000 mg (5 Gramm) Niacin fortgesetzt wurde, wobei nichts mehr sich anschaltete, außer einem sehr leichten Niacinwallungs-Effekt. Und es gab ähnliche Fälle von Overrun, die bei weniger als 5.000 mg Niacin auftraten.

Es gibt hier die Möglichkeit, daß wenn der Abschlußpunkt des Programms (alle Drogen- und Giftrückstände vollständig ausgeschwitzt) erreicht und übergangen wurde, die Person

1. **Overrun:** der Zustand eine Aktion oder eine Reihe von Aktionen jenseits des optimalen Punktes fortzusetzen, oder jenseits des Punktes, wo diese Aktion aufgehört hat, eine Veränderung zu verursachen.

dann beginnen könnte, eine Niacinwallung zu dramatisieren.[2] Dieser Zustand neigt dazu, steckenzubleiben, da er nicht bestätigt wurde, oder nicht angezeigt wurde, daß er geendet hat. Das ist einfach eine gebildete Vermutung in bezug auf eine der möglichen Ursachen der Situation. Aber es hat sich auch aus sorgfältigen Studien mehrerer aufgezeichneter Fälle ergeben, wo ein Übergehen des Endphänomens und Overrun auftraten.

Nachdem die Person sich für einige Zeit auf dem Programm befand, gute Veränderungen durchgemacht hat und jetzt alle Indikatoren zeigt, die darauf schließen lassen, daß sie fertig ist, so ist es wirklich ein Overrun, sie sechs oder sieben Tage lang auf dem Programm fortfahren zu lassen, ohne daß sich bei irgendeiner Dosierung irgendwelche Wirkungen zeigen. In einigen Fällen scheint es, daß 5.000 mg Niacin nichts tun, was 3.500 mg Niacin nicht taten.

Um es nochmals zu wiederholen: der Abschluß des Programms kann mit Dosierungen von 5.000 mg Niacin und auch mit weniger als 5.000 mg Niacin erreicht werden, und dies ist auch getan worden. Sobald die Drogen- und chemischen Rückstände bewältigt wurden, sind sie bewältigt. Die Person wird den Unterschied fühlen. Die Dosierung zu steigern entdeckt nicht notwendigerweise mehr, was behandelt werden muß. Und die Person jenseits des gültigen Abschlusses weitermachen zu lassen, kann die ganze Sache steckenbleiben lassen und kann eine leichte Wirkung wie eine Dramatisation hervorrufen,

2. **dramatisieren:** im Handeln etwas wiederholen, was einem in der Erfahrung geschehen ist; jetzt etwas wiederspielen, das damals geschah. *Dramatisation* ist die vollständige oder teilweise Duplikation des Inhaltes eines geistigen Eindrucksbildes durch eine Person in ihrer gegenwärtigen Umgebung. Das Ausmaß der Dramatisation steht im direkten Verhältnis zu dem Grad an Restimulation der geistigen Eindrucksbilder, die sie verursachen. Wenn das Individuum dramatisiert, verhält es sich wie ein Schauspieler, der seine diktierte Rolle spielt und der durch eine ganze Reihe von irrationalen Handlungen geht. *Siehe auch* **geistiges Eindrucksbild** und **Restimulation** im Glossar.

entweder sporadisch oder jedesmal, wenn das Niacin genommen wird.

Dies kann dann für die Person selbst und für diejenigen, die das Programm überwachen, verwirrend werden. Wenn der Overrun fortgesetzt wird, werden Sie feststellen, daß die Person weniger aufgeweckt oder niedergeschlagen wird, selbst wenn dies nur in geringem Maße eintritt. Das allgemeine Erscheinungsbild und das Verhalten der Person werden ein wenig weniger aufgeweckt sein, sie kann ein bißchen entmutigt werden. Sie kann jetzt versuchen, irgendeine Wirkung zu produzieren, die da nicht gehabt werden kann, und fängt an zu fühlen, daß die Aktion unabschließbar ist. Gewiß wird sich die Person in bezug auf das ganze Verfahren weniger begeistert fühlen und kann anfangen, dagegen zu protestieren. Das Bild sieht jetzt so aus, als ob das Programm unvollständig wäre, während die Person tatsächlich das Endphänomen erreicht hat, einen Punkt erreicht hat, wo sie sich großartig fühlte, keine weiteren Manifestationen irgendeiner Art bekam (sei es nur für einen Tag) und diese Tatsache wurde nicht bestätigt, sondern übergangen. Overrun-Phänomene setzen dann ein. Die Lösung ist die, der Person den Abschluß des Programms zu bestätigen und damit aufzuhören.

Overrun kann auch auf eine ganz andere Art und Weise eintreten. Ein Programm-Fallüberwacher berichtete, daß er Fälle hatte, wo die Person allen Indikatoren gemäß fertig war und sagte, daß sie fertig war, aber noch ein wenig weitermachen wollte, „nur um sicherzugehen“. Wenn man es diesen Fällen gestattet weiterzumachen, gehen sie sofort in Overrun-Phänomene hinein. Sie bekamen keine Veränderung mehr und wurden irgendwie entmutigt. In jedem dieser Fälle ist das Endphänomen tatsächlich zu dem Zeitpunkt erreicht worden, als die Person sagte, sie sei fertig.

Somit scheint es, daß es auf dem Reinigungsprogramm nicht gut tut, jenseits des Punktes eines wirklichen Abschlusses fortzufahren. Sollte dies geschehen, so wird es einfach dadurch in Ordnung gebracht, daß man die Person erkennen läßt, wann sie das Programm *tatsächlich* abschloß, dies dann vollständig bestätigt und das Programm beendet.

Eine andere Frage, die mit einer gewissen Häufigkeit auftrat, ist:

Was würde es erklären, daß jemand, der das Programm wirklich abgeschlossen hat, ohne eine Niacinreaktion bei 5.000 mg (oder weniger) zu haben, dann kurze Zeit darauf eine Reaktion bei geringeren Niacindosierungen hat?

Solch eine spätere Reaktion, wo die Person das Programm tatsächlich standardgemäß abgeschlossen *hat,* mit dessen korrektem Endphänomen, bedeutet nicht, daß das Programm nicht abgeschlossen wurde.

Um diese Reaktion zu verstehen, braucht man ein gutes Verständnis von geistigen Eindrucksbildern und wie sie funktionieren. Die spezifischen Daten darüber, was in diesen Fällen geschah, können ziemlich unterschiedlich sein, aber womit Sie es hier im allgemeinen zu tun haben, ist, daß es eine Umgebungsverschiebung oder -Veränderung gab, die eine andere Art von Restimulation geistiger Eindrucksbilder hervorrief.

Zu allererst leben wir in einem zweipoligen, zweiterminaligen[3] Universum. Es bedarf zweier Terminale, positiv und negativ, um Elektrizität herzustellen. Magnete sind ebenfalls

3. **zweiterminalig:** aus zwei Terminalen bestehend. *Terminal:* irgendein Punkt ohne Form oder mit jeglicher Form oder Dimension, von dem aus Energie fließen kann oder durch den Energie empfangen werden kann.

ein Beispiel des zweipoligen Aspekts dieses Universums: Jeder Magnet hat einen Nordpol und einen Südpol, die einander anziehen und ein magnetisches Feld schaffen. Dieses Phänomen kann man beim Verstand auch in Aktion sehen – die geistigen Eindrucksbilder einer Person reagieren nicht von sich selbst aus ständig auf die Person; dies geschieht nur, wenn ein geistiges Eindrucksbild durch irgendeinen Faktor in der gegenwärtigen Umgebung restimuliert wurde, der diesem geistigen Eindrucksbild zum Teil ähnelt.

Es bedarf einer zweiterminaligen Situation, um etwas stekkenbleiben zu lassen. Auf dem Reinigungsprogramm haben wir es mit einer dualen Situation zu tun: zum einen die tatsächlichen Drogen- und toxischen Restbestände im Körper und zum zweiten die geistigen Eindrucksbilder des Individuums von den Drogen und biochemischen Substanzen und ihren Rückständen und die Erfahrungen des Individuums, die aus ihren Wirkungen hervorgingen.

Wie in früheren Kapiteln dieses Buches besprochen wurde, sind die beiden Zustände in perfektem Gleichgewicht aufgehängt und wirken gegeneinander.

Auf dem Reinigungsprogramm zerbrechen wir dieses Gleichgewicht, indem wir die wirklichen toxischen Ablagerungen aus dem Körper herausspülen. Wenn die toxischen Ablagerungen weg sind, hört der steckengebliebene Zustand der zwei Zustände auf zu existieren. Dies gestattet dann der fortwährenden Restimulation der geistigen Eindrucksbilder, aufzuhören zu existieren.

Aber was geschieht, wenn die Person eine Niacinreaktion erlebt, kurz nachdem sie das Programm gültig abgeschlossen hat? Was könnte ein solches Phänomen verursachen?

Das Reinigungsprogramm ist entwickelt worden, um die tatsächlichen giftigen Rückstände zu behandeln, die in den Geweben abgesetzt sein können, die durch ihre Gegenwart und ihre restimulierenden Wirkungen den mentalen und geistigen Fortschritt einer Person verhindern oder verlangsamen könnten.

Das Reinigungsprogramm ist *nicht* dafür gedacht, die geistigen Eindrucksbilder eines Individuums zu behandeln, die mit Drogen und toxischen Substanzen in Verbindung stehen. Nachdem das Programm abgeschlosen ist, mögen diese sich nicht notwendigerweise aufgrund der Anwesenheit toxischer Rückstände in Restimulation befinden – aber sie sind immer noch da und können noch durch *andere* Faktoren restimuliert werden.

Ein Beispiel dafür wäre jemand, der das Reinigungsprogramm abgeschlossen hat, aber der immer noch täglich Niacin nimmt, der immer noch die geistigen Eindrucksbilder eines vergangenen Sonnenbrandes restimuliert, indem er Zeit draußen an der Sonne verbringt. Wenn diese geistigen Eindrucksbilder wieder aktiv sind, kann er eine Wallung erleben, wenn er seine tägliche Dosis an Niacin nimmt.

Dies bedeutet nicht automatisch, daß das Programm nicht wirklich abgeschlossen war. Es bedeutet meistens einfach, daß ein geistiges Eindrucksbild oder geistige Eindrucksbilder aktiv geworden sind – nichts worüber man alarmiert sein muß, da sie in den meisten Fällen nach kurzer Zeit einfach wieder inaktiv werden; drei bis zehn Tage sind das am häufigsten beobachtete Zeitintervall. Man kann mit diesen geistigen Eindrucksbildern mit Scientology[4]-Beratung auf wirksame Weise verfahren, aber

4. **Scientology**: die Philosophie Scientology. Sie ist die Lehre vom geistigen Wesen in seiner Beziehung zu sich selbst, zu Universen und zu anderem Leben und die Förderung des geistigen Wesens in dieser Beziehung. *Scientology* kommt von *scire*, „wissen im vollsten Sinn des Wortes", und *logos*, „Lehre". In sich selbst bedeutet

solch eine Behandlung ist jenseits der Reichweite des Reinigungsprogramms und dieses Buches.

„Das Hasenpanier ergreifen"

Überwacher berichten, daß es einige Fälle gab, die „das Hasenpanier ergreifen wollten" (davor weglaufen wollten, das Programm bis zum Abschluß fortzusetzen, weil es unbequem war oder aufgrund anderer Betrachtungen.) Diese Leute bestanden darauf, nach sehr wenigen Tagen mit einer niedrigen Niacindosierung fertig zu sein, wenn wenig oder gar nichts sich bislang eingeschaltet hatte. Aber diese Fälle waren selten und wurden leicht aufgespürt und in Ordnung gebracht, indem man sie zu einem besseren Verstehen des Programms und dessen Ziel brachte. In zwei solchen Fällen, wo man es ihnen fälschlicherweise gestattete, den Abschluß nach einer zu kurzen und knappen Zeitdauer zu attestieren, gingen beide in eine Drogenrestimulation, die routinemäßig auf dem Programm hätte bewältigt werden sollen und dort bewältigt worden wäre. Nachdem diese Fälle mit ärztlichem Beitrag vollständig überprüft wurden, wurden sie wieder auf das Programm gesetzt und machten es korrekt fertig.

Nach Berichten zu urteilen, einschließlich der vielen persönlichen Berichte, die erhalten wurden, ist bei weitem die Mehrzahl der Teilnehmer ungeduldig, die Zustände, die auf dem Reinigungsprogramm auftreten können, zu erleben, zu behandeln und zu befreien. Sie berichten Drogen, Arzneien, anästhetische Mittel, Alkohol, Restimulation verschiedener anderer biochemischer Reaktionen und Somatiken oder andere

das Wort buchstäblich „wissen, wie man weiß". Scientology ist eine „Route", ein Weg, im Gegensatz zu einer Abhandlung oder einem Wissensgebäude, das eine Reihe von Behauptungen aufstellt. Durch die Übungen und das Studium der Scientology kann man die Wahrheit für sich selbst herausfinden. Die Technologie ist daher nicht als etwas dargelegt, was man glauben soll, sondern als etwas, was einem zu *tun* gegeben wird.

Manifestationen, die sich einschalten, sich entladen und verschwinden, und sie berichten sie alle mit Begeisterung und mit großer Erleichterung – und suchen nach mehr! Solche Fälle werden oft wissen und es Ihnen sagen, wann sie ehrlich das Endphänomen erreicht haben.

Zu versuchen „alles" zu behandeln

Was bei dem Programm auch vorkam, ist der seltene Vogel,[5] der versuchen oder erwarten würde, alles auf diesem Programm in Ordnung zu bringen, das jemals mit ihm verkehrt war und der nach irgendeinem Ergebnis suchte, das über dem und jenseits dessen lag, was das Reinigungsprogramm zu erreichen konzipiert ist. Solch einem Fall müßte man ein sehr gründliches Verstehen des Programmes und des exakten Zweckes des Programms vermitteln, und der Fortschritt dieser Person würde während des Programms sehr sorgfältig überprüft. Es ist möglich, daß wenn die Drogenrückstände aus dem Körper freigegeben werden, andere körperliche Zustände, an denen die Person leidet, mit gutem Erfolg behandelt werden können.

Es wurde als wichtig befunden, es jedem Teilnehmer real zu machen, daß alles, wonach man hier suchte, ist, daß die Person frei von Drogen und toxischen Rückständen und deren restimulierenden Wirkungen ist, so daß wirkliche mentale und geistige Gewinne möglich gemacht werden.

Es ist Sache des Programm-Fallüberwachers jeden Fall unter seiner Obhut zu kennen, mit dem Fortschritt jedes Falles vertraut zu sein, medizinische Verbindungslinien funktionsfähig zu halten, und die Indikatoren gut zu kennen, die erwartet werden müssen, wenn die Person das Endphänomen erreicht hat, so daß es bestätigt und bekräftigt werden kann.

5. **Vogel:** eine Person, vor allem eine, die irgendwie sonderbar ist.

Andere Tips zur Handhabung

Bei der erfolgreichen Anwendung des Programms würden jegliche schlechte Indikatoren, fremdartige oder seltsame Indikatoren oder Verstimmungen immer aufgegriffen und sogleich in Ordnung gebracht werden.

Wenn die Person sich in der Sauna in einer schweren Restimulation befindet und einfach ohne Unterbrechung durchkommen möchte, so würde man sie nicht zwingen oder hetzen, sondern man würde es ihr gestatten, leicht und schrittweise durchzugehen, mit ihrer eigenen Geschwindigkeit und dann würde sie am anderen Ende wohlbehalten herauskommen. Laut Berichten wissen die meisten Leute, wann sie sich in einer Drogenrestimulation befinden und werden Ihnen dies sagen.

In einem Fall, wo die Ursache der Verstimmung nicht sofort offensichtlich war, würde der Programmverwalter sich einfach mit der Person zusammensetzen und es besprechen, um herauszufinden, was vor sich geht.

Was gut funktionierte, war, den Teilnehmer alle Punkte des Programms nochmals durchlesen zu lassen, oder den Verwalter jeden dieser Punkte mit ihm besprechen zu lassen, und die Person selbst würde dann sehr oft erkennen und anzeigen, wo sie vom Gleis abkam. Und in den meisten Fällen würde sie recht behalten. Es war sehr oft der Fall, daß etwas abgeändert, hinzugefügt oder weggelassen wurde und dies würde man dadurch lösen, daß man die Person zurück auf das richtige Programm bringt und sie es gemäß den Vorschriften machen läßt.

Wenn es sich nicht aufzulösen scheint, ratet oder experimentiert man nicht herum. Die Person muß eine medizinische

Überprüfung erhalten und jegliche nötige Anpassung des Programms wird dann zur Anwendung gebracht.

Zusammenfassung

Zusammenfassend kann gesagt werden, daß gefunden wurde, daß es eine Vielzahl von Arten und Weisen gibt, wie man von dem korrekten Verfahren abweichen kann. Und die Wirkungen eines solchen Abweichens können einander ähnlich sein oder ähnlich scheinen. Dies kann einige Fälle in der Tat kompliziert aussehen lassen – unnötigerweise. Man hat also auch gefunden, daß es sehr wichtig ist, den Teilnehmer zu Beginn des Programms über die standardgemäßen Aktionen des Programms zu belehren und dann alles Mögliche zu tun, um diese Standardgemäßheit während des ganzen Programms zu bewahren.

5

Drogen: ihre Auswirkungen und Manifestationen

5

Drogen: ihre Auswirkungen und Manifestationen

Auf dem Reinigungsprogramm treten verschiedene Manifestationen auf und diese können sich von Person zu Person unterscheiden.

Alles, von einem Insektenbiß bis zu einer vollständig entwickelten Restimulation eines LSD-Trips kann sich einschalten und diese Restimulationen laufen sich selber durch und verschwinden, wenn mit dem Programm weitergemacht wird.

Um diese Manifestationen vollständig zu verstehen, ist es zunächst notwendig zu wissen, was Drogen wirklich *tun*.

Drogen sind Gifte

Drogen sind im Grunde Gifte. Ihre Wirkung wird von der eingenommenen Menge bestimmt. Eine kleine Menge wirkt stimulierend. Eine größere Menge wirkt als Sedativum.[1] Eine noch größere Menge wirkt als Gift und kann tödlich sein. Dies gilt für jede Droge. Jede Droge hat eine andere Menge, bei der sie zu diesen Ergebnissen führt.

1. **Sedativum:** eine Droge, die dafür gedacht ist, Aufregung, Nervosität oder Zustände von Gereiztheit zu verringern.

Einige Drogen haben eine direkte und spezifische Wirkung auf den Verstand einer Person. Marihuana, Peyotl,[2] Morphium, Heroin, usw. schalten offenbar die geistigen Eindrucksbilder ein, in denen man feststeckt und schalten sie sehr heftig ein. LSD, welches ursprünglich für psychiatrischen Gebrauch entwickelt wurde, kann Berichten zur Folge aus normalen Leuten Schizophrene[3] machen.

Obschon Drogen von Süchtigen in dem Maße als wertvoll betrachtet werden, wie sie eine „gewünschte Wirkung" hervorrufen, ist eine Person, die unter Drogen steht, für andere in ihrer Umgebung gefährlich, weil sie Perioden hat, in denen sie geistig wegtritt. Sie unterliegt unrealen Vorstellungen und Täuschungen, die sie aus der Gegenwart[4] entfernen.

Drogen und Regression

Drogen neigen dazu, eine Person dazu zu bringen zu regressieren. Das heißt, sie neigen dazu, sie aus der Gegenwart hinaus und in ihre Vergangenheit zu werfen. Sie können eine Person in Zeiträume ihrer vergangenen Erfahrungen feststekken. Oft sind dies vergangene Erfahrungen mit Drogen, Alkohol oder Medizin.

2. **Peyotl:** eine halluzinogene Droge, die aus den getrockneten, knopfartigen Spitzen einer Art von mexikanischem Kaktus gewonnen wird.

3. **Schizophrener:** *(Psychiatrie)* eine Person, die *Schizophrenie* hat; eine größere geistige Störung, die auf typische Weise durch eine Trennung der Denkprozesse und Emotionen gekennzeichnet ist. Eine Verzerrung der Realität, die von Wahnvorstellungen und Halluzinationen begleitet wird, eine Spaltung der Persönlichkeit, motorische (die mit Muskelbewegungen zu tun haben) Störungen, seltsames Benehmen, usw. Das Wort *Schizophrenie* kommt aus dem Griechischen und bedeutet, *gespaltener Geist.*

4. **Gegenwart:** die Zeit, die jetzt ist und nicht in der Vergangenheit. Dies ist ein Ausdruck, der lose auf die Umwelt angewandt wird, die gegenwärtig existiert. Man sagt von einer Person, daß sie „aus der Gegenwart heraus ist", wenn ihre Aufmerksamkeit in solch einem Ausmaß auf vergangene Geschehnisse fixiert ist, daß sie sich ihrer tatsächlichen gegenwärtigen Umwelt nicht voll bewußt ist oder sich nicht in Kommunikation mit ihr befindet.

Drogen – LSD, Marihuana, Alkohol und der Rest der langen Liste – stellen wie jedes andere Gift eine Bedrohung für den Körper dar. Die Bedrohung gilt dem *Körper.* Das Wesen reagiert dadurch, indem es ein geistiges Eindrucksbild hereinzieht. Wenn es mit dem Verlust eines Körpers bedroht wird, zieht es ein Bild herein, um *etwas* hinzustellen.

Was es hinstellt, ist ein geistiges Eindrucksbild der Vergangenheit, manchmal eine Kombination aus Phantasie und Tatsache. Es kann dies in einigen Fällen so heftig tun, daß es realer (und seiner Ansicht nach sicherer ist) als seine Gegenwart.

Daher geht es, wenn es bedroht wird, aus der Gegenwart hinaus. (Was eigentlich geschehen ist, ist, daß es einige seiner geistigen Eindrucksbilder aus der Vergangenheit in die Gegenwart gezogen hat, so daß diese das Wesen in der Gegenwart betreffen. Aber wie auch immer man dies betrachten möchte, die Wahrheit der Angelegenheit ist die, daß es zumindest teilweise nicht aus *diesem* Augenblick heraus handelt, denkt und fühlt, sondern aus einem Augenblick in der Vergangenheit heraus, in dem es jetzt feststeckt.)

Der Time-Track[5] einer Person besteht normalerweise aus den von Augenblick zu Augenblick aufgezeichneten Geschehnissen, die man erlebt, während man sich durch die Zeit hindurchbewegt. Aber wenn die Person, die auf Drogen ist, Bilder aus der Vergangenheit hereingezogen hat, so besteht ihr Time-Track für diesen Zeitraum nicht nur aus gegenwärtigen Geschehnissen. Statt dessen ist das, was aufgezeichnet wird, eine Zusammensetzung vergangener Geschehnisse, Phantasie und gegenwärtiger Geschehnisse.

5. **Time-Track:** die aufeinanderfolgende Aufzeichnung geistiger Eindrucksbilder, die sich während des Lebens einer Person anhäuft. *Siehe auch* **geistige Eindrucksbilder** im Glossar.

Daher ist sie scheinbar genau vor Ihren Augen im selben Zimmer wie Sie, tut dieselben Dinge, ist aber tatsächlich nur teilweise da und zum Teil in einem vergangenen Geschehnis.

Sie *scheint* da zu sein. Aber in Wirklichkeit nimmt sie nicht vollständig in der Gegenwart wahr.

Was für einen rationalen Beobachter vor sich geht, ist *nicht* das, was für sie vor sich geht. Daher dupliziert sie Aussagen nicht, die von jemand anderem gemacht werden, sondern versucht, sie in ihre zusammengesetzte Realität einzupassen. Um sie einzupassen muß sie sie verändern.

Sie mag sich *sicher* sein, Ihnen dabei zu helfen, den Boden zu *reparieren,* während Sie tatsächlich den Boden putzen. Ihre Aktionen (die ihr logisch und korrekt erscheinen) behindern tatsächlich die Operation, die im Gange ist. Wenn sie Ihnen also „dabei hilft", den Boden aufzuwischen, so führt sie Chaos in die Aktivität ein. Da sie den Boden *repariert,* wird die Bitte „Gib mir den Mop", interpretiert als „Reich mir den Hammer". Aber der Griff des Mops ist länger als der eines Hammers, also fällt der Eimer um und Schaum und Wasser werden überall herumgespritzt.

Das ist ein mildes Beispiel – die Art von Dingen, die nicht in den Schlagzeilen stehen. Aber wie steht es um die Unfälle, die Verbrechen, die Hoffnungslosigkeit, die zu allen Arten von Tragödien führen, die in die Schlagzeilen kommen?

Da ein Wesen mit einer Unendlichkeit von Kombinationen daherkommen kann, gäbe es eine Unendlichkeit verschiedener Arten von Reaktionen auf Drogen.

Was jedoch *gleichbleibend* ist, ist die Tatsache, daß es *nicht in derselben Reihe von Geschehnissen* läuft, wie andere es tun.

Dies kann leicht sein, wo man beobachten kann, daß die Person gelegentliche Fehler macht. Es kann so ernsthaft wie völlige Geisteskrankheit sein, wobei die Geschehnisse, die für die Person offensichtlich sind, sich *vollständig* von denen unterscheiden, die für alle anderen offensichtlich sind. Und es kann alle Abstufungen dazwischen geben.

Es ist nicht der Fall, daß sie nicht weiß, was vor sich geht. Sie nimmt *etwas anderes* wahr, was vor sich geht, anstatt der tatsächlichen Reihe gegenwärtiger Geschehnisse, die ablaufen.

Schmerztötende Mittel

1969 machte ich einen Durchbruch in bezug auf die Funktionsweise von schmerztötenden Mitteln (wie Aspirin, Beruhigungsmittel, Einschläferungsmittel und Schlafmittel[6]).

Zu der Zeit war es in der Chemie oder der Medizin nie bekannt gewesen (und ich bin mir nicht sicher, daß es heute allgemein bekannt ist), wie genau oder warum diese Dinge funktionieren. Solche Zusammensetzungen werden von zufälligen Entdeckungen abgeleitet, daß „soundso Schmerz unterdrückt".

Die Wirkungen existierender Mischungen sind in ihren Ergebnissen nicht einheitlich und haben oft sehr schlechte Nebenwirkungen.

Da der Grund, weshalb sie funktionierten, unbekannt war, wurden in der Biochemie sehr wenig Fortschritte gemacht. Wenn der Grund, weshalb sie funktionieren, bekannt und akzeptiert wäre, könnten Chemiker möglicherweise einige wirkliche Mischungen ausarbeiten, die minimale Nebenwirkungen hätten.

6. **Schlafmittel:** Mittel oder Drogen, die Schlaf herbeiführen; Sedative.

Schmerz oder Unwohlsein psychosomatischer[7] Natur stammen von geistigen Eindrucksbildern. Sie werden unwissentlich von der Person selbst geschaffen und sie wirken auf den Körper ein[8] oder drücken gegen ihn.

Gemäß tatsächlichen klinischen Tests haben die Aktionen von Aspirin und anderen schmerzunterdrückenden Mitteln den Zweck:

A. *Die Fähigkeit des Wesens einzuschränken, geistige Eindrucksbilder zu schaffen,*

sowie

B. *Die elektrische Leitfähigkeit von Nervenkanälen zu verringern.*

Dadurch wird die Person dumm, interesselos, vergeßlich, verblendet, verantwortungslos. Sie geht in eine Art „hölzernen" Zustand, ohne Gefühl, unsensibel, unfähig und bestimmt nicht vertrauenswürdig, tatsächlich eine Bedrohung für ihre Mitmenschen.

Wenn die Drogen aufhören zu wirken, oder ihre Wirkung abklingt, fängt die Fähigkeit zu erschaffen an, zurückzukehren und *schaltet Somatiken viel heftiger ein.* Eine der Lösungen, die eine Person dafür hat, ist *mehr* Drogen zu nehmen. Vom Heroin ganz zu schweigen, es gibt Aspirinabhängige, wissen Sie. Der Zwang stammt von einem Wunsch, die Somatiken und unerwünschten Empfindungen wieder loszuwerden. Es gibt auch

7. **psychosomatisch:** *psycho-* bezieht sich auf den Geist (engl. *mind*), *somatisch* auf den Körper. Der Ausdruck „psychosomatisch" bedeutet daher, daß der Geist den Körper krank macht oder daß Krankheiten aufgrund von geistigen Störungen physisch im Körper erzeugt worden sind.

8. **einwirken:** einen Eindruck auf etwas machen; eine Wirkung oder eine kraftvolle Einwirkung auf etwas haben.

einige Hinweise auf Dramatisation dieser Bilder, die von früherem Einnehmen von Drogen restimuliert werden. Das Wesen wird mehr und mehr hölzern, verlangt nach immer größer werdenden Mengen und nach einem häufigeren Gebrauch der Droge.

Um ein altes Sprichwort frei wiederzugeben, wir hatten früher eiserne Männer und hölzerne Schiffe. Jetzt haben wir eine Drogengesellschaft und hölzerne Bürger.

Wenn man an dieser Sache biochemisch arbeiten würde, so wäre das am wenigsten schädliche schmerzunterdrückende Mittel so eines, welches das Schaffen geistiger Eindrucksbilder verhindern würde, wobei minimale daraus resultierende „Hölzernheit" oder Dummheit verursacht würde. Dieses Mittel müßte sich im Körper lösen, so daß es aus den Nerven und dem System rasch entfernt wird. Derzeit gibt es keine derartigen biochemischen Präparate.

Der medizinische Aspekt ist ein verständlicher Wunsch, Schmerzen zu behandeln. Ärzte sollten Druck ausüben, um bessere Drogen zu erhalten, die dies tun, und die nicht so beklagenswerte Nebenwirkungen haben. Drogenfabriken wäre angeraten, bessere Forschung zu machen. Die Formel der geringsten Schädlichkeit ist die oben beschriebene.

Das Verbrennen von Vitaminreserven

Drogen können auch zeitweise Körperdrüsen stimulieren (bevor sie sie ruinieren). Und sie können augenblickliche Gefühle des Wohlbefindens erzeugen, die als „Euphorie" bekannt sind. Zum Teil wird dies wahrscheinlich davon verursacht, daß sie zeitweilig die schmerzhaften geistigen Eindrucksbilder der Vergangenheit abstellen.

Sie können auch das Verbrennen von Vitaminreserven beschleunigen. Eine Droge oder Alkohol verbrennt schnell das Vitamin B_1 in dem System. Gewisse Drogen verbrennen auch alles zur Verfügung stehende Niacin und Vitamin C. Diese beschleunigte Verbrennung kann auch ein zeitweiliges Gefühl des Wohlbefindens verursachen, es kommt zu dem „glücklichen Zustand" hinzu.

Aber wenn dem System das B_1 ausgeht, wird die Person deprimiert. Wenn die Vorräte weg sind, sind die Wahnvorstellungen, die Delirium Tremens („DTs") genannt werden, oder die Entzugserscheinungen, die darauf folgen, wirklich alptraumhaft.

„Wenn Sie betäubt sind, kann nichts Ihnen weh tun"

Drogenkonsumenten sitzen anscheinend auf dem Trugschluß, daß „wenn Sie betäubt sind, Ihnen nichts weh tun kann". Drogen sind dann wahrscheinlich eine Verteidigung gegen das physikalische Universum.[9]

Sie blockieren den Schmerz und andere unerwünschte Gefühle. Aber es gibt einen ganzen Bereich von *wünschenswerten* Gefühlswahrnehmungen, und Drogen blockieren *alle* Gefühlswahrnehmungen.

Sexuell ist es normal, daß jemand, der unter Drogen ist, zunächst sehr angeregt ist. Dies ist der Impuls, sich „vor dem Tod fortzupflanzen", da Drogen ein Gift sind. Aber nach den anfänglichen sexuellen „Erregungen" wird es immer schwerer, die Stimulation sexueller Erregung zu erreichen. Die Anstrengung sie zu erreichen wird zwanghaft, während die Erregung

9. **physikalisches Universum:** das materielle Universum, das aus Materie, Energie, Raum und Zeit besteht.

selbst immer weniger befriedigend wird. Trotz gegenteiliger Propaganda[10] wird sogar sexuelle Empfindung mit Drogen abgesperrt und dies trifft sogar dann zu, nachdem Drogen sie anscheinend ein oder zwei Male gesteigert haben. Danach ist sie tot, tot, tot.

Abschalten der Emotion, der Wahrnehmung und der Somatiken

Diejenigen, die lange und gewohnheitsmäßig auf Drogen, Arzneien und Alkohol waren, leiden manchmal an emotionalen, Wahrnehmungs- oder somatischen Absperrungen. Sie scheinen unter Anästhesie zu sein (gefühllos) und haben „nichts, das sie stört", während sie tatsächlich in einem unterdrückten körperlichen Zustand sind und nicht aufhören können, Drogen zu nehmen, zu trinken oder Medizin zu nehmen.

Alle diese Fälle fingen an, Drogen, Arznei oder Alkohol zu nehmen, weil sie unerwünschte Schmerzen, Gefühle oder Mißemotionen[11] hatten. Die Person betrachtete Drogen, Alkohol oder Medizin als ein Heilmittel für unerwünschte Gefühle.

Das einzige, was für Drogen gesagt werden kann, ist, daß

10. **Propaganda:** Informationen, Ideen oder Gerüchte, die bewußt weit verbreitet werden, um einer Person, einer Gruppe, einer Bewegung, einer Institution, einer Nation, etc. zu helfen oder zu schaden.

11. **Mißemotion:** ein geprägtes Wort, das verwendet wird, um eine Emotion oder eine emotionale Reaktion zu beschreiben, die der gegenwärtigen Situation unangemessen ist. Es kommt von *Miß-* (falsch) + *Emotion.* Wenn man sagt, daß jemand *mißemotional* wäre, würde das bedeuten, daß die Person nicht die Emotion zeigte, die den tatsächlichen Umständen der Situation angemessen war. Mißemotional zu sein wäre gleichbedeutend mit unvernünftig sein. Man kann die Vernunft einer Person relativ gut nach der Richtigkeit der Emotion beurteilen, die sie in gewissen Umständen zeigt. Fröhlich und glücklich zu sein, wenn die Umstände nach Freude und Glück verlangen, wäre rational. Trauer zu zeigen, ohne daß es in der Gegenwart dafür zureichend Ursache gäbe, wäre vernünftig.

sie ein kurzes, schnelles Vergessen von unmittelbarem Schmerz geben und es erlauben, die Person zu behandeln, um sie zu reparieren. Aber selbst das trifft nur auf Leute zu, die kein anderes System haben, um ihre Schmerzen zu bewältigen.

Geschicklichkeit,[12] Fähigkeit und Aufgewecktheit sind die Hauptdinge, die verhindern, daß man in schmerzhafte Situationen gerät und all diese verschwinden, wenn man Drogen nimmt.

Drogen bringen Sie also in einen Zustand, daß Sie in Situationen geraten können, die wirklich katastrophal sind und belassen Sie darin.

Drogen gegen Lernen

Drogen verhindern Lernen. Angesichts all der anderen Dinge, die Drogen tun, kann leicht darauf geschlossen werden. Aber die Aussage ist mehr als lediglich eine Schlußfolgerung, es ist eine empirische[13] Tatsache. Die Lerngeschwindigkeit – die Zeitdauer, die jemand dafür braucht, um etwas zu lernen – war bei Drogenkonsumenten langsamer als bei anderen. Tests zeigen, daß die Lerngeschwindigkeit einer Person, die auf Drogen war, viel geringer ist als die einer Person, die das nicht war.

Drogen würden dann eine Person davon abhalten, gebildet zu werden. Wägen wir dies jetzt gegen die Tatsache ab, daß Drogenkonsum unter Studenten in vielen Schulen und Colleges nicht nur toleriert wird, sondern einige Drogen werden in

12. **Geschicklichkeit:** Fähigkeit oder Geschick beim Gebrauch der Hände oder des Körpers; Agilität; auch geistige Geschicktheit oder Fähigkeit; Gewandtheit.

13. **empirisch:** aus Erfahrung oder Experiment geschlossen oder abgeleitet.

gewissen Schulen gar *eingesetzt* – ein Beispiel dafür sind Psychiater, die den Gebrauch von gefährlichen, abhängig machenden Drogen befürworten und vorantreiben, als ein Mittel um „hyperaktive“[14] Kinder, wie sie es nennen, zu behandeln.

Dies mag tatsächlich die Wurzel des Schlamassels der gegenwärtigen Bildung sein, das in vergangenen Jahren so häufig in Veröffentlichungen erwähnt wurde. Lehrer wurden in verschiedenen Artikeln in der Presse und in anderen Medien erwähnt, wegen ihres Versagens oder der Unfähigkeit zu lehren. Aber das Problem an seiner Wurzel mögen gar nicht die Lehrer sein.

Was auch immer die tatsächlichen Statistiken diesbezüglich sein mögen, es steht fest, daß Drogen in Schulen weitverbreitet sind. Und es ist gewiß, daß Drogen Lernen und somit Ausbildung verhindern.

Und eine Zivilisation, die nicht ausgebildet werden kann, kann keinen Fortbestand haben. Das bedeutet, *diese* Zivilisation wird zu einem Ende kommen, außer wir tun etwas dagegen.

Lerngeschwindigkeit und Kriminalität

Wo Drogen Lernen verhindern, wäre auch Disziplin nicht funktionsfähig.

Das Gedächtnis einer Person, die auf Drogen ist oder war, ist derartig, daß sie keine Konsequenzen für irgendwelche Aktionen mehr fürchtet. Die Lösung, so möchte man denken, ist Disziplin. Aber Disziplin ist erzwungenes Lernen. Wenn Versuche fehlschlagen, einfach die Werte von Ethik zu lehren,

14. **hyperaktiv:** übermäßig, besonders anomal aktiv.

angesichts verhinderten Lernens, so werden Versuche durch Disziplin und Rechtsmaßnahmen zu lehren – erzwungenes Lernen – sogar noch heftiger fehlschlagen. Die Person, die nicht lernen kann, und die dann Versuchen ausgesetzt ist, Lernen durch disziplinarische Aktionen aufzuzwingen, wird einfach kriminell.

Welchen Dienst erweist es einer Regierung zu versuchen, Polizei und Rechtsmaßnahmen in einer Gesellschaft in Gang zu bringen, die nicht lernen kann? Drohungen der Regierung in einer Gesellschaft, die nicht lernen kann, wären nutzlos. Die Gesellschaft würde nicht von ihnen lernen; daher wäre es gleichgültig, was für Maßnahmen die Regierung ergreift. Eine Gesellschaft, die nicht lernen könnte, die dann versuchtem aufgezwungenen Lernen ausgesetzt wird, würde schließlich kriminell.

Manifestationen

Wenn man die Drogenrückstände aus seinem System auf dem Reinigungsprogramm ausschwitzt, können eine Reihe von Manifestationen auftreten. Derartige Manifestationen können das Ergebnis des Gebrauchs – oder das Ergebnis davon, daß man ihr ausgesetzt war – *jeglicher* chemischen Substanz oder Droge sein, die sich dann – in was für einer geringen Rückstandsmenge auch immer – in den Zellen oder Geweben des Körpers abgelagert hat.

Eingehende Berichte und medizinische Fallgeschichten sind voll von Aussagen von Teilnehmern des Programms, wo die Person die Reaktionen mit früheren Erfahrungen am Arbeitsplatz oder mit Geschehnissen in ihrem Leben im allgemeinen identifizierte.

Diese schließen beispielsweise Berichte darüber ein, Giften

ausgesetzt zu sein, wie Vinylfarben, Insektenbekämpfungsmitteln, Farbverdünnungsmitteln, einer Vielzahl von industriellen Chemikalien, Konservierungsmitteln, Pflanzensprays und ähnlichem. Einige haben Gefühlsempfindungen eingeschaltet, die sie als frühere zahnärztliche Erfahrungen identifizierten oder erkannten, Röntgenbehandlung, örtliche Betäubung für Zahnbehandlungen wie Novokain oder anästhetische Mittel für verschiedene Operationen oder jegliche der Gefühlsempfindungen, die verschiedene körperliche Krankheiten oder Verletzungen begleiten, für die eine Art Medizin oder Droge verwendet wurde.

Dies schließt natürlich in nicht geringem Maße Erfahrungen mit Straßendrogen ein, oder mit Drogen, die jetzt in einigen Bereichen als „Erholungs"-Drogen bezeichnet werden, wie Marihuana, Kokain, Heroin, Haschisch,[15] LSD, etc. Wenn es Drogenrückstände gibt, die hinausgewaschen werden müssen, so ist es nicht unüblich, daß die Person eine Restimulation mit den genau gleichen Wirkungen der Droge oder der Medizin erlebt, als sie sie zuerst nahm.

Daher könnte man erwarten, Manifestationen zu begegnen, die mit medizinischen oder pharmazeutischen Chemikalien, Patent-Medizinen[16] oder mit Industrie- oder Haushalts- chemikalien in Beziehung stehen. Sie können auch von jeglicher anderen Erfahrung stammen, die man mit harten Straßendrogen gehabt hat. Und dies kann man offenbar auf jeglichen ernährungsbedingten Mangel ausdehnen, oder auf jegliche

15. **Haschisch:** eine Droge, die aus dem Harz hergestellt wird, das in den blühenden Hanfspitzen enthalten ist. Es wird wegen seiner berauschenden und Euphorie herbeiführenden Wirkungen gekaut oder geraucht.

16. **Patent-Medizin:** Arzneimittel, die ohne Rezept in Drogerien oder von Verkaufsvertretern verkauft werden und üblicherweise durch ein Warenzeichen geschützt sind.

Krankheit, die das Ergebnis eines solchen Mangels ist, der von der Aufnahme oder Absorption einer jeden dieser Chemikalien verursacht worden sein kann.

Schmerzen, Leiden und Somatiken

Alte Verletzungen oder alte Somatiken können sich anschalten, für einen kurzen Augenblick aufblitzen[17] und dann verschwinden. Diese mögen scharf definiert sein, und die Beziehung zu einer früheren Erfahrung kann vom Individuum mit Leichtigkeit erkannt werden. Es kann sich auch einfach um vage Gefühle oder Unwohlsein handeln, das nicht als mit irgendeiner spezifischen Krankheit oder Verletzung oder mit irgendeinem Unfall verwandt erkannt wird. Dies kann von Kopfschmerzen zu Muskelkrämpfen, Anschwellungen, Hautrötungen, Nesselausschlägen, bronchialen[18] Symptomen oder irgendwelchen anderen Schmerzen, Leiden oder Somatiken reichen.

Sinneswahrnehmungen

Teilnehmer haben die folgenden Gefühlswahrnehmungen berichtet, während sie Rückstände in der Sauna ausschwitzten: leichte, „wolkige" Gefühle im Kopf, ein Gefühl in der Schwebe zu sein, Schwindelgefühl, Gefühle des Berauschtseins, Taubheit – oft im Mund und um die Gaumen oder in einigen Fällen in den Gliedern oder Extremitäten, „Kater"[19]-Gefühle oder irgendwelche der anderen Gefühle, die mit Straßendrogen einhergehen.

17. **aufblitzen:** plötzlich wieder anfangen, besonders für eine kurze Zeit, nach einer Zeit, wo es ruhig war.

18. **bronchial:** mit den Bronchien und deren kleineren Unterabteilungen zu tun habend oder zu ihnen gehörend. (Bronchien sind die Hauptdurchwege der Lungen; vor allem die beiden Hauptäste der Trachee oder Luftröhre.)

19. **Kater:** die unangenehmen körperlichen Nachwirkungen davon, betrunken gewesen zu sein, wie Kopfweh, Magenverstimmung, die gewöhnlich einige Stunden später gefühlt werden, nachdem man aufgehört hat zu trinken.

Zeiträume der Vergiftung – Betrunkenheit – haben sich für einige kurz reaktiviert, als sie in der Sauna waren und haben sich zerstreut und sind verschwunden. Leute, die Strahlung erlebten, während sie in Gebieten von Atombombentests lebten, oder wo es Fallout[20] gab, und einige, die in Vietnam dienten, wo sie dem Entlaubungsmittel Agent Orange ausgesetzt waren, haben das Reinigungsprogramm mit einigen sehr interessanten Ergebnissen gemacht und ungeheuere Erleichterung berichtet.

Gerüche und Geschmäcke

Sehr oft wird die Person den Geruch oder Geschmack einer bestimmten Substanz wiedererleben. Einige davon, die von Programmteilnehmern beschrieben wurden, sind: ein metallischer Geschmack, ein äther[21]-ähnlicher Geruch, den Geschmack von Novokain, „ein bitterer Geschmack", ein Geschmack „nach Medizin", ein „chemischer Geschmack", ein Geruch nach Marihuana, um nur einige derjenigen zu nennen, die berichtet wurden.

Diese können sich auch als ungewöhnliche Körpergerüche äußern, die während Zeiträumen des Schwitzens in der Sauna abgegeben werden.

Ein Beispiel ist ein Teilnehmer, der während einiger Zeit als Bademeister bei einem Schwimmbecken arbeitete, das gechlortes Wasser enthielt. Während eines gewissen Zeitraumes auf dem Programm hat er in der Sauna Schweiß abgegeben, der so einen starken und überwältigenden Geruch nach Chlor hatte, daß andere zeitweise die Sauna verlassen mußten!

---

20. **Fallout:** der Niederschlag radioaktiver Teilchen, der auf die Erde niedergeht, nachdem beispielsweise eine Kernexplosion oder ein Reaktorunfall geschah; auch die radioaktiven Teilchen selbst.

21. **Äther:** eine Droge, die verwendet wird, um Betäubung zu verursachen, wie beispielsweise vor Operationen.

Emotionen

Emotionen, die abgeschaltet oder unterdrückt worden waren, können anfangen, wieder aufzutauchen. Die Person kann durch emotionale Reaktionen durchgehen, die mit vergangenen biochemischen Erfahrungen zusammenhängen und diese Reaktionen werden sich dann zerstreuen. Das Individuum kann auch durch einen Zeitraum von Stumpfheit oder Dummheit gehen und dann, wenn es durchkommt, bewußter werden. Es kann dann herausfinden, daß es Aktionen mit mehr Leichtigkeit durchführen kann, und Konsequenzen können eine neue Bedeutung für es haben. Erinnerung kann zurückkehren.

Unterschiede und Veränderungen in der Intensität

Aus Berichten, die auf direkter Beobachtung beruhen, geht hervor, daß es anscheinend in einigen Fällen (nicht in allen) geschehen kann, daß die Rückstände von einigen früher genommenen Drogen und von anderen Chemikalien (manchmal jede Droge oder Arznei, die die Person genommen hat) gleichzeitig restimuliert werden können und sich dann in der ersten Woche oder in den ersten zehn Tagen bei niedrigeren Dosierungen von Niacin, sagen wir bis zu 1.000 mg, heftig einschalten können.

Andere werden diese Wirkungen in einer abgestufteren Reihenfolge erleben, eine nach der anderen.

Es geschieht nicht immer auf eine geordnete Weise und in einigen Fällen kann es heftiger als in anderen sein. Aber in dem Maße, wie man die Drogenrückstände ausschwitzt und durch jegliche begleitenden Manifestationen durchgeht, neigen die Wirkungen dazu, leichter zu werden und schließlich werden auch bei den größeren Mengen Niacins keine Wirkungen mehr auftreten.

Eine gegebene Manifestation kann auftreten, kann oder kann sich auch nicht intensivieren und dann an irgendeinem Tag völlig oder teilweise verschwinden. Sie kann sich dann am nächsten Tag wieder einschalten, aber weniger intensiv. Wenn man die Vitamin- und Mineraldosierung zu diesem Zeitpunkt erhöht, wird die Manifestation sich wahrscheinlich wieder einschalten, aber etwas milder sein. Diese Dinge werden nicht Tag für Tag immer heftiger; sie werden jeden Tag weniger heftig, vorausgesetzt man fährt korrekt mit dem Reinigungsprogramm fort.

Schließlich schalten die Vitamine, Mineralstoffe und andere Programmaktionen die Manifestation überhaupt nicht mehr an; sie ist verschwunden. Es gibt Nachweis dafür, daß keine Vitamin- und Mineralstoffdosierung jeglicher Menge oberhalb einer gewissen Stufe für dieses Individuum die Manifestation wieder einschalten wird.

Der richtige Gradient ist ein Schlüsselelement

Der Trick ist der, einen richtigen Gradienten mit den Vitaminen und Mineralstoffdosierungen zu nehmen. Wenn diese in einem zu steilen Gradienten verabreicht werden, kann sich eine Manifestation schrecklich heftig einschalten, also muß man den korrekten Gradienten beibehalten. Und man darf sich auch nicht drücken und mit dem Programm aufhören, während immer noch Manifestationen auftreten.

Nach dem, was aus den ursprünglichen Forschungen und den Testprojekten dieses Programms hervorgeht, gemäß Berichten von denen, die es danach lieferten und gemäß persönlichen Berichten jener, die es abgeschlossen haben, kann man erwarten, daß eine ganze Reihe von Manifestationen auftritt, von denen keinesfalls alle angenehm sind. Es scheint keine Grenzen zu geben, was die Verschiedenartigkeit der Wirkungen angeht, die auftreten können, wenn die toxischen Rückstände freigesetzt werden.

Jedoch würden diese Manifestationen weniger intensiv werden und verschwinden, ohne steckenzubleiben und ohne daß übermäßige Beschwerden auftreten, wenn man sich auf einem vernünftigen und gut eingehaltenen Stundenplan befindet, wobei korrekte Nährstoffdosierungen und alle anderen Teile des Programms befolgt werden. Mit anderen Worten, ein Individuum wird ebenso die Wirkungen erleben, die durch irgendwelchen ernährungsbedingten Mangel auftreten, als auch die restimulierenden Wirkungen der toxischen Substanzen, wenn sie aktiv werden und sich entladen. Aber man kommt auf einem standardgemäßen Programm durch diese Zeiträume zufriedenstellend durch.

Solange die Warnungen, die vorher aufgeführt waren, beherzigt werden und das Verfahren genauso befolgt wird, wie es beschrieben wird, ist die Lösung für jede Manifestation, die sich einschaltet, die, das Programm fortzusetzen, so wie es beschrieben ist, wobei die Manifestation sich verringert – weniger häufig, weniger intensiv wird – bis sie vollständig aufhört.

Anhang:

A. Eine Untersuchung der Ergebnisse des Reinigungsprogramms

B. Wo man das Reinigungsprogramm macht

Anhang A

Eine Untersuchung der Ergebnisse des Reinigungsprogramms

Von den Herausgebern zusammengestellt

Seit L. Ron Hubbard 1979 den Durchbruch, den er das Reinigungsprogramm nannte, gänzlich entwickelt hatte, gab es zwei Hauptfaktoren – tatsächlich Strömungen –, die zu der phänomenalen Beliebtheit des Programms beigetragen haben. Der erste Faktor ist das zunehmende Bewußtsein der Öffentlichkeit von dem alarmierenden Ausmaß an chemischer Bombardierung, der wir uns gegenübersehen, und dem langfristigen Aufbau von Giftstoff- und Drogenrückständen in unserem Körper. Der zweite Faktor sind die *Ergebnisse* des Programms. Wie Zeugen von den wissenschaftlich kontrollierten Experimenten bestätigen, behaupten Personen auf der ganzen Welt, daß die Gewinne, die sie auf dem Programm erfahren haben, routinemäßig spektakulär und es wert sind, berichtet zu werden.

Die Herausgeber haben nur einige Beispiele von den Tausenden von Berichten von Leuten zusammengestellt, die das Programm abgeschlossen haben.

Es wird nichts behauptet, in bezug darauf, was das Programm für irgendeine Person spezifisch tun wird. Trotzdem sind solche Sachen erwähnt, wie die gewaltig erhöhte Energie, gesteigerte Lernfähigkeit, neue Stufen geistiger Konzentration, Freiheit von der Abhängigkeit von Chemikalien, wesentlich bessere Wahrnehmungsfähigkeiten, ein größeres Empfinden für allgemeines Wohlbefinden sowie auch Verbesserungen in einem weiten Bereich von Gesundheitskategorien, die unter den Zehntausenden von Leuten, die das Reinigungsprogramm abgeschlossen haben, alltäglich sind.

> *Ich erinnere mich, wie ich war, bevor ich Drogen genommen habe. Ich war voller Leben und Energie und Träume. Das Leben war sehr klar und unkompliziert. Ich hatte ein sehr gutes Familienleben – eines, in dem ich meine Eltern geliebt und ihnen vertraut habe. Ich hatte auch sehr enge Freunde, mit denen ich aufgewachsen bin, und ich habe mich über unser richtiges freundschaftliches Verhältnis gefreut. Mehr als alles andere wollte ich glücklich sein und ein Spiel zum Spielen haben, in dem ich gewinnen würde.*
>
> *Aber irgendwo unterwegs geschah etwas. Ich wurde in Drogen hineingezogen. Ich versuchte nicht, mich selber zu zerstören – Drogen waren das Ding, das „in" war – für viele Leute in meiner Generation wurden sie als Teil der „Antwort" betrachtet. Es war schon zu spät, als ich schließlich erkannte, daß die Drogen mein Leben zerstörten. Ich war von Drogen „berauscht" und wurde vom Leben selber sehr abgetrennt. Diese Dinge, die mir früher in meiner Jugend teuer waren – Familie, Moral und ehrliche Freundschaften –, waren etwas, das der Vergangenheit angehörte. Es war außerhalb meiner Fassungskraft, mich wirklich um das Leben und andere Leute zu kümmern. Die Beziehungen, die ich hatte, wurden oberflächlich.*
>
> *Ich erinnere mich, wie ich mich fragte, ob ich jemals*

wieder jemanden wirklich mögen würde. Ich fürchtete mich, als ich erkannte, daß ich nicht dieselbe Person war, die ich war, bevor ich Drogen nahm. Ich war nicht so schlau und mein Verstand war ein Nebel. Ich war verbittert und mißtrauisch. Wenn es einen Teil meines Lebens gab, den ich verändern wollte, so war es die Tatsache, daß ich Drogen genommen hatte. Es gab nicht einen Tag, der verstrich, an dem ich mir nicht Sorgen darüber gemacht hatte. Dies erhöhte nur meine Verzweiflung, denn ich wußte, daß ich die Zeit nicht zurückdrehen konnte. Sogar nachdem ich mit den Drogen ganz aufgehört hatte, war ich mir der Tatsache bewußt, daß ich nicht dieselbe Person war, die ich vorher war. Die Schuld, Verbitterung und das Leid waren umwerfend.

Dann machte ich L. Ron Hubbards Reinigungsprogramm. Ich habe nun die Wirkungen der Drogen, die ich genommen habe, in Ordnung gebracht. Ich erhielt meine Energie zurück, und ich gehe nicht mehr in einem Nebel umher. Ich kann klar denken und mein Verstand ist wieder schnell und entschlossen. Ich habe meinen Schwung wieder zurück und ich bin Teil des Lebens. Ich fühle wieder wirkliche Empfindungen, von denen ich jahrelang abgeschlossen war. Ich kann es konfrontieren, richtige und ehrliche Beziehungen mit anderen zu haben und ich stelle die wieder her, die ich verloren hatte. Tatsächlich fühle ich, als ob ich die verlorene Zeit wieder gutmachen muß, da ich Jahre meines Lebens verworfen habe. Jetzt will ich dazu imstande sein, mit jeder Minute etwas Konstruktives zu machen.

Ich hoffe nur, daß jeder andere, der in Drogen verwickelt war, seien es Straßendrogen, medizinische

Drogen, usw., die gleiche Gelegenheit hat, die ich gehabt habe, und daß er dieses Programm macht. Es wird sein Leben zum Besseren verändern und es gibt eine fürchterliche Menge an guten Dingen, die man mit seinem Leben tun kann, anstatt es mit Drogen zu ruinieren. L. Ron Hubbards Reinigungsprogramm hat ein echtes Wunder für mich vollzogen. Es gab mir mein Leben zurück und ich bin ein lebender Beweis dafür. B.D.

Die Fähigkeit klar zu denken

Ich fühle mich total in der Gegenwart und in völliger Kontrolle über meine Aufmerksamkeit – keine wandernden Gedanken oder gebrochenen Zeitspannen von Aufmerksamkeit. Die geistigen Berechnungen sind jetzt klar wie Kristall und schnell wie der Blitz. J.D.

Ja! Ich habe das Reinigungsprogramm abgeschlossen. Die wunderbarste Sache dabei war, daß ich wußte, daß ich es abgeschlossen hatte. Die Symptome sind unverkennbar – klareres Denkvermögen, sich leicht und energisch fühlen, es hat sogar in einem beträchlichen Ausmaß mein Problem mit Schlaflosigkeit in Ordnung gebracht. Die Qualität meines Schlafes hat sich gewaltig verbessert! F.L.R.

Zweifellos fühle ich, daß das Reinigungsprogramm körperlich, geistig und gefühlsmäßig eine große Hilfe für mich war. Ich habe mich schon lange nicht mehr so gut gefühlt. Ich bin fähig, viel klarer zu denken, besser zu schlafen und mit meinen Mitmenschen besser auszukommen. Das war ein Riesenschritt in meiner Genesung von Drogen. R.G.

Gesteigerte Energie

Ich kann es nicht glauben!!! Mein Körper ist energiegeladen, ich hänge nicht mehr von Kaffee, Zucker oder anderen Genußmitteln ab (ich hatte ein schreckliches Problem, bevor ich das Programm machte, wobei es mir körperlich besser ging und dann wieder schlechter und ich fühlte mich von einigen Arten von Genußmitteln abhängig). Ich bin viel ruhiger und entspannter, und mein ganzer Ausblick auf das Leben hat sich verändert; es scheint fast unglaublich zu sein. Ich bin glücklicher als je zuvor. Dies ist das erste Mal in sieben Jahren, daß ich fühle, daß ich meine Zukunft wirklich erschaffen kann (und will). Ich fühle mich wie ein neuer Mensch. Vor sieben Jahren war es, als ich eine große Menge an „schweren" Drogen nahm (eigentlich habe ich nie schwere Drogen genommen – die schwersten waren nur Marihuana, Kodein für Mandelentzündung, Novocain). Aber es war nach diesem Punkt, nachdem ich nie mehr wirklich derselbe war. Das Marihuana hatte eine schlechte Wirkung auf mich, und diese Dinge, die sich aufgedreht hatten, sind bis jetzt ... nie weggegangen. [Jetzt] bin ich ruhig, entspannt, bereit zu erschaffen und ein neues Leben zu expandieren. A.S.

Es ist erstaunlich, wie man von Tag zu Tag weitergehen kann und denken *kann, daß man optimal funktioniert, wenn man in Wirklichkeit stumpf und nicht auf der Höhe ist – es ist so heimtückisch, daß man wirklich nicht erkennt, was einen beeinflußt, bis man das Reinigungsprogramm gemacht hat und herausfindet, wie es sich anfühlt, nicht mehr unter dem Einfluß von Betäubungsmitteln zu stehen. Wenn mir jemand gesagt hätte, daß ich die ganze Zeit halb bewußtlos herumgehe, hätte ich es nicht geglaubt. Aber das war der Zustand, in dem ich mich befand. Eigentlich vom ersten Mal, als ich als Kind Betäubungsmittel erhielt – Äther, als mir meine Mandeln rausgenommen wurden – und dann baute jede weitere Operation danach die Betäubungsmittel in meinem System auf. Manchmal war es eine Anstrengung, aktiv zu sein, und [seit dem Abschluß des Reinigungsprogramms] ist das völlig weg. Was für ein Programm – wenn man überlegt, wieviele Leute da draußen sind, die herumgehen und sich irgendwie stumpf und teilnahmslos fühlen und denken, daß sie einfach alt werden oder dieser oder jener Grund dafür – es ist wirklich unglaublich. Vor dem Reinigungsprogramm hatte ich Perioden, wo ich sehr müde war und ich habe es immer dem zugeschrieben, daß ich zu hart arbeitete etc. Mit den Beruhigungsmitteln aus meinem Körpersystem heraus, gab es kein Vorkommnis mehr von diesem „Müdigkeits-Alter"-Gefühl. Ich bin wach und fühle, daß meine Denkprozesse optimal sind. L.H.*

Vor dem Reinigungsprogramm war ich die meiste Zeit müde. Ich brauchte eine Menge Schlaf und mein Körper war immer müde und unharmonisch. Jetzt nach dem Reinigungsprogramm fühle ich mich immer sehr energievoll. Ich stehe früher auf und fühle mich immer wohl ausgeruht. Mein Körper fühlt sich immer großartig an und das hat mir sehr geholfen, denn ich kann viel arbeiten und ich werde nicht müde. C.D.

Begeisterung gegenüber dem Leben

Ich bin rein! Ich fühle mich fantastisch! Nicht nur mein Körper fühlt sich gut an, sondern meine Sicherheit hat sich auch erhöht und ich bin fähig zu sehen. Es ist verwundernd, wie lebendig ich mich fühle. C.D.

Dies ist ein wahrhaft fantastisches Programm. Ich hatte viele und verschiedene Leiden und Krankheiten, Schmerzen und Wehen und Symptome, die sich einschalteten und verschwanden, und ich bin dankbar, daß ich mich körperlich wohlfühle und fähig bin, mich um einen Körper zu kümmern. Aber ich glaube, die spektakulärsten Gewinne waren nicht körperlich. Ich fühle mich lebhafter und mehr begeistert über das Leben. Mein Erinnerungsvermögen hat sich verbessert. Ich fühle mich nicht verwirrt oder durcheinander. Ich bin sicher, daß ich auch fähig sein werde, besser zu studieren. B.K.

Ich kann viel klarer denken. Ich bin gefühlsmäßig besser ausgeglichen. Ich bin ruhiger und friedvoller. Ich habe eine positive Einstellung gegenüber dem Leben und empfinde, daß ich alles bewältigen kann. R.V.

Gesteigerte Wahrnehmung der Umwelt

Haben Sie jemals die Erfahrung gemacht, ein Auto mit einer schmutzigen Windschutzscheibe zu fahren? Sie strengen sich an zu sehen, Sie halten an und reiben sie mit einem Tuch, Sie können sie einfach nicht sauber bekommen, also fahren Sie weiter in der Hoffnung sehen zu können. Was für eine Erleichterung, das Glas wirklich sauber zu bekommen, so daß

Sie wirklich hinaussehen können! Das Reinigungsprogramm ist genauso für Ihren Körper. Es hat Chemikalien und Drogen von mehr als 20 zurückliegenden Jahren entfernt, die die ganze Zeitlang ihre unangenehmen, immer wiederkehrenden Wirkungen auf mich hatten. Eines der besten und erstaunlichsten Ergebnisse dieses Programms ist, daß sich meine Kurzsichtigkeit verbessert hat – ich muß mir weniger starke Linsen für meine Augen besorgen. Es ist, wie einen neuen Körper zu erhalten.

Mein Sehvermögen ist klarer geworden und hat sich verbessert. Mein Geruchssinn ist viel schärfer und einige Dinge schmecken jetzt ganz anders durch einen gereinigten Körper. Ich empfehle JEDEM das Reinigungsprogramm WÄRMSTENS. M.C.

Ich habe gerade das Reinigungsprogramm abgeschlossen und fühle mich fantastisch. Mein Körper bewegt sich leicht, anstatt träge zu sein. Ich habe nicht mehr diese „Bilder“, die mich zu verwirren pflegten. Jetzt sind sie weg und es gibt nichts zwischen mir und dem, was ich beobachte. Ich bin glücklicher und selbstsicherer. L.M.

Zusammen mit den vielen anderen Veränderungen und Gewinnen, die ich auf dem Reinigungsprogramm erlebt habe, gibt es eine sehr wichtige Sache. Mein Sehvermögen hat sich verbessert, speziell mein Sehvermögen in der Nacht. Ich fühle, daß ich vorher in der Nacht 80 Prozent blind war. Jetzt sind es vielleicht nur noch 15 Prozent. Ich bin kein Arzt, aber ich bin derjenige, der aus diesen zwei Augen hinausschauen muß, und es hat sich verbessert. R.H.

Alle meine Sinne schienen sich nach dem Abschluß des Programms verbessert zu haben – hören, riechen, schmecken, berühren. Und ich habe mehr Kraft in meinen Händen, als ich normalerweise hatte. Ich bin viel stabiler und vielmehr ich selbst als je zuvor. P.G.

Geistige Schärfe

Seitdem ich das Reinigungsprogramm abgeschlossen habe, hat sich meine Fähigkeit zu studieren mehr als verdoppelt. Meine Fähigkeit Dinge, die ich nicht verstehe, zu erkennen und in Ordnung zu bringen, ist sehr genau geworden. Es gibt viel weniger Unschlüssigkeit, um mich in eine Theorie oder in eine praktische Übung zu vertiefen, die ich noch nie zuvor gemacht habe, oder mit der ich nicht gut vertraut bin, da ich in der Tat mehr Dinge klarer sehe, und es einfach scheint, daß ich eine Fähigkeit habe, das, was ich tatsächlich studiere, schneller einzuschätzen und zu duplizieren. L.W.

Es ist viel leichter, mich auf meine Studiermaterialien zu konzentrieren. Meine Fähigkeit, das zu verstehen, was ich gelesen habe, hat sich sehr erhöht. Ich kann mir vorstellen, was der Autor sagt, was das Lesen viel leichter macht. V.L.

Bevor ich das Reinigungsprogramm gemacht habe, war ich ein durchschnittlicher Student. Ich studierte und konnte etwas daraus herausholen, aber manchmal war es schwierig, ein Kozept von einem Gebiet leicht zu bekommen und jeden Gesichtspunkt dieses Fachgebietes zu verstehen. Mit diesem abgeschlossenen Programm fühle ich, daß ich besser studieren kann. Es ist leicht für mich, alles zu verstehen. Ich erfasse die Bedeutungen von Dingen in einem Augenblick. Ich fühle mich sogar intelligenter und ich wurde einer der besten Studenten auf meinen Kursen. C.D.

Sich sauber und gesund fühlen

Vor kurzem habe ich das Reinigungsprogramm abgeschlossen und ich muß sagen, daß es das beste Reinigungsprogramm war, das ich jemals gemacht habe. Bevor ich das Programm machte, war ich auf Diäten, habe Leibesübungs-Programme gemacht und fastete in einer Bemühung, meinen Körper von den Giftstoffen und Unreinheiten zu säubern. Aber auf all diesen Programmen wurden die Rückstände von Drogenablagerungen im Körper niemals angesprochen und auf diese Weise hatten sie weiterhin Auswirkungen auf mich. Zum Beispiel ging ich Laufen, um einige der Auswirkungen von Natriumpentothal[1] einer früheren Zahnextraktion abzustoßen und während der nächsten paar Wochen fühlte ich, wie ich jeweils für ein paar Sekunden ohnmächtig wurde. Mein Kreislauf hat sich auf dem Reinigungsprogramm sehr verbessert und ich schwitzte alle Rückstände von Drogenablagerungen aus. Der Beweis dafür ist für mich, so wie ich mich jetzt fühle. Es treten keine der früheren „Nebenwirkungen" von Drogen mehr auf, wenn ich Übungen mache und ich bin sehr aktiv! Ich fühle mich wirklich gesund! M.J.M.

Es gibt für mich überhaupt keinen Zweifel, daß dieses Reinigungsprogramm beträchtliche Verbesserungen in meinem Körper hervorgebracht hat, trotz der

1. **Natriumpentothal:** eine gelblich-weiße Droge, die als allgemeines anästhetisches Mittel und Einschläferungsmittel intravenös injiziert wird.

Mißhandlungen in den letzten 67 Jahren! L.J.

Ich fühle mich körperlich viel besser, seit ich auf dem Reinigungsprogramm bin. Mein Appetit ist unter meiner Kontrolle. Vorher habe ich drauflos gegessen. Jetzt tue ich das nicht. Ich esse, was ich will, aber es ist nicht mehr zu viel und ich nehme gesündere Nahrungsmittel zu mir. Meine Haut, die einen starken Ausschlag bekommen hat, als ich das erste Mal von Drogen wegkam, ist viel besser geworden. Sie ist jetzt auf dem Wege zur Genesung. Ich fühle mich viel besser über mich selbst und meinen Körper. S.U.

Als ich zuerst das Reinigungsprogramm machte, glaubte ich nicht, daß viel passieren würde – und während der ersten paar Tage ist nicht viel passiert. Aber plötzlich eines Nachts wurde ich aus einem unersichtlichen Grund krank, und es fühlte sich wirklich gut an, am nächsten Tag wieder in die Sauna zu gehen und es auszuschwitzen, zusätzlich gaben die Veränderungen durch die Vitamine meinem Körper eine größere Möglichkeit, das Krankwerden zu bewältigen. Ich konnte tatsächlich fühlen, wie die Giftstoffe und Drogen, die ich früher genommen hatte, aus meinem Körper rauskamen. Die Übelkeit, Kopfschmerzen, Wehen und Schmerzen haben normalerweise nicht lange angehalten, solange ich nicht aufgehört habe, meine normale Routine zu machen, und sie kamen heraus und lösten sich ohne Probleme auf. Die Hauptsache war, daß ich mich jedesmal einfach ein bißchen (oder sehr viel) stärker, gesünder und sauberer fühlte – es war wie die Entwicklung eines neuen Körpers. L.W.

Die Genesung von Drogen

Ich habe gerade an einem Wunder teilgenommen. Ich hätte es nie geglaubt, daß ich mich jemals wieder so gut fühlen könnte. Das Reinigungsprogramm hat mein Leben und meine Seele gerettet, und hat mich zusätzlich auch zu einem besseren menschlichen Wesen gemacht. T.K.

Mein Reinigungsprogramm ist endlich abgeschlossen und ohne Zweifel kann ich es einen vollständigen Erfolg nennen. Ich habe es ursprünglich gemacht, weil ich mit der Drogenszene und meiner Unfähigkeit, ein guter Schüler zu sein, aufhören wollte. Was ich da herausholte, war viel, viel mehr. Ich kann dem täglichen Leben und dessen Problemen entgegentreten, ohne von einer „Krücke" abhängen zu müssen, die mich durch den Tag bringt. Ich wußte schon seit langer Zeit, daß es notwendig für mich war, hinauszugehen und es selber zu tun, um in dieser Welt weiterzukommen, denn niemand anders wird es für mich tun. Das ist, wo Drogen mich behindert haben. Sie haben mich davon abgehalten, es selber zu tun. Nun bin ich diesem Gefängnis endlich entkommen und kann mein Leben auf die Art und Weise weiterleben, wie es sein sollte. Bis jetzt habe ich noch nicht einmal auf die Zeit nach dem College geschaut. Jetzt schaue ich weit voraus auf die Dinge, die ich zu tun habe und auf meine Träume und Ambitionen. Ich freue mich, daß ich jetzt frei von Betäubungsmitteln bin, wohingegen ich es früher haßte. N.S.

Seit dem Abschluß des Reinigungsprogramms fühle ich mich fantastisch. Ich fühle mich wie ein Jugendlicher. Ich weiß, daß mein Körper sauber ist. Ich fühle mich leichter und es ist großartig, meinen Körper ohne Mühe zu bewegen. Ich habe erkannt, daß das die Art und Weise ist, wie sich mein Körper bewegen sollte und werfe nichts in ihn hinein, was ihn schmutzig machen könnte. Mein Verstand ist auch hell und klar. Ich kann mich jetzt an Dinge erinnern. D.M.

Ich konnte es fühlen, daß alle Drogen draußen sind. Ich weiß tatsächlich, daß ich nie mehr Drogen nehmen werde. M.I.

Ich habe meinen Körper und Verstand von Drogen gesäubert. Ich fühle mich körperlich gut. Ich kann wieder schlafen und ich will wieder auf den richtigen Weg gelangen. N.N.

Ich fühle mich, als ob ich mehr Energie habe. Mein Verlangen nach Alkohol und Drogen ist nicht mehr so intensiv, wie es vor einigen Monaten war. Die meiste Zeit denke ich gar nicht daran. Ich fühle Empfindungen, die ich seit einiger Zeit nicht gefühlt habe. Am Anfang, als ich begann, waren meine Empfindungen starr. Jetzt kann ich Wut, Liebe usw. empfinden. Ich kann mich jetzt an Dinge erinnern, ich denke nicht in die Leere, wie ich es tat. In allem fühle ich mich einfach gut. J.R.

Es war wirklich ein Hochgenuß die Veränderungen, die in meinem Verstand und Körper auf einer täglichen Grundlage vor sich gingen, zu sehen. Mein Schlaf ist wieder normal, was ein riesiger Gewinn für mich ist. Es ist auch großartig, die Verwirrung und Disorientierung, die man mit Drogen hat, loszuwerden. J.K.

Beliebtheit unter ausübenden Künstlern und Athleten

Nachdem ich mit diesem Programm begonnen hatte, hatte mein Verstand einen vagen, desorientierten Zustand aufgrund vieler Jahre sozialer [Drogen]-Mißhandlung durch den Beruf, den ich hatte. Als ich ungefähr ein Drittel durch das Programm war, fühlte ich, wie mein Verstand offensichlich klarer als seit vielen Jahren wurde. In der Mitte des Programms haben sich meine Wahrnehmungen für Farben und Gehör verbessert. Dieser klare Zustand meines Verstandes hat meine kreativen Eigenschaften sehr verbessert. Am Ende des Programms wachte ich jeden Tag mit diesem wunderbaren Seinszustand auf. S.P. Liederschreiber, Komponist, Aufnahmen produzierender Künstler

Meine Beziehungen mit anderen Leuten bei der Arbeit und in meinem persönlichen Leben sind viel sauberer. Meine Haut hat sich wesentlich verbessert. Mein Körper fühlt sich sauberer und mehr belebt an. Meine Aussicht auf das Leben scheint motivierter und klarer zu sein. Probleme scheinen nicht so verstimmend zu sein. Ich kann meine Prioritäten mit mehr Bestimmtheit setzen. Zweifelsohne fühle ich mich mehr im Mittelpunkt. L.S. Tänzerin

Mein ganzes Leben – gefühlsmäßig und körperlich – hat sich mit dem Beginn und Abschluß des Programms verbessert. Ich bin fähig, mit unvorhersagbaren Umständen selbstsicher fertigzuwerden, sowie auch mit routinemäßigen Situationen, die mir in der Vergangenheit Schwierigkeiten bereitet hätten. Mein Verstand ist wacher und mein Körper fühlt sich besser als seit Jahren an. K.K. Musiker

Verbesserte Fähigkeiten, ein allgemeines Gefühl von Wohlbefinden, wunderbare sanfte Haut. Ich fühle mich wie eine Million Dollar! S.A. Schauspielerin

Weniger Stunden Schlaf. Besserer Sinn für Humor. Strahlende Haut. Mehr Bestimmtheit. Höhere Einstellung gegenüber der Bewältigung von Problemen. F.A. Schauspieler

Das benommene Gefühl, das ich zu bekommen pflegte, wenn ich unter Streß stand, ist verschwunden. Vollständig. Ich fühle, daß ich nun über den Rest meines Lebens denken kann; während ich früher dauernd an meine Gesundheit dachte. Meine Haut fühlt sich besser an und mir wurde gesagt, daß ich besser als vorher aussehe. H.R. Musiker

Ich bin ruhig, klar und bestimmt. Ich schlafe schnell ein und wache früh auf. Als ein Athlet bin ich viel zielstrebender und leichter. Meine Reflexe haben sich verbessert, sowie auch die Fähigkeit, den trainierten, instinktiven Reaktionen meines Körpers zu „vertrauen". Es scheint in jedem Augenblick mehr Zeit zu geben, ein einfaches Vorgefühl, das fast so scheint, als hätte ich Vorkenntnis. Ich fühle mich viel mehr im Mittelpunkt des Lebens ... Ich empfinde einen viel größeren Sinn für mich selbst, was mich zuversichtlich macht, daß ich mein künstlerisches und professionelles Leben verbessern kann. Vor dem Programm verlor ich Interesse an allem. [Jetzt] ist der Künstler aus dem Exil zurückgekehrt. Vielen Dank! R.S. Schauspieler

Das Weiß in meinen Augen ist das erste Mal seit Jahren klar. Meine Haut sieht hervorragend aus.

Meine Atemprobleme haben sich aufgelöst – es fühlt sich viel „klarer" an. Ich fühle mich geistig und körperlich stärker. U.P. Schauspielerin

Der Körper und Verstand sind in größerer Harmonie – kein Wunsch nach einer Rückkehr zum verschmutzten Zustand. Die Körpergestalt hat sich verbessert, die Augen fühlen sich „scharf" an, der Verstand ist schneller, mehr gezielt. Ich fühle mich heiterer über auswärtige Geschehnisse, der Sinn für Humor hat sich erhöht. Einen größeren Sinn für „Zeitberechnung" in bezug auf Stunt-Arbeit; ständig vorhandenes Freudengefühl, öfteres Lächeln. Ich bin mir über Streß bewußt, und wie Streß meinen Körper beeinflußt. Ich strenge mich an, den Anreiz von Streß aus meiner Existenz zu eliminieren. Weniger Zeit auf „gedankenloses Gewohnheits-Verhalten" verwendet. K.K. Stuntwoman

Es war ein innerer Auftrieb zu wissen, daß mein Körper frei von toxischem Material ist. Ich fühlte mich nach jeder Periode auf dem Programm sehr leicht und energiegeladen, aber ich empfinde, daß die meisten Gewinne in meinen täglichen Aktivitäten und Vollendungen von jetzt bis in die Zukunft bemerkbar sein werden. Das Programm war für mich eine geistige Erfahrung und jetzt kann ich sehen, wie es sich auf mein äußerliches Selbst bezieht. M.Y. Beruflicher Tennisspieler

Ein Wiedergewinn von Erinnerung. Bessere Einstellung. Ein gesundes Empfinden. Sauber. Besseres Urteilsvermögen. F.M. Weltmeister im Motorradfahren

Strahlung: Fallgeschichten

Es wurden auch Berichte erhalten, die die Ergebnisse des Reinigungsprogramms bei Leuten detaillieren, die Strahlung ausgesetzt waren. Ein Arzt berichtete dies, als er das Programm abschloß:

> *Bevor ich das Reinigungsprogramm machte, hatte ich eine Geschichte von mäßig schwerwiegender Strahlung, der ich ausgesetzt war. Dies bestand aus langen Perioden von Sonne, der ich in meiner Kindheit und an der Universität ausgesetzt war und dadurch, daß ich regelmäßig Röntgenstahlen von Röntgenmaschinen während ungefähr 7 Jahren ausgesetzt war. Ich hatte keine körperlichen Probleme oder Beschwerden, als ich das Reinigungsprogramm startete. Meine Drogengeschichte war sehr leicht. Während des Programms hatte ich Perioden von übermäßigen Rötungen, fleckigem Hautausschlag, begleitet von Übelkeit und einem sehr soliden und hölzernen Gefühl. Manchmal gab es eine Art elektrische Entladung von meinem Körper, speziell in den Armen und Händen. Interessanterweise habe ich nach dem Programm erkannt, daß ein paar leichtere Somatiken, die ich vorher ignoriert habe, verschwunden sind. Kleine Sachen, wie gelegentlich eine unerklärliche Übelkeit und milde Schmerzen in den Muskeln und Gelenken. Infolgedessen hat sich einige Aufmerksamkeit auf den Körper aufgelöst und diese obengenannten Somatiken haben sich in den zwei Jahren, seitdem ich das Programm abgeschlossen habe, nicht sonderlich wiederholt. Von meinem Gesichtspunkt als Arzt wirft das mehrere Fragen auf, in bezug darauf, welche Wirkungen geringfügige Strahlung von verschiedenen Arten auf das Leben einer Person oder ihren*

Körper haben kann – wahrscheinlich bedeutender als es momentan erkannt wird. G.D.

Eine Person arbeitete mit einer Mannschaft im atomaren Forschungszentrum in Hanford, Washington, um es von der Verseuchung zu säubern. Sie arbeitete in Kernreaktoren[2] und berichtete einmal, wie sie höchst vergifteten Staub einatmete. Sie sagte, daß sie sich erinnerte, wie sie an einem spezifischen Bereich arbeitete, der so „heiß" war, daß es ihr nur erlaubt wurde, eine Minute pro Tag in diesem Bereich zu arbeiten. Andere Bereiche, in denen sie arbeitete, hatten eine längere „Ausbrennungs"-Zeit, wie zehn Minuten oder dreißig Minuten. Später unterzog sie sich dem Reinigungsprogramm.

Vor dem Programm fühlte es sich „massig" um meinem Kopf herum an. Ich dachte, es ginge mir gut, aber ich wußte, daß ich nicht ganz so richtig damit lag. Ich empfand, als ob es da etwas gäbe, das in Ordnung gebracht werden mußte. Während des Programms ging ich durch mehrere Perioden von Gedächtnislosigkeit. Es schien mir, als könnte ich mich einfach an nichts erinnern. Zusätzlich war ich eine Woche lang nicht in der Lage, zu Atem zu kommen. Wissen Sie, ich wußte nicht einmal, daß ich ein Problem damit hatte, aber jetzt erinnere ich mich, wie ich beim Bergsteigen zu wenig Luft bekam, aber das war nur, wenn es heiß war. Nach dem Programm bin ich in großartiger Form. Ich fühle mich schlauer, wachsam und bereit, dem Leben ins Auge zu sehen. Ich fühle mich zweifellos besser über mein Leben und über mich selber. B.H.

2. **Kernreaktoren:** Geräte, in denen eine Atomspaltungs-Kettenreaktion gestartet, unterhalten und kontrolliert werden kann, um damit Hitze oder nützliche Strahlung zu erzeugen.

Zwei besondere Fälle vom Kerntesten in den Vereinigten Staaten in den Fünfziger Jahren wurden unter die Lupe genommen.

In einem dieser Fälle handelte es sich um eine Person, die in Utah aufgewachsen ist und als Kind den radioaktiven Niederschlägen von Kerntests der Regierung der Vereinigten Staaten ausgesetzt war, die im benachbarten Nevada ausgeführt wurden. Sie schloß das Reinigungsprogramm im Februar 1980 ab und beschrieb einige ihrer Erfahrungen:

> *Es sollte erwähnt werden, was an einem Abend in der Sauna geschah. Nachdem ich ungefähr seit drei Stunden dort drinnen war, schaltete sich eine ungeheure Menge an Strahlung ein. Da gab es keine Rötung mit dem Niacin, sondern es war nur diese ungeheure Hitze und die Schmerzen, die ich fühlte, als ich ein ziemlich großes Ausmaß von Strahlung von den Kernexplosionen im Jahre 1953 erhielt. Ich bin damals fast an den Verbrennungen der Strahlung gestorben. Ich erhielt ein großes Ausmaß an atomarer Strahlung vom Wasser, das ich trank und das mit radioaktiven Niederschlägen gefüllt war. Ich konnte den Gram, die Wut, die Schmerzen, die Anschwellungen im Gesicht, die Blasen und den Schmerz bis hindurch zu den Knochen fühlen. Ich ging dann zurück in die Sauna und ich war in der Lage, durch weiteren Aufenthalt in der Sauna eine ziemliche Menge dieser Empfindungen zum Verschwinden zu bringen.*
>
> *Ich fühle, daß ich nun Drogen und die übermäßige Strahlung, der ich in diesem Leben ausgesetzt war, ausgelaufen habe. Ich habe meine Zuneigung zu Leuten wiedergewonnen und habe eine größere Liebe*

und Toleranz für sie, als Ergebnis davon, daß diese Drogen entfernt wurden. Es gab Augenblicke auf diesem Programm, an denen ich mich so heiter fühlte und mich genauso fühlte, wie damals, als ich ein Kind war ... Mein Ausmaß an Energie hat sich ungeheuer erhöht.

Meine Freunde, mit denen ich aufwuchs, hatten nicht so ein Glück. Die Atomtests oder die radioaktiven Niederschläge von diesen Tests in Nevada, die auf Utah fielen, haben für viele Leben einen riesigen Schaden angerichtet. Einige meiner Freunde sind als Ergebnis von diesen Tests tot. Mein Leben wäre zerstört worden, hätte ich nicht dieses Programm gehabt. Ich empfinde ein starkes Gefühl der Dankbarkeit für dieses Programm von L. Ron Hubbard. H.J.

Ein anderer Fall war einer der 2.100 Marineinfanteristen, die einen Befehl erhielten, an einem Kernwaffentest auf dem Testgelände in Nevada teilzunehmen. Er war der Zeuge von zwei Kernexplosionen im Juni und Juli 1957. Die zweite Explosion, die aus 77 Kilotonnen[3] bestand, war der größte atmosphärische Sprengschuß-Test innerhalb der Grenzen der Vereinigten Staaten. Er war in einem offenen Graben 4 ½ Kilometer von der Explosion entfernt und später wurde er innerhalb 250 m der „Nullzone"[4] geschickt. Er beschrieb einmal seine Erinnerungen von der ersten Explosion für einen Nachrichtenreporter.

Uns wurde gesagt, uns in den Graben zu ducken und unsere Augen mit dem Unterarm zuzudecken. Als

3. **Kilotonnen:** Maßeinheit für Sprengkraft, die der von 1.000 Tonnen TNT gleichkommt.

4. **Nullzone:** der Punkt auf der Erdoberfläche oder der Wasseroberfläche, direkt unter, über oder auf dem eine Atom- oder Wasserstoffbombe explodiert.

> *diese Explosion losging, konnte ich mit geschlossenen Augen die Knochen in meinem Arm sehen ... Wir wurden im Graben hin- und hergeworfen. Es war, als ob eine Herde von Rindvieh über uns hinwegging. Die Kraft und die Hitze waren ungeheuer. Wir hatten Verbrennungen auf unseren Nacken. Wir waren darauf nicht vorbereitet, auf nichts davon ... Wir waren unschuldig wie Kinder, bis diese Bombe den Himmel wie bei Tageslicht erhellte und ich sah ein Modell[5] mit brennendem Gesicht hinter mir.*

Im Jahre 1978 begann er, sich krank zu fühlen. Er sagte, er ging zu sechsunddreißig Ärzten, aber sie konnten nicht feststellen, was mit ihm nicht richtig war. Jahre später erzählten ihm Leute über das Programm und er versuchte es 1983. Er berichtete seine Betrachtungen:

> *Meine Verbesserungen waren verschiedenartig und hatten mehrere Aspekte. Als ich dieses Programm begann, hatte ich den Punkt erreicht, wo ich dachte, daß eine Rückkehr zum Wohlbefinden höchst unwahrscheinlich war, wenn nicht unmöglich. Während der ersten dreizehn bis vierzehn Tage des Programms fuhr ich fort zu glauben, daß eine Verbesserung für mich sehr fraglich war. Und dann – PENG! Etwas Wunderbares geschah! Wahrhaftig begann ich, mich besser zu fühlen. Zuerst ein bißchen besser, auf hintergründige aber doch bemerkbare Arten. Beispielsweise hat sich meine Lebenskraft wesentlich verbessert; mein Gefühl von Müdigkeit begann langsam und schrittweise zu verschwinden. Gegen Ende des Programms erkannte ich, daß ich mehr Vitalität*

5. **Modell:** *hier:* ein Modell des menschlichen Körpers, um Anatomie zu lehren, chirurgische Operationen zu demonstrieren, usw.

hatte als in den letzten sieben oder acht Jahren. Emotionell fühlte ich mich besser. Depression löste sich auf und ich konnte endlich wieder Überschwang empfinden, wenn solche Momente vorkamen. Es gibt jetzt Hoffnung für die Opfer von Strahlung! Ich bin ein lebendes Beispiel dafür! T.S.

Chemikalien ausgesetzt zu sein: Eine berufliche Fallgeschichte

Ein besonders bemerkenswerter Fall handelt von einer Frau, die zu einem Arzt ging und sich darüber beklagte, daß sie Chemikalien ausgesetzt ist. Einige ihrer Klagen waren auch, daß sie ständig Müdigkeit empfindet, Hautprobleme hat, und ein allgemeines Gefühl, „sich die ganze Zeit schlecht zu fühlen". Sie sagte, daß sie in einer Fabrik beschäftigt war, die elektronische Bestandteile herstellt, und während dieser Zeit giftigen Chemikalien ausgesetzt war. An jedem Abend putzte sie Filter eines Systems, das dazu bestimmt war, Ruß und andere Partikel aufzufangen. Sie wusch sie mit bereits verseuchtem Wasser, das sie als schwärzlich und ölig beschrieb.

Nach mehreren Interviews mit medizinischen Experten empfahl ihr ein beruflicher Gesundheitsspezialist, unter seiner Aufsicht das Programm von L. Ron Hubbard zu unternehmen. Sie entschied sich, es zu machen.

Nachdem sie vier Tage lang auf dem Programm war, berichtete sie, wie „schwarzer Schmutz" aus ihren Poren herauskam, der dem Wasser, das sie bei der Arbeit benutzte, glich. Dies wurde auf Armen, dem Nacken und dem Gesicht bemerkt. Der Ausfluß von diesem schwarzen, öligen Material setzte sich durch das ganze Programm hin fort, aber in weniger und weniger großem Ausmaß, bis sie fertig war.

Ihr Arzt, der ein Diplom in der Arbeitsmedizin hat und seit mehr als zwanzig Jahren ein Arzt ist, der auch die Auszeichnung des Magisters für Öffentlichkeitsgesundheit trägt, berichtete seine Beobachtungen, die folgendes beinhalteten:

> *Ich sah sie für eine Auswertung nach ihrer Behandlung. Sie fühlte sich subjektiv fein ... Sie hat spezifisch eine Erhöhung an dem Ausmaß ihrer Energie bemerkt, und empfand, daß sich ihr Sehvermögen stark verbessert hat, daß ihre Haut wesentlich sauberer ist, einschließlich einer Verbesserung des Zahnfleischproblems, das sie bemerkt hatte, daß das Haar weniger ölig war und andere subjektive Verbesserungen, wie eine bessere Aussicht auf das Leben, eine Verringerung der Anschwellungen der Lymphknoten,[6] und allgemeine Verbesserung ihres Gefühls von Wohlbefinden....*
>
> *Zusammengefaßt hatte [dieser Patient] eine sehr erfolgreiche Reaktion auf das Hubbard-Entgiftungsprogramm. Sie fühlt sich gesund und bereit zu jeglicher Vollbeschäftigung, die sie finden kann, zurückzukehren.*
>
> *Ich bin überzeugt, daß das Hubbard-Entgiftungsprogramm der einzige Mechanismus ist, den es gibt, um den Körper von den fettlöslichen, giftigen Substanzen zu befreien. Ich glaube, daß dieser Fall ausgiebig demonstriert, daß es tatsächlich ein effektives Programm ist.*

6. **Lymphknoten:** eine der drüsenartigen Gewebemassen im Körper, die *Lymphe* herstellen, eine durchsichtige gelbliche Flüssigkeit, die in einer Blutplasma ähnelnden Flüssigkeit weiße Blutkörperchen enthält.

Agent Orange: Fallgeschichten

In den letzten paar Jahren war Agent Orange eines der meist umstrittenen, wenn nicht explosiven, Gesprächsthemen über toxische Verseuchung: das Entlaubungs-Herbizid, womit die Militärflugzeuge der Vereinigten Staaten den Dschungel Vietnams besprühten. Der Hauptbestandteil von Agent Orange ist Dioxin, eine tödliche Chemikalie, die sich Berichten nach im Körpergewebe ansetzt und die sogar in kleinsten Mengen ernstliche, nachteilige Wirkungen auf die Gesundheit verursacht.

Es gab mehrere Fälle, wo Individuen, die behaupten, daß sie Agent Orange ausgesetzt waren, das Reinigungsprogramm abgeschlossen haben. Während keine Einrichtung für die Lieferung des Reinigungsprogramms Behauptungen für die Eliminierung von Agent-Orange-Symptomen aufstellt, sind die folgenden Berichte Beispiele, die doch große Hoffnung bieten.

> *Vor dem Reinigungsprogramm war irgend etwas falsch. Objektiv handelte ich analytisch, aber subjektiv von Zeit zu Zeit erfuhr ich Psychosen und Neurosen in spezifischen Bereichen meines Lebens, die dazu neigten, mich als Wesen zu hemmen. Ich bin ein ehemaliger Marineinfanterist und kämpfte im Vietnamkrieg von 1968 bis 1969.*
>
> *Während ich im Militärdienst und im Vietnamkrieg war, war ich neben den ständigen Kämpfen auch noch sehr tödlichen giftigen Gasen und Giftstoffen, besonders Agent Orange und irgendeiner Art Nervengas ausgesetzt. Durch das Reinigungsprogramm wurden diese Gifte völlig ausgespült. Sie hielten mich tatsächlich davon ab, klar und logisch zu denken;*

behinderten meine Wahrnehmungen und die Kontrolle über meinen Körper. Mann, hat mich eine Überraschung während des Programms und nach Programmabschluß erwartet!

Ich habe buchstäblich ein Geschehnis ausgelöscht, das mich auf „dem Track"[7] festhielt, das ich gegenwärtig dramatisierte, dessen ich mir gar nicht bewußt war. Ich habe meine Umgebung als gefährlich betrachtet – ich meine wirklich gefährlich, da es im Dschungel von Süd-Vietnam war. Aber können Sie es glauben, daß ich immer noch „in" Süd-Vietnam war, auch wenn ich es 1969 verließ? Ich wurde völlig herausgeholt und mit dem Reinigungsprogramm in meiner gegenwärtigen Umgebung orientiert.

Ich habe wirklich tiefer als alles andere angesetzt. Ich meine, es waren so einfache Aktionen, aber machtvoll, insofern es die Ergebnisse und Gewinne betrifft, die ich hatte. Das Reinigungsprogramm hat sowohl objektiv als auch subjektiv mein Leben, mein körperliches Wohlbefinden und meine Einstellung gegenüber einem, was Überleben anbelangt, viel besseren Dasein verändert. Ich brauche nicht mehr über meine Schulter zu blicken nach „dem Feind" (der nicht dort war) oder langsam durch grasige Bereiche zu gehen (um nach Landminen zu suchen, die es nicht gibt), damit ich noch einen weiteren Tag leben kann.

Es hat eine Tür für mich geöffnet – eine Türe, durch die ich Leben erfahren kann. Mein körperliches Befinden ist viel besser, was die Farbe und das Pigment

7. **Track:** kurz für *Time-Track. Siehe* **Time-Track** im Glossar.

betrifft. Viele andere Leute machten Bemerkungen, wie gesund ich aussehe. Ich fühle mich gesund und ich bin mir bewußt, daß ich meinen Körper unter Kontrolle habe, der vor dem Reinigungsprogramm von Giften, speziell Agent Orange, behindert wurde. Als ein Vietnam-Veteran kann ich sagen, daß das Leben zweifellos der Mühe wert ist, es zu erleben und erschaffen zu werden. Es gibt Hoffnung für diese Vietnam-Veteranen, die immer noch im Vietnamkrieg-Syndrom sind, nachdem sie nicht mehr im Krieg sind. W.B.

Hier ist ein anderer Bericht von einem Mann, der sich 1962 in der Armee einschrieb. Im Jahre 1964 wurde er nach Saigon, Vietnam und von dort nach Thailand[8] transportiert. In einer gesetzlich beeidigten Erklärung erzählt er seine Geschichte:

Während dieses Jahres, das von Oktober 1964 bis Oktober 1965 dauerte, bemerkte ich, wie Flugzeuge manchmal den Dschungel gerade außerhalb der Basis, der ich angehörte, bespritzten. Während einer dieser Besprühungen blies der Wind in meine Richtung und ein bißchen des Sprühregens landete auf meiner Haut im Bereich des Nackens und dem oberen Teil der Brust. Ein Unteroffizier sagte mir, daß die Besprühungen gemacht wurden, um den Dschungel davon abzuhalten, zu hoch zu wachsen. Innerhalb einer Woche oder so etwas, seit die Flüssigkeit mit meiner Haut in Kontakt kam, entwickelte ich offene Wunden, die leicht bluteten. Dies war nur an den Stellen, die mit dem Sprühregen in Berührung kamen.

Ich ging zum Kriegslazarett, um diesen Zustand zu

8. **Thailand:** ein Königreich in Südostasien, früher Siam genannt.

überprüfen, denn ich war darüber besorgt, was vor sich ging. Diese Wunden heilten überhaupt nicht und schienen sich zu verschlechtern. Ich wurde in diesem Kriegslazarett untersucht und die Wunden wurden als Akne[9] diagnostiziert; sehr akute Akne. Mir wurde gesagt, mich besser zu waschen und mir wurde ein wenig Peroxyd[10] gegeben, um die Wunden auszuwaschen. Ich machte genau das, was mir gesagt wurde, und die Wunden wurden tiefer. Eine war so tief, daß ich einen Q-Tip[11] bis ganz ans Ende der Watte hineinschieben konnte. Ich muß zugeben, ich fühlte mich sehr apathisch über diesen Zustand.

Ich war fällig, in die Vereinigten Staaten zurückzukehren, um vom Dienst im Oktober 1965 entlassen zu werden. Ich ging wieder zum Kriegslazarett für die ärztliche Entlassung und mir wurde wiederum gesagt, daß ich mich nicht gut genug wasche und ich immer noch Akne hatte. Ich war und bin nicht ein Arzt, also glaubte ich, was mir gesagt wurde und nahm meine Entlassung und kehrte in die Vereinigten Staaten zurück, wo ich entlassen wurde.

Ich hatte diese Wunden vom Oktober 1965 bis irgendwann 1978. Sie waren immer offen und bluteten manchmal ein wenig. Manchmal geriet ich auch geistig durcheinander.

---

9. **Akne:** eine verbreitete Hautkrankheit, besonders bei jungen Menschen, bei der die ölabgebenden Drüsen in der Haut sich entzünden und Pickel im Gesicht, auf dem Rücken und auf der Brust erzeugen.

10. **Peroxyd:** Wasserstoffperoxyd; eine farblose Flüssigkeit, die in einer verdünnten Lösung als Bleichmittel und antiseptisches Mittel gebraucht wird.

11. **Q-Tip:** (*Warenzeichen*) ein Markenname für Tupfer mit Wattespitze, die vor allem dafür verwendet werden, um kleine Bereiche zu säubern oder um Arzneien oder Kosmetika aufzutragen.

Während des Jahres 1978 war ich ein Mitglied der Mission der Scientology-Kirche in Fort Lauderdale, Florida. Einer der Dienste, die die Mission anbot, war ein Programm, das bestimmt war, die schädlichen Wirkungen von Drogenrückständen, die im Körper angesammelt waren, zu behandeln. Dieses Programm nannte sich das „Schwitzprogramm".

Innerhalb von zwei Wochen, nachdem ich das „Schwitzprogramm" begonnen hatte, waren, abgesehen von den geistigen Gewinnen, die ich empfand, die Wunden geheilt und ich fühlte mich wieder gut, obwohl die Wunden nicht ganz verschwunden waren.

Das „Schwitzprogramm" wurde später verfeinert und verbessert und wurde durch das Reinigungsprogramm ersetzt. Ich machte das Reinigungsprogramm während 1981 und die Wunden heilten völlig. Es war während des Programms, als ich endlich erkannte, daß diese Wunden vom Agent Orange kamen, dem ich 1965 ausgesetzt war.

Die oben berichtete Erfahrung war nicht einzigartig. Ein anderer Mann diente in einer Marine-Flugsicherungseinheit der Marineinfanterie in Vietnam von August 1967 bis August 1968. Er war sicher, daß er Agent Orange ausgesetzt war, denn sie sprühten das Entlaubungsmittel innerhalb von zwei oder drei Meilen Entfernung von seiner Basis.

Nach meiner Rückkehr aus Vietnam hatte ich ständig Probleme mit Hautausschlägen auf meinem ganzen Körper. Ich fand später heraus, daß dies als

Chlorakne[12] bezeichnet wird. Ich hatte auch Leberprobleme, ständige Kopfschmerzen (Migränen[13]) und eine Unfähigkeit, sehr viel alkoholische Getränke zu tolerieren, ohne krank zu werden. Zusätzlich hatte meine Frau zwei Fehlgeburten und war seither nicht in der Lage, schwanger zu werden.

Ungefähr vor einem Jahr schloß ich das Reinigungsprogramm ab. Mich plagt die Chlorakne nicht mehr. Ich habe immer noch weiße Flecken an meinem Körper, wo ich früher Hautausschläge hatte. Ich habe selten Kopfschmerzen und die Kopfschmerzen, die ich habe, sind selten so intensiv, wie die, die ich früher hatte.

Meine Frau ist jetzt wieder schwanger und ist dies jetzt mehr als vier Monate. Die längste Zeitdauer, in der sie schwanger sein konnte, war kürzer als drei Monate. Ich schreibe diese Veränderungen meiner körperlichen Gesundheit direkt der Ausführung von L. Ron Hubbards Reinigungsprogramm zu.

Dieser ehemalige Marineinfanterist schrieb seinen Bericht im Dezember 1981. Das Kind, das er damals erwartete, kam gesund auf die Welt, ein kleiner Junge. Und seine Familie wuchs weiter, da das Ehepaar noch ein anderes Kind bekam, ein gesundes kleines Mädchen.

12. **Chlorakne:** eine ernsthafte und manchmal fortbestehende Form der Akne, die daher herrührt, daß man Chlorverbindungen wie Dioxin ausgesetzt war. *Siehe auch* **Akne** und **Dioxin** im Glossar.

13. **Migräne:** heftige, periodisch wiederkehrende Kopfschmerzen, die normalerweise auf nur eine Seite des Kopfes begrenzt sind und die oft von Übelkeit, Sehstörungen, usw. begleitet werden.

Wissenschaftliches Testen

Drei Jahre nachdem das Programm freigegeben wurde, wurde es unabhängig an einer Gruppe von Leuten getestet, die mit einer Feuer-Verzögerungs-Chemikalie (engl. polybrominated biphenyls oder PBBs = Polybromiertes Diphenyl)* verseucht waren. Sie waren Einwohner des Staates Michigan, wo Millionen von Menschen dieser Chemikalie während einer massiven landwirtschaftlichen Verseuchung in den frühen 70iger Jahren ausgesetzt waren. Frühere Studien hatten bereits festgestellt, daß es 10 bis 20 Jahre oder mehr für die abgelagerten Rückstände von PBBs und ähnlichen Chemikalien dauert, wie beispielsweise PCBs (engl. polychlorinated biphenyl = polychloriertes Diphenyl, was Bestandteile sind, die in industriellen Kühlmitteln gefunden werden), um sich auf natürliche Weise um die Hälfte zu reduzieren. Angesichts dessen hat eine Gruppe von Forschern eine Untersuchung ausgeführt, um die Fettstufen von PBBs, PCBs und mehreren anderen Chemikalien unmittelbar nach und dann vier Monate nach dem Reinigungsprogramm zu messen. Die Resultate waren ziemlich verblüffend.

* Im Sommer 1973 wurden in Michigan zufällig toxische Feuerverzögerungschemikalien in das Futter für Vieh gegeben. Ein ausgiebiges Studium durch Forscher von der Medizinschule Mount Sinai in New York City gab an, daß sogar fünf Jahre nach dem Unfall fast die ganze Bevölkerung des Staates mit polybrominiertem Diphenyl oder PBBs verseucht waren. Der Verseuchungsunfall ist in mehreren Veröffentlichungen ausführlich behandelt. Einige empfehlenswerte Veröffentlichungen schließen mit ein: *PBB: An American Tragedy (PBB: eine amerikanische Tragödie),* von Erwin Chen, Prentice-Hall, 1979; *The Contamination Crisis in Michigan: Polybrominated Biphenyls, A Report From The Senate Special Investigation Committee, (Die Verseuchungskrise in Michigan: Polybromiertes Diphenyl, ein Bericht vom Untersuchungs-Sonderkomitee des Senats),* Senat des Staates Michigan, Juli 1975.

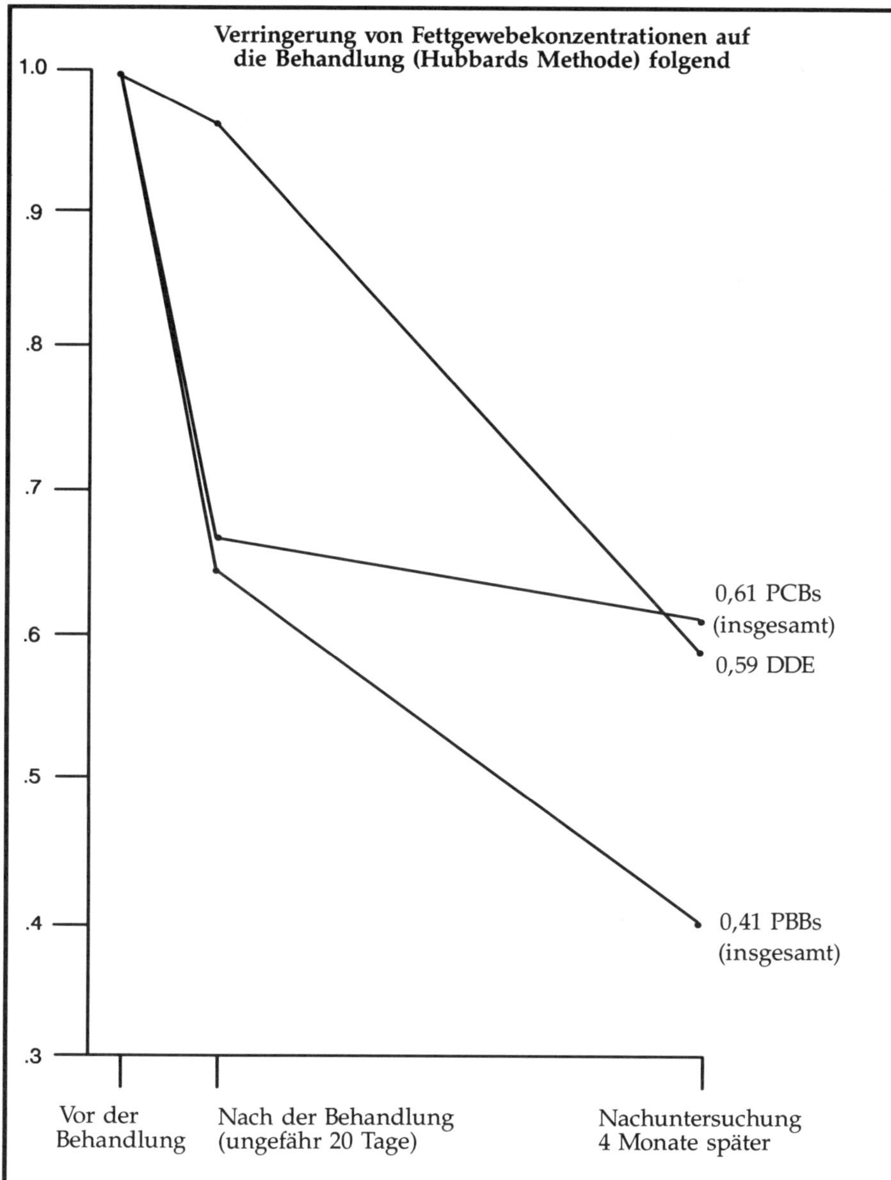
Verringerung von Fettgewebekonzentrationen auf
die Behandlung (Hubbards Methode) folgend
1.0
.9
.8
.7
.6
.5
.4
.3
0,61 PCBs
(insgesamt)
0,59 DDE
0,41 PBBs
(insgesamt)
Vor der
Behandlung
Nach der Behandlung
(ungefähr 20 Tage)
Nachuntersuchung
4 Monate später

Verringerung von toxischen chemikalischen Stufen im Körper

Die Arbeitsgruppe berichtete, daß das Reinigungsprogramm eine unmittelbare durchschnittliche Verringerung von ungefähr 20 Prozent für 16 verschiedene Chemikalien, die studiert wurden, hervorbrachte. Die Ergebnisse von den Untersuchungen nach 4 Monaten enthüllten eine durchschnittliche Verringerung von mehr als 40 Prozent bei allen Chemikalien. Die Tatsache, daß die chemischen Stufen, nachdem das Programm abgeschlossen war, weiter hinuntergingen, war ein Phänomen, das auch bei anderen Untersuchungen gefunden wurde. Im Jahre 1984 berichtete ein Arzt in dem Journal *Clinical Research (Klinische Forschung)* seine Feststellungen nach dem Testen des Fetts einer Person, die sich dem Programm unterzog. Nach 53 Tagen berichtete er, daß die Stufe des Gewebes einer DDT[14] verwandten Chemikalie (DDE[15]) zu 29 Prozent verringert wurde. Am Ende von 250 Tagen – lange nachdem sein Patient das Programm abgeschlossen hatte – hat sich die Stufe des DDEs um 97 Prozent verringert.

In der Ausgabe vom Mai 1984 des Magazins des Nationalen Sicherheitsrates der Vereinigten Staaten schrieb der Forscher Dr. Max Ben: „Angesichts der Tatsache, daß mehr als 20 Millionen Amerikaner mit chemischen Mitteln arbeiten, die als toxisch für das Nervensystem und andere Körperteile bekannt sind, sind die potentiellen Gewinne von Entgiftungs-Techniken, wie solche, die von Hubbard entwickelt wurden,unermeßlich. Wenn,

14. **DDT:** (Dichlordiphenyltrichloräthan *engl. d*ichloro*d*iphenyl*t*richloroethane) ein starkes Insektenvernichtungsmittel, das bei Berührung wirkt. Der Gebrauch von DDT ist durch das Gesetz eingeschränkt, da es Umweltschäden verursacht.

15. **DDE:** (Dichlordiphenyldichloräthyl, *engl. d*ichloro*d*iphenyldichloro*e*thylene) ein toxischer Rückstand von DDT, der häufig in tierischem Gewebe gefunden werden kann. Es verhindert Kalziumproduktion und verursacht, daß viele Vögel Eier mit nur sehr dünnen Schalen legen, die zerbrechen, wenn sich der Brutvogel daraufsetzt.

wie das Hubbard-Gesundheits-Programm anzuzeigen scheint, chemische Giftstoffe sicher und effektiv aus dem Körper entfernt werden können, dann kann es möglich sein, das gesamte Problem von menschlicher Vergiftung und chemisch verwandten Krankheiten zu lösen."

Schlußfolgerung

Die Absicht der Herausgeber in diesem Anhang war nicht, Versprechen auf Heilungen oder Ansprüche anzubieten, sondern eine Handvoll von Beispielen bezüglich dem, was Tausende von Leuten erfahren haben, die sich diesem Programm unterzogen, so wie es in diesem Buch beschrieben ist. Es wäre nicht schwer, ein ganzes Buch mit solchen Berichten zu füllen – die Gewinne, die von Leuten berichtet wurden, umfassen eine ungeheure Reichweite von Verbesserungskategorien. Wir haben versucht, jene Fallberichte auszuwählen, die einen breiten Überblick über die Art von Personen anbieten, die sich dem Programm unterzogen, sowie über die Arten von Phänomenen, die berichtet wurden.

Die Herausgeber

Anhang B

Wo man das Reinigungsprogramm macht

Kirchen haben seit dem Beginn der Menschheit existiert, mit dem Zweck, Leuten in ihrem Bestreben hinsichtlich eines glücklicheren und erfüllteren Lebens, zu helfen.

Mit dem Anstieg des Drogenproblems und dessen verheerenden Konsequenzen, sowohl für das Individuum als auch für die Gesellschaft, ist es eine Lebensnotwendigkeit, um diesen Zweck zu erfüllen, einen Dienst anzubieten, der der Person helfen kann, den Schaden, der durch Drogen und Giftstoffe verursacht wurde, zu überwinden und rückgängig zu machen.

Seit 1980 haben Scientology-Kirchen genauso einen Dienst angeboten – L. Ron Hubbards Reinigungsprogramm. Zehntausende von Leuten haben das Programm in Scientology-Kirchen und -Organisationen erfolgreich abgeschlossen. Die Aussagen derer, die das Programm abgeschlossen haben, sind voller Erstaunen über die Verbesserungen in ihnen selbst, und sie loben den Mann, der das Programm erforscht und entwickelt hat – L. Ron Hubbard.

Herrn Hubbards Lebenswerk war der Entwicklung einer Technologie gewidmet, mit der Leuten geholfen werden kann, um geistiges Bewußtsein und Freiheit zu erreichen. So wie er in einem Artikel namens *My Philosophy (Meine Philosophie)* sagte:

> „Ich helfe anderen gern und empfinde es als meine größte Freude im Leben, zu sehen, wie ein Mensch sich von den Schatten befreit, die seine Tage verdunkeln.
>
> Diese Schatten erscheinen ihm so undurchdringlich und drücken ihn so sehr nieder, daß er schließlich, wenn er feststellt, daß es nur Schatten *sind* und er durch sie hindurchschauen, hindurchgehen und wieder im Sonnenlicht stehen kann, außerordentlich begeistert ist. Und ich bin wohl ganz genauso begeistert wie er."

Es gibt für *niemanden* einen Grund dafür, in den Schatten der Wirkungen von Drogen und Giftstoffen gefangen zu sein.

Scientology-Kirchen und -Organisationen sind völlig eingerichtet, um das Reinigungsprogramm zu liefern, mit technischem Personal, das in der genauen Anwendung und Überwachung des Programms gründlich ausgebildet ist. Jeden Tag gehen Leute auf der ganzen Welt in Scientology-Organisationen hinein, um das Reinigungsprogramm zu beginnen. Das sind Leute aus allen Lebensbereichen: ehemalige Drogenabhängige, Geschäftsleute, Berühmtheiten, Hausfrauen. Ihre Gründe, um das Programm zu starten, sind verschieden, aber indem sie das Programm machen, unternehmen sie einen bedeutenden Schritt auf dem Weg zur völligen Freiheit und persönlichen Fähigkeit.

Sie können das Reinigungsprogramm in einer Scientology-Kirche oder -Organisation in Ihrer Umgebung machen. Eine

Liste der Scientology-Organisationen ist am Ende dieses Buches enthalten – kontaktieren Sie die Ihnen nächstgelegene Organisation.

Das Reinigungsprogramm bietet die Mittel, mit denen ein Individuum, eine Gruppe und eine ganze Gesellschaft möglicherweise den ersten Schritt in die Richtung einer giftfreien, drogenfreien Zivilisation unternimmt.

Es wird hier als eine Einladung angeboten, um zu beginnen zu leben!

Die Herausgeber

Über den Autor

Über den Autor

L. Ron Hubbard ist einer der berühmtesten und meistgelesenen Schriftsteller aller Zeiten. Vor allem, weil seine Werke ein Wissen über die Natur des Menschen aus erster Hand enthalten – Wissen, das nicht durch Zuschauen, sondern durch lebenslange Erfahrung mit Leuten aller Lebensbereiche gewonnen wurde.

Wie Ron sagte: „Man lernt nichts über das Leben, indem man in einem Elfenbeinturm sitzt und darüber nachdenkt. Man lernt etwas über das Leben, indem man sich daran beteiligt." Und so hat er es in seinem eigenen Leben auch gehalten.

Er begann seine Suche nach Wissen über das Wesen des Menschen in sehr jungen Jahren. Als er acht Jahre alt war, war er bereits auf dem Wege ein erfahrener Reisender zu sein. Als er neunzehn Jahre alt war, hatte er über 400.000 Kilometer zurückgelegt und seine Abenteuer schlossen Reisen nach China, Japan und anderen Orten im Orient und im Südpazifik ein. Während dieser Zeit wurde er mit einundzwanzig verschiedenen Rassen und Kulturen in Gebieten auf der ganzen Welt vertraut.

Im Herbst von 1930 besuchte Ron die George Washington

Universität, wo er Ingnieurwesen und Mathematik studierte und auch ein Mitglied einer der ersten amerikanischen Seminare über Nuklearphysik war, die je abgehalten wurden. Er erkannte, daß weder das östliche Verständnis über den Geist, noch westliches wissenschaftliches Wissen über das physikalische Universum die vollständige Antwort für die Probleme des Daseins enthielten. Trotz aller Fortschritte des Menschen in den Naturwissenschaften war niemals eine *funktionsfähige* Technologie über den Verstand und das Leben entwickelt worden. Die mentalen „Technologien", die existierten, Psychologie und Psychiatrie, waren tatsächlich barbarisch falsche Fachgebiete – nicht brauchbarer als die Methoden von Medizinmännern aus dem Dschungel. Ron nahm die Verantwortung auf sich, diese Lücke in dem Wissen der Menschheit zu füllen.

Er finanzierte seine frühe Forschung durch schriftstellerische Tätigkeit. Er wurde einer der gefragtesten und meistgelesenen Autoren in der Blütezeit der populären Abenteuer- und Science-fiction-Romane in den 30er und 40er Jahren. Seine Laufbahn als Schriftsteller wurde nur von seinem Dienst in der Marine der Vereinigten Staaten während des zweiten Weltkriegs unterbrochen.

Da Ron am Kriegsende zum Teil kriegsversehrt war, wandte er die Kenntnisse seiner Forschungen, die er bis dahin betrieben hatte, an. Er machte Durchbrüche und entwickelte Techniken, die es ihm ermöglichten, anderen dabei zu helfen, ihre Gesundheit zurückzuerlangen, sowie seine eigene Genesung herbeizuführen. Es war während dieser Zeit, als die grundlegenden Lehrsätze der Dianetik zusammengestellt wurden. Ein Teil seiner frühen Forschungen in das Wesen der geistigen Phänomene schloß ein Studium des endokrinen Systems und der Wirkungen des Verstandes auf die Fähigkeit des Körpers Nährstoffe aufzunehmen und abzubauen mit ein.

Im Jahre 1948 schrieb er ein Manuskript, das seine Forschungen im Detail beschrieb. Es wurde damals nicht veröffentlicht, sondern zirkulierte unter seinen Freunden, die es weitervervielfältigten und es ihren Freunden gaben. (Dieses Manuskript wurde formell 1951 als *Dianetik: Die ursprüngliche These* veröffentlicht und später wurde es unter dem Titel *Die dynamischen Kräfte des Lebens* wiederherausgegeben.) Das Interesse, das dieses Manuskript erregt hatte, forderte eine Flut von Briefen heraus, die nach weiteren Informationen über dieses neue Fachgebiet fragten.

Ron stellte alle seine Entdeckungen der Amerikanischen Psychiatrischen Vereinigung und der Amerikanischen Medizinischen Vereinigung zur Verfügung. Trotz der Tatsache, daß seine Werke für sie und die Gesellschaft von ungeheurem Vorteil gewesen wären, ignorierten sie seine Forschungen und fuhren mit ihren altertümlichen Aktivitäten fort.

In der Zwischenzeit erhöhte sich der Strom von Briefen ständig, die nach mehr Informationen fragten und verlangten, daß er die Anwendungen dieses neuen Fachgebiets genauer erklärte, was dazu führte, daß Ron seine ganze Zeit für die Beantwortung von Briefen aufwandte, und so entschloß er sich, ein umfassendes Lehrbuch über dieses Gebiet zu schreiben: *Dianetik: Die moderne Wissenschaft der geistigen Gesundheit.*

Durch die Veröffentlichung des Buches *Dianetik* im Mai 1950 stand erstmals ein vollständiges Handbuch für die Anwendung von Rons neuer Technologie allgemein zur Verfügung. Das Interesse der Öffentlichkeit verbreitete sich wie ein Lauffeuer. Das Buch schoß an die Spitze der *New York Times* Bestseller-Liste und blieb dort Woche um Woche. Über 750 Dianetik-Studiergruppen schossen innerhalb der ersten paar Monate nach der Veröffentlichung des Buches aus dem Boden.

Rons Arbeit hörte mit dem Erfolg von *Dianetik* nicht auf,

stattdessen wurde sie mit neuen Entdeckungen und Durchbrüchen schneller, die beständig und normal vorkamen. In seiner weiteren Forschung entdeckte er die Grundnatur des Lebens selbst und dessen exaktes Verhältnis zu diesem Universum. Diese Entdeckungen führten ihn zu der Entwicklung von Scientology, der ersten funktionierenden Technologie für die Verbesserung von Zuständen in jedem Bereich des Lebens.

Eines der Gebiete, dem Ron besondere Aufmerksamkeit schenkte, war das Gebiet der Drogenrehabilitation. Er entwickelte eine Technologie, die jetzt von Narconon-Zentren verwendet wird, die es für Drogenkonsumenten des harten Schlags möglich macht, vollkommen von ihrer Sucht loszukommen. Mit der ausschließlichen Verwendung dieser Technologie haben Narconon-Zentren ein beeindruckendes Ausmaß an Erfolg, Leuten dabei zu helfen, von Drogen herunterzukommen – und von ihnen weg zu *bleiben.*

Ron führte auch ausgiebige Studien in den Bereichen der Vitamine, Mineralstoffe und Ernährung durch, was zu Durchbrüchen führte, die Abhängigen halfen, leichter von Drogen herunterzukommen, ohne durch die wohlbekannten, grausamen, schmerzvollen und gefährlichen Symptome von Entzugserscheinungen gehen zu müssen.

Während des Ausbruchs von Drogengebrauch in den 60iger Jahren und frühen 70iger Jahren auf der ganzen Welt fand er heraus, daß Leute nicht alle möglichen Gewinne von der Dianetik- und Scientology-Technologie erreichen konnten, außer wenn die Wirkungen, die durch die Drogen verursacht werden, erleichtert wurden. Er entwickelte Techniken, um die geistigen Wirkungen von Drogen zu behandeln und in weiterer Forschung entdeckte er den Faktor von Drogenrückständen, die sich im Körper festsetzten. Aus dieser Entdeckung wurde das Reinigungsprogramm entwickelt, das Ron 1979 freigab.

Ron setzte seine Forschungen und Schriftstellerei bis 1985 fort, wobei er eine erstaunliche Anzahl an Materialien ansammelte, die aus über 60 Millionen Wörter bestehen – sie sind in Büchern, Manuskripten und Tonbandvorträgen aufgezeichnet. Heute werden diese Werke in Hunderten von Scientology-Kirchen, -Missionen und -Organisationen auf der ganzen Welt angewandt.

Nachdem er seine Forschungsarbeit und die methodische Ordnung ihrer Ergebnisse vollendet hatte, verließ L. Ron Hubbard am 24. Januar 1986 seinen Körper.

Rons Arbeit öffnete eine neue Brücke zu Verstehen und Freiheit für die Menschheit. Durch seine Arbeit gibt es jetzt eine vollständig funktionsfähige Technologie, mit der Menschen einander helfen können, ihre Leben zu verbessern und Erfolg beim Erreichen ihrer Ziele zu haben.

Glossar

A: *Siehe* **Vitamin A.**

Adelle Davis: *Siehe* **Davis, Adelle.**

Agent Orange: ein starkes Unkrautvernichtungs- und Entlaubungsmittel, das geringe Mengen von Dioxin enthält, welches eine toxische Verunreinigung ist, die verdächtigt wird, ernsthafte gesundheitliche Probleme zu verursachen, einschließlich Krebs, es wird auch verdächtigt, daß es bei einigen Personen, die ihm ausgesetzt waren, genetische Schäden und Geburtsfehler bei deren Nachkommen verursacht hat; es wurde von den Streitkräften der Vereinigten Staaten während des Vietnamkriegs verwendet, um Dschungel zu entlauben (1965-70). Die Bezeichnung *Agent Orange* kam von der Farbe des Identifikationsstreifens auf den Behältern, in denen es gelagert wurde. *Siehe auch* **Dioxin** und **Entlaubungsmittel** in diesem Glossar.

Akne: eine verbreitete Hautkrankheit, besonders bei jungen Menschen, bei der die ölabgebenden Drüsen in der Haut sich entzünden und Pickel im Gesicht, auf dem Rücken und auf der Brust erzeugen.

Algen: eine Gruppe entweder ein- oder mehrzelliger Pflanzen, die häufig in Kolonien wächst. Algen enthalten Chlorophyll (der grüne Farbstoff von Pflanzen) und andere Farbstoffe, aber sie haben keine wirklichen Wurzeln, Stämme oder Blätter. Man findet sie im Wasser oder an feuchten Orten und sie schließen Seegras und freitreibende Frischwasseralgen, usw., ein.

alkalisch: wie die Klasse von Substanzen, die Säuren neutralisieren und von ihnen neutralisiert werden und die in Wasser ätzende und korrodierende Lösungen bilden.

Aminosäuren: grundlegende organische Verbindungen, die für das Zerlegen und Absorbieren von Nahrungsmitteln durch den Körper wesentlich sind.

anämisch: an *Anämie* leidend, welches ein Zustand ist, wo die Anzahl oder das Ausmaß von roten Blutkörperchen verringert ist, oder wo die Gesamtmenge von Hämoglobin (das Sauerstoff führende Pigment der roten Blutkörperchen, das ihnen ihre rote Farbe gibt, und dazu dient, Sauerstoff zum Gewebe zu transportieren) im Blutstrom verringert ist, was zu Blässe, allgemeiner Schwäche usw. führt.

Angel Dust: (*engl. Slang.* wörtl.: „Engelsstaub") Phencyclidine, eine anästhetische Droge, die als Beruhigungsmittel für Tiere eingesetzt wird, ist auch in weitem Gebrauch als ein ungesetzliches Halluzinogen. Wird auch *PCP* genannt.

anstellen: (*engl.* turn on) anzufangen plötzlich zu wirken oder sich plötzlich zu zeigen.

Asbest: einer von verschiedenen Mineralstoffen grauer Färbung, der sich in lange, fadenähnliche Fasern zerteilt. Weil gewisse Arten nicht brennen, keine Hitze oder Elektrizität leiten und häufig Chemikalien widerstehen, werden sie verwendet, um feuerfeste Materialien, elektrische Isolierung, Dachbedeckungen, Filter, usw. herzustellen. Es ist bekannt, daß Asbest Lungenkrebs erzeugt, wenn er eingeatmet wird.

Äther: eine Droge, die verwendet wird, um Betäubung zu verursachen, wie beispielsweise vor Operationen.

Atrophie: ein Schwund des Körpers oder eines Organs oder eines Körperteils, wie durch unzulängliche Ernährung oder Nervenschäden verursacht.

aufblitzen: plötzlich wieder anfangen, besonders für eine kurze Zeit, nach einer Zeit, wo es ruhig war.

auslaufen, etwas: auslöschen; verursachen, daß etwas verschwindet.

Autopsien: das Untersuchen und Zerschneiden von Körpern nach dem Tod, um die Todesursache zu bestimmen; Untersuchungen nach dem Tod.

B_1: *Siehe* **Vitamin B_1.**

B_2: *Siehe* **Vitamin B_2.**

B_6: *Siehe* **Vitamin B_6.**

B_{12}: *Siehe* **Vitamin B_{12}.**

B-Komplex: *Siehe* **Vitamin-B-Komplex.**

Bakterie: typische einzellige Organismen, die nur mit einem Mikroskop wahrgenommen werden können. Sie treten in drei Hauptformen auf – rund, stäbchenförmig und spiralförmig; einige Bakterien verursachen Krankheiten wie zum Beispiel Lungenentzündung und Tuberkulose, andere sind für das Fermentieren und Zerlegen, usw., nötig.

Bänder: Flechsen: alle der unelastischen Bänder aus zähem, faserigen verbindenden Gewebe, in denen die Muskelfasern enden und mit denen Muskeln an den Knochen oder anderen Teilen befestigt sind; Sehnen.

Betrachtungen: Gedanken oder Anschauungen über etwas.

Bioplasma: ein diätischer Zusatz, der eingenommen wird, um erschöpfte Vorräte verschiedener Mineralsalze zu ersetzen, die natürlich im Körper vorhanden sind.

Biotin: ein Vitamin, das für den Stoffwechsel von Protein, Kohlehydraten und ungesättigten Fettsäuren, normales Wachstum und für die Unterhaltung der Haut, der Haare, der Nerven, des Knochenmarks und verschiedener Zellen wichtig ist.

bislang: vor diesem Zeitpunkt; bis jetzt.

Bombe, schlägt ein wie eine: tut etwas extrem gut.

bronchial: mit den Bronchien und deren kleineren Unterabteilungen zu tun habend oder zu ihnen gehörend. (Bronchien sind die Hauptdurchwege der Lungen; vor allem die beiden Hauptäste der Trachee oder Luftröhre.)

C: *Siehe* **Vitamin C** in diesem Glossar.

chelatiert: einen Ablauf durchgemacht, bei dem Mineralstoffe wie durch eine Klaue von Aminosäuren gehalten werden. *Chelat* kommt von einem griechischen Wort, das „Klaue" (Krebsschere) bedeutet. Dieses Verbinden eines Mineralstoffes mit einer Aminosäure tritt in der Natur als ein notwendiger Schritt auf, damit der Mineralstoff durch den Körper absorbiert und verwertet wird. Wenn dieser Schritt also bereits abgeschlossen ist, wird der Mineralstoff leichter absorbiert und verwertet. *Siehe auch* **Aminosäuren** in diesem Glossar.

Chlorakne: eine ernsthafte und manchmal fortbestehende Form der Akne, die daher herrührt, daß man Chlorverbindungen wie Dioxin ausgesetzt war. *Siehe auch* **Akne** und **Dioxin** in diesem Glossar.

Cholin: ein Vitamin, das für das Funktionieren des Nervensystems (es ist ein wesentlicher Bestandteil der Nervenflüssigkeit), der Leber sowie für die Immunbildung wichtig ist.

Crack: harte, kieselsteinartige Stücke stark gereinigten Kokains, das fürs Rauchen vorbereitet ist; eine sehr potente und stark abhängig machende Form von Kokain.

D: *Siehe* **Vitamin D.**

Davis, Adelle: prominente amerikanische Ernährungswissenschaftlerin, Autorin von Büchern über Ernährung, einschließlich *Let's Eat Right to Keep Fit (Essen wir richtig, um fit zu bleiben), Let's Cook it Right (Kochen wir es richtig), Let's Have Healthy Children (Laßt uns gesunde Kinder haben)* und *Let's Get Well (Werden wir doch gesund).*

DDE: (Dichlordiphenyldichloräthyl, *engl.* *d*ichloro*d*iphenyldichloro*e*thylene) ein toxischer Rückstand von DDT, der häufig in tierischem Gewebe gefunden werden kann. Es verhindert Kalziumproduktion und verursacht, daß viele Vögel Eier mit nur sehr dünnen Schalen legen, die zerbrechen, wenn sich der Brutvogel daraufsetzt.

DDT: (Dichlordiphenyltrichloräthan *engl.* *d*ichloro*d*iphenyl*t*richloroethane) ein starkes Insektenvernichtungsmittel, das bei Berührung wirkt. Der Gebrauch von DDT ist durch das Gesetz eingeschränkt, da es Umweltschäden verursacht.

Delirium tremens: ein heftiges Delirium (zeitweiliger Zustand extremer geistiger Aufregung, gekennzeichnet durch Ruhelosigkeit, verwirrtes Reden und Halluzinationen), das hauptsächlich vom ausgiebigen Trinken von alkoholischen Getränken herrührt, und das durch Schwitzen, Zittern, Angst und furchterregende Halluzinationen gekennzeichnet ist. *Delirium tremens* kommt aus dem Lateinischen und bedeutet wörtlich „zitterndes Delirium".

Dioxin: eine hochgiftige Chemikalie, die als eine Verunreinigung in einigen Unkrautvernichtungsmitteln und Entlaubungsmitteln vorkommt.

DNS: Abkürzung für *D*esoxyribo*n*uklein*s*äure; eine komplexe Verbindung, die in den Zellkernen aller lebenden Zellen gefunden wird, und die eine wesentliche Rolle bei der Vererbung spielt. Sie ist der Hauptbestandteil von Chromosomen, den Zellorganen, die die Vererbung von Tieren oder Pflanzen kontrollieren. Die DNS in den Chromosomen gibt den Zellen einen vollständigen Satz „Anweisungen" für ihre eigene Entwicklung und die Entwicklung ihrer Nachkommen für Generationen.

dramatisieren: im Handeln etwas wiederholen, was einem in der Erfahrung geschehen ist; jetzt etwas wiederspielen, das damals geschah. *Dramatisation* ist die vollständige oder teilweise Duplikation des Inhaltes eines geistigen Eindrucksbildes durch eine Person in ihrer gegenwärtigen Umgebung. Das Ausmaß der Dramatisation steht im direkten Verhältnis zu dem Grad an Restimulation der geistigen Eindrucksbilder, die sie verursachen. Wenn das Individuum dramatisiert, verhält es sich wie ein Schauspieler, der seine diktierte Rolle spielt und der durch eine ganze Reihe von irrationalen Handlungen geht. *Siehe auch* **geistiges Eindrucksbild** und **Restimulation** in diesem Glossar.

Elektronen: ein beliebiges der negativ geladenen Teilchen, die ein Teil aller Atome sind, und die für sich selbst genommen in einem freien Zustand existieren.

E: *Siehe* **Vitamin E.**

eingebettet: fixiert oder in etwas einverleibt worden, wie in einer umgebenden Masse.

einwirken: einen Eindruck auf etwas machen; eine Wirkung oder eine kraftvolle Einwirkung auf etwas haben.

empirisch: aus Erfahrung oder Experiment geschlossen oder abgeleitet.

endokrines System: das System der Drüsen, die eine oder mehrere innere Sekrete produzieren, die direkt in den Blutstrom eingeführt werden und zu anderen Körperteilen transportiert werden, deren Funktionen sie regulieren oder kontrollieren.

Entlaubungsmittel: eine Chemikalie, die verwendet wird, um in einem großen Umkreis das Laub zu zerstören oder den Verlust des Laubs zu verursachen. Dies wird in einem Dschungel- oder Waldgebiet gemacht, um feindliche Truppen oder Guerillas der Tarnung zu berauben.

Entzugserscheinungen: jegliches von verschiedenen Symptomen, wie übermäßiges Schwitzen, Übelkeit, usw., die bei einer drogenabhängigen Person auftreten, wenn ihr diese Droge vorenthalten wird.

Enzyme: komplexe organische Substanzen, die von gewissen Pflanzen- und Tierzellen abgesondert werden, die in der Substanz, auf die sie wirken, eine chemische Veränderung verursachen.

Eukalyptus: einer von vielen oft hohen Bäumen, die in Australien und auf naheliegenden Inseln ihren Ursprung haben. Der Eukalyptusbaum hat aromatische immergrüne Blätter, die die Quelle für medizinische Öle sind, und für schweres Holz, das als Bauholz verwendet wird.

Euthanasie: die ursprüngliche Definition von *Euthanasie* ist „aus Gnade töten", die Handlung jemandem schmerzlose Sterbehilfe zu geben oder zuzulassen, daß er/sie stirbt (wie zum Beispiel durch das Vorenthalten extremer ärztlicher Maßnahmen). Dies kann auf einen Menschen oder ein Tier angewandt werden, der bzw. das unter einer unheilbaren Krankheit oder einem unheilbaren Zustand leidet. In der Praxis der Psychiatrie ist sie jedoch „die Handlung Leute zu töten, die als eine Bürde für die Gesellschaft betrachtet werden".

Fallout: der Niederschlag radioaktiver Teilchen, der auf die Erde niedergeht, nachdem beispielsweise eine Kernexplosion oder ein Reaktorunfall geschah; auch die radioaktiven Teilchen selbst.

Fasern: der strukturelle Teil von Pflanzen und pflanzlichen Produkten, der aus Kohlehydraten besteht, der völlig oder teilweise unverdaulich ist, und der, wenn er gegessen wird, dabei hilft, Abfallprodukte durch die Därme zu bewegen.

Fasten: sich aller Nahrung zu enthalten.

Fettgewebe: Gewebe (Substanzen eines organischen Körpers oder Organes, das aus Zellen und dem Material zwischen den Zellen besteht), das Fett enthält oder aus Fett besteht.

Fettsäuren, höher ungesättigte: eine Art von Fett oder Öl, das (im Gegensatz zu tierischen Fetten oder Milchfetten) nicht mit der Cholesterinbildung im Blut verbunden ist. (Cholesterin ist eine fettige Substanz, die mit dem Härterwerden der Arterien zu tun hat.)

Folsäure: ein Vitamin, das bei der Bildung von roten Blutkörperchen von Wichtigkeit ist.

Gegenwart: die Zeit, die jetzt ist und nicht in der Vergangenheit. Dies ist ein Ausdruck, der lose auf die Umwelt angewandt wird, die gegenwärtig existiert. Man sagt von einer Person, daß sie „aus der Gegenwart heraus ist“, wenn ihre Aufmerksamkeit in solch einem Ausmaß auf vergangene Geschehnisse fixiert ist, daß sie sich ihrer tatsächlichen gegenwärtigen Umwelt nicht voll bewußt ist oder sich nicht in Kommunikation mit ihr befindet.

geistige Eindrucksbilder: geistige Kopien der eigenen Wahrnehmungen, manchmal in der Vergangenheit; dreidimensionale Farbbilder mit Geräusch und Geruch und allen anderen Wahrnehmungen zuzüglich der Schlußfolgerungen oder Erwägungen der Person. Wenn eine Person beispielsweise LSD genommen hat, würde sie „Bilder“ dieser Erfahrung in ihrem Verstand behalten, komplett mit Aufzeichnungen der Sichtwahrnehmung, der physischen Gefühle, Gerüche, Geräusche, usw., die auftraten, während die Person unter dem Einfluß von LSD stand. Für weitere Informationen über geistige Eindrucksbilder und wie der Verstand funktioniert, lesen Sie *Dianetik: Die moderne Wissenschaft der geistigen Gesundheit* von L. Ron Hubbard.

Geschicklichkeit: Fähigkeit oder Geschick beim Gebrauch der Hände oder des Körpers; Agilität; auch geistige Geschicktheit oder Fähigkeit; Gewandtheit.

Gespann: eine Beziehung zwischen zwei Personen oder Gegenständen, die mit kooperativer Aktion zu tun haben, gegenseitiger Abhängigkeit, usw.

Gewinne: Gewinne oder Erkenntnisse. Gewinne bestehen auch daraus, daß man etwas zu tun beabsichtigt und es tut, oder daß man beabsichtigt, etwas nicht zu tun, und es nicht tut. Wenn man zum Beispiel beabsichtigt, mit seinem

Chef bessere Kommunikation betreiben zu können, und diese Fähigkeit erreicht, so ist das ein Gewinn. Oder wenn man beabsichtigt, in Gesellschaft von Mädchen nicht mehr schüchtern zu sein, und dies tatsächlich erreicht, dann ist das ein Gewinn.

Gicht: eine akute, wiederkehrende Krankheit, die durch schmerzhafte Entzündung der Gelenke, vor allem der Fuß- und Handgelenke gekennzeichnet ist und besonders im großen Zeh, die von einem Überschuß an Harnsäure (einer weißen, geruchlosen Substanz, die im Urin vorkommt) im Blut herrührt.

Ginseng: eine von verschiedenen ostasiatischen oder nordamerikanischen Pflanzen, die eine aromatische Wurzel haben, die in der Medizin verwendet wird.

Gradient: ein graduelles (stufenweises) Herangehen an etwas; man nimmt Schritt für Schritt, Stufe für Stufe, wobei jeder einzelne Schritt oder die einzelne Stufe ihrerseits mit Leichtigkeit überwunden werden kann – so daß am Ende ganz komplizierte und schwierige Tätigkeiten mit relativer Leichtigkeit erreicht werden können.

Halluzinogen: eine Droge oder eine andere Substanz, die Halluzinationen erzeugt.

Haschisch: eine Droge, die aus dem Harz hergestellt wird, das in den blühenden Hanfspitzen enthalten ist. Es wird wegen seiner berauschenden und Euphorie herbeiführenden Wirkungen gekaut oder geraucht.

Havingness: die Vorstellung hingreifen (erreichen) zu können. Mit Havingness meinen wir besitzen, Eigentümer sein, fähig zu befehligen, Verantwortung für Gegenstände, Energien und Räume zu übernehmen.

Heroin: ein weißes, kristallartiges Pulver, das ein Rauschgift ist, ein Derivat von Morphium. Früher wurde Heroin als ein Schmerzstiller und Beruhigungsmittel benutzt; die Herstellung und der Import von Heroin in die Vereinigten Staaten ist wegen der Gefahr des Abhängigwerdens durch das Bundesgesetz kontrolliert. Das Wort kommt vom griechischen Wort *hero,* vorgeblich aufgrund der Gefühle von Macht und Euphorie, die durch Heroin stimuliert werden.

Hitzschlag: eine Störung des temperaturausgleichenden Mechanismus des Körpers, die dadurch verursacht wird, daß man zu viel Hitze ausgesetzt ist, was zu Fieber, heißer und trockener Haut und schnellem Puls führt, geht manchmal bis zu Delirium und Koma.

Hölzernheit: ein Zustand, wobei man geistlos ist, ohne Lebendigkeit oder Bewußtsein; stumpf oder dumm sein.

hyperaktiv: übermäßig, besonders anomal aktiv.

I.E.: Abkürzung für *i*nternationale *E*inheit, ein Maßstab, über den international Übereinstimmung herrscht, mit dem Muster einer Substanz, wie eine Droge oder ein Hormon verglichen werden, um sich über deren relative Wirksamkeit zu versichern. *I.E.* steht auch für die bestimmte Quantität einer solchen Substanz, die eine spezifische biologische Wirkung erzeugt.

Indikator: ein Zustand oder ein Umstand, der während einer Aktion auftritt und anzeigt, ob die Aktion gut oder schlecht läuft. Ein schlechter Zustand, der sich nicht verbessert oder sich nicht mildert, oder wenn die Person Verluste hat, so wären dies *schlechte Indikatoren.* Ein schlechter Zustand, der sich verbessert, oder der weniger gegenwärtig wird, wäre ein *guter Indikator. Gute Indikatoren* schließen auch solche Dinge wie schnellen Fortschritt, Person glücklich, hat Gewinne, usw. ein.

Inositol: ein Vitamin, das in hoher Konzentration im menschlichen Gehirn, Magen, in den Nieren, in der Milz und in der Leber vorkommt; es hat mit der Kontrolle des Cholesterinspiegels zu tun; es wird berichtet, daß es einschränkende Wirkungen auf Krebs hat.

Ion: ein elektrisch geladenes Atom oder eine Atomgruppe, die durch den Verlust oder Zugewinn eines oder mehrerer Elektronen gebildet werden. Ein positives Ion wird durch einen Elektronenverlust geschaffen und ein negatives Ion wird durch einen Elektronengewinn geschaffen.

Jod: ein chemisches Element, das im Meerwasser und in einigen Meerespflanzen enthalten ist. Es wird in einer Lösung als antiseptisches Mittel verwendet; Jod wird von der Schilddrüse verwendet (eine große Drüse vorne im Hals, die ein Hormon sekretiert, das das Körperwachstum und die Körperentwicklung reguliert), um den Stoffwechsel zu regulieren helfen, und ein Mangel an Jod kann einen Kropf verursachen (eine Vergrößerung der Schilddrüse).

Junk Food: verschiedenartige Imbisse, die mit chemischen Zusätzen bereitet werden und die von niedrigem Nährwert sind.

Kalium: ein Mineralstoff, der dabei hilft, die Körperflüssigkeiten ausgeglichen zu halten und der für die Funktion des Nervensystems wichtig ist.

kaltgepreßt: hergestellt, indem das Öl durch Druck und ohne Verwendung von Hitze entzogen wurde.

katalytisch: eine chemische Veränderung verursachend oder beschleunigend, ohne selbst (die Substanz, die die Veränderung verursacht) betroffen zu sein.

Kater: die unangenehmen körperlichen Nachwirkungen davon, betrunken gewesen zu sein, wie Kopfweh, Magenverstimmung, die gewöhnlich einige Stunden später gefühlt werden, nachdem man aufgehört hat zu trinken.

Kernreaktoren: Geräte, in denen eine Atomspaltungs-Kettenreaktion gestartet, unterhalten und kontrolliert werden kann, um damit Hitze oder nützliche Strahlung zu erzeugen.

Kilotonnen: Maßeinheit für Sprengkraft, die der von 1.000 Tonnen TNT gleichkommt.

Knochenmark: ein weiches, fettiges Gewebe in den inneren Hohlräumen von Knochen. Knochenmark ist ein Hauptort der Herstellung von Blutkörperchen.

Kodein: ein Einschläferungsmittel, das ein Opiumderivat ist und Morphium ähnelt, aber es ist weniger suchtbildend: es wird für die Entlastung von Schmerz und in Hustenmedizinen verwendet.

Kohle-Teer: eine zähflüssige, schwarze, klebrige Flüssigkeit, die sich bei dem Destillieren von Kohle bildet, die, wenn sie weiter destilliert wird, Verbindungen ergibt, aus denen eine große Anzahl von Farbstoffen, Drogen und anderen synthetischen Verbindungen gewonnen wird.

Kokain: eine bittere, kristalline Droge, die aus den getrockneten Blättern des Koka-Strauches gewonnen wird; es wird als örtliches Betäubungsmittel verwendet und ist ein gefährliches illegales Anregungsmittel.

Kolitis: (Dickdarmkatarrh) Entzündung des Grimmdarms (ein Teil des Dickdarms).

Lecithin: eine komplexe fettige Substanz, die in Eigelb auftritt und die Phosphor enthält (ein Mineralstoff, der dabei hilft,

Knochen zu stärken und der den Stoffwechsel unterstützt).

Librium: Warenzeichen für eine beruhigende Droge, die von Psychiatern in dem Versuch verwendet wird, die Symptome von Angstgefühlen zu unterdrücken.

LSD: eine kristalline feste Substanz, die eine starke psychedelische Droge ist, die zeitweise Halluzinationen und einen schizophrenen psychotischen Zustand verursacht. *LSD* ist eine Abkürzung für *L*ysergsäure*d*iäthylamid.

Lymphknoten: eine der drüsenartigen Gewebemassen im Körper, die *Lymphe* herstellen, eine durchsichtige gelbliche Flüssigkeit, die in einer Blutplasma ähnelnden Flüssigkeit weiße Blutkörperchen enthält.

Magen-Darm-Katarrh: eine Entzündung des Magens und der Gedärme.

Mangan: ein Mineralstoff, der für das Wachstum, die Knochenbildung, die Fortpflanzung, Muskelkoordination und für den Fett- und Kohlehydrat-Stoffwechsel wichtig ist.

Manifestationen: äußere oder wahrnehmbare Anzeigen; Materialisierungen.

Marihuana: die getrockneten Blätter und Blüten der Hanfpflanze; wird in Zigarettenform als Rauschgift oder Halluzinogen verwendet.

Megavitamin: damit zu tun habend, sehr große Mengen von Vitaminen einzusetzen.

Methadon: ein synthetisches Betäubungsmittel, ähnlich wie Morphium, aber mit dem Mund eingenommen, es wird zur Linderung von Schmerzen eingesetzt sowie als ein Heroinersatz, um Heroinsucht zu behandeln. Methadon hat als eine „Lösung“ für Heroinsucht versagt, weil Leute anstatt dessen dann vom Methadon abhängig wurden.

Migräne: heftige, periodisch wiederkehrende Kopfschmerzen, die normalerweise auf nur eine Seite des Kopfes begrenzt sind und die oft von Übelkeit, Sehstörungen, usw. begleitet werden.

Mißemotion: ein geprägtes Wort, das verwendet wird, um eine Emotion oder eine emotionale Reaktion zu beschreiben, die der gegenwärtigen Situation unangemessen ist. Es kommt von *Miß-* (falsch) + *Emotion.* Wenn man sagt, daß jemand *mißemotional* wäre, würde das bedeuten, daß die Person nicht die Emotion zeigte, die den tatsächlichen Umständen der Situation angemessen war. Mißemotional zu sein wäre gleichbedeutend mit unvernünftig sein. Man kann die Vernunft einer Person relativ gut nach der Richtigkeit der Emotion beurteilen, die sie in gewissen Umständen zeigt. Fröhlich und glücklich zu sein, wenn die Umstände nach Freude und Glück verlangen, wäre rational. Trauer zu zeigen, ohne daß es in der Gegenwart dafür zureichend Ursache gäbe, wäre unvernünftig.

Modell: *hier:* ein Modell des menschlichen Körpers, um Anatomie zu lehren, chirurgische Operationen zu demonstrieren, usw.

Narconon: ein Drogenrehabilitationsprogramm, das die Technologie von L. Ron Hubbard anwendet. Es wurde ursprünglich im Staatsgefängnis von Arizona von einem Insassen organisiert, der selbst 13 Jahre lang drogensüchtig war. Er brachte die grundlegenden Prinzipien über den Verstand zur Anwendung, die in den Büchern von L. Ron Hubbard enthalten sind, und heilte sich auf diese Weise vollständig und half zwanzig weiteren Häftlingen, dasselbe zu tun. *Narconon* kommt von *non-narcosis,* was soviel wie „keine Narkose“ bedeutet. Es gibt heute auf der ganzen Welt in vielen Gebieten Narconon-Zentren. Auf dem Narconon-Programm werden keinerlei Drogen für den Entzug verwendet und die üblichen Entzugserscheinungen, wie die, wenn man Drogen plötzlich ohne Übergang absetzt, werden meistens vollständig umgangen.

Natriumpentothal: eine gelblich-weiße Droge, die als allgemeines anästhetisches Mittel und Einschläferungsmittel intravenös injiziert wird.

Nervensystem: das System der Nerven und Nervenzentren in einem Tier oder einem Menschen, einschließlich des Gehirns, des Rückenmarks, der Nerven und Massen von Nervengeweben.

Nesselausschlag: eine Krankheit, bei der die Haut juckt und erhobene weiße Schwielen hat. Sie wird durch eine Empfindlichkeit gegenüber gewissen Speisen oder durch eine Reaktion auf Hitze, Licht, usw. verursacht.

Niacin: eine weiße, geruchlose, kristalline Substanz, die man in proteinhaltigen Nahrungsmitteln finden kann, oder das synthetisch bereitet wurde. Es ist ein Mitglied des Vitamin-B-Komplexes. *Siehe auch* **Vitamin-B-Komplex** in diesem Glossar.

Nullzone: der Punkt auf der Erdoberfläche oder der Wasseroberfläche, direkt unter, über oder auf dem eine Atom- oder Wasserstoffbombe explodiert.

Objektive Prozesse: Beratungsverfahren, die einer Person dabei helfen, nach außen zu schauen oder ihre Aufmerksamkeit auf etwas außerhalb ihrer selbst zu richten. *Objektiv* bezieht sich auf äußere Gegenstände, nicht auf die Gedanken oder Gefühle des Individuums. Objektive Prozesse haben mit dem Realen und Beobachtbaren zu tun. Sie verlangen von der Person, daß sie etwas außerhalb ihrer selbst bemerkt oder findet, um die Verfahren auszuführen. Objektive Prozesse lokalisieren die Person in ihrer Umgebung, etablieren direkte Kommunikation, und bringen die Person in die Gegenwart, was ein sehr wichtiger Faktor bei mentaler und geistiger Gesundheit und Fähigkeit ist.

Originationen: ein neugeprägtes Wort, das Aussagen oder Bemerkungen bedeutet, die von einer Person hervorgebracht werden, die sich auf ihn oder sie, seine oder ihre Vorstellungen, Reaktionen oder Schwierigkeiten beziehen; Kommunikationen, die von der Person selbst originiert wurden.

Overrun: der Zustand eine Aktion oder eine Reihe von Aktionen jenseits des optimalen Punktes fortzusetzen, oder jenseits des Punktes, wo diese Aktion aufgehört hat, eine Veränderung zu verursachen.

PABA: (dt. auch *PAB*) eine Abkürzung für ein Vitamin, das *p*ara-*a*mino-*b*enzoic *a*cid genannt wird (p-Aminobenzoesäure); wichtig für den Stoffwechsel von Protein, die Bildung von Blutkörperchen, die Anregung der Darmbakterien, um Folsäure zu produzieren und für die Verwertung von Pantothensäure. *Siehe auch* **Folsäure** und **Pantothensäure** in diesem Glossar.

Pantothensäure: eine Säure, die in pflanzlichem und tierischem Gewebe gefunden wird, Reis, Kleie, etc., sie ist Teil des Vitamin-B-Komplexes und ist für Zellwachstum wesentlich.

Patent-Medizin: Arzneimittel, die ohne Rezept in Drogerien oder von Verkaufsvertretern verkauft werden und üblicherweise durch ein Warenzeichen geschützt sind.

Peroxyd: Wasserstoffperoxyd; eine farblose Flüssigkeit, die in einer verdünnten Lösung als Bleichmittel und antiseptisches Mittel gebraucht wird.

Peyotl: eine halluzinogene Droge, die aus den getrockneten, knopfartigen Spitzen einer Art von mexikanischem Kaktus gewonnen wird.

Phenobarbital: ein weißes kristallines Pulver, das als ein Beruhigungsmittel und Einschläferungsmittel verwendet wird.

physikalisches Universum: das materielle Universum, das aus Materie, Energie, Raum und Zeit besteht.

Programm-Fallüberwacher: die Person, der die Verantwortlichkeit zugewiesen wurde, die Lieferung des Reinigungsprogramms zu überwachen, sowie die korrekte und exakte Anwendung aller Aspekte des Reinigungsprogramms an individuellen *Fällen* sicherzustellen. Fälle sind Personen, die behandelt werden oder denen geholfen wird.

Propaganda: Informationen, Ideen oder Gerüchte, die bewußt weit verbreitet werden, um einer Person, einer Gruppe, einer Bewegung, einer Institution, einer Nation, etc. zu helfen oder zu schaden.

psychedelisch: eine von verschiedenen Drogen beschreibend, die einen Geisteszustand hervorrufen, der durch ein tiefes Gefühl gesteigerter sensorischer Wahrnehmung gekennzeichnet ist. Dies wird manchmal von heftiger Verzerrung der Wahrnehmung und Halluzinationen begleitet und von extremen Gefühlen von Euphorie oder Hoffnungslosigkeit.

psychosomatisch: *psycho-* bezieht sich auf den Geist oder Verstand (engl. *mind*), *somatisch* auf den Körper. Der Ausdruck „psychosomatisch" bedeutet daher, daß der Geist den Körper krank macht oder daß Krankheiten aufgrund von geistigen Störungen physisch im Körper erzeugt worden sind.

Q-Tip: (*Warenzeichen*) ein Markenname für Tupfer mit Wattespitze, die vor allem dafür verwendet werden, um kleine Bereiche zu säubern oder um Arzneien oder Kosmetika aufzutragen.

Rakettspielen: Rakettball spielen. Rakettball ist ein Spiel, das so ähnlich wie Wandball ist, das aber mit einem kurzen Schläger gespielt wird.

ranzig: aufgrund von Zersetzung einen widerlichen, unangenehmen, verdorbenen Geruch oder Geschmack haben, insbesondere bei Fetten oder Ölen.

Restimulation: die Reaktivierung einer Erinnerung aus der Vergangenheit aufgrund ähnlicher Umstände in der Gegenwart, die Umständen der Vergangenheit ähnelt.

Riementangasche: Asche einer Meerespflanze, aus der Jod gewonnen wird.

RNS: Abkürzung für *R*ibo*n*ukleins*ä*ure; eine der Verbindungen, die in allen lebenden Zellen gefunden werden kann; die Substanz, die die Anweisungen der DNS für die Produktion von Protein ausführt. *Siehe auch* **DNS** in diesem Glossar.

Röntgenstrahlen: eine Form von Strahlung, die der Lichtstrahlung ähnlich ist, aber die eine kürzere Wellenlänge hat, und die in der Lage ist, feste Körper zu durchdringen; sie wird in der Medizin für das Studium, die Diagnose und die Behandlung von gewissen organischen Störungen verwendet, vor allem von inneren Körperstrukturen.

Rostpilz: ein Pilz, der eine Reihe verschiedener Pflanzenkrankheiten verursacht, die durch rötliche, bräunliche oder schwarze blasenähnliche Anschwellungen auf den Blättern, Stengeln, usw., gekennzeichnet sind.

Schizophrener: *(Psychiatrie)* eine Person, die *Schizophrenie* hat; eine größere geistige Störung, die auf typische Weise durch eine Trennung der Denkprozesse und Emotionen gekennzeichnet ist. Eine Verzerrung der Realität, die von Wahnvorstellungen und Halluzinationen begleitet wird, eine Spaltung der Persönlichkeit, motorische (die mit Muskelbewegungen zu tun haben) Störungen, seltsames Benehmen, usw. Das Wort *Schizophrenie* kommt aus dem Griechischen und bedeutet, *gespaltener Geist.*

Schlafmittel: Mittel oder Drogen, die Schlaf herbeiführen; Sedative.

Schwitzprogramm: ein Programm, das von L. Ron Hubbard entwickelt wurde, welches damit zu tun hat, eine Person sich körperlich betätigen zu lassen, indem sie Jogging macht oder läuft, während sie einen gummierten Trainingsanzug trägt, der ihr dabei hilft, ins Schwitzen zu kommen (zum Zweck LSD-Rückstände loszuwerden, die in Fettgeweben abgelagert sind).

Scientology: die Philosophie Scientology. Sie ist die Lehre vom geistigen Wesen in seiner Beziehung zu sich selbst, zu Universen und zu anderem Leben und die Förderung des geistigen Wesens in dieser Beziehung. *Scientology* kommt von *scire,* „wissen im vollsten Sinn des Wortes“, und *logos,* „Lehre“. In sich selbst bedeutet das Wort buchstäblich „wissen, wie man weiß“. Scientology ist eine „Route“, ein Weg, im Gegensatz zu einer Abhandlung oder einem Wissensgebäude, das eine Reihe von Behauptungen aufstellt. Durch die Übungen und das Studium der Scientology kann man die Wahrheit für sich selbst herausfinden. Die Technologie ist daher nicht als etwas dargelegt, was man glauben soll, sondern als etwas, was einem zu *tun* gegeben wird.

Sedativum: eine Droge, die dafür gedacht ist, Aufregung, Nervosität oder Zustände von Gereiztheit zu verringern.

Selen: ein Spurenmineralstoff, der dabei hilft, die Muskeln gesund zu halten, Zellen gegen Oxydation zu schützen und die Erzeugung von Antikörpern anzuregen.

Skorbut: eine Krankheit, die von einem Mangel an Askorbinsäure (Vitamin C) im Körper hervorgerufen wird. Dies äußert sich durch Schwäche, Anämie, schwammiges Zahnfleisch, Bluten der Schleimhäute, usw.

Somatiken: physische Schmerzen oder unangenehme physische Empfindungen jeglicher Art. Das Wort *Somatik* bedeutet tatsächlich körperlich oder physisch. Weil das Wort *Schmerz* in der Vergangenheit zu Verwechslung zwischen physischem und mentalem Schmerz geführt hat, ist *Somatik* der Ausdruck, der gebraucht wird, um physischen Schmerz oder eine unangenehme physische Empfindung zu beschreiben.

Spurenmineralstoffe: Mineralstoffe, die in sehr kleinen Mengen für das körperliche Funktionieren notwendig sind.

Steckenpferd reiten, sein: sich selbst ausgiebig mit einer Lieblingsneigung oder -Beschäftigung zu befassen.

Straßendrogen: Drogen, die auf der Straße verkauft oder verteilt werden und nicht verschrieben werden.

Thailand: ein Königreich in Südostasien, früher Siam genannt.

Time-Track: die aufeinanderfolgende Aufzeichnung geistiger Eindrucksbilder, die sich während des Lebens einer Person anhäuft. *Siehe auch* **geistige Eindrucksbilder** in diesem Glossar.

Track: kurz für *Time-Track. Siehe* **Time-Track** in diesem Glossar.

Tranquilizers: Drogen, die eine beruhigende Wirkung haben, ohne Schlaf herbeizuführen.

traumatisch: quälend; emotional aufwühlend.

Trips: Erfahrungen oder Zeiträume von Euphorie, Halluzination, usw., die durch psychedelische Drogen verursacht werden, insbesondere LSD.

Unze: eine Unze entspricht etwa 28,3495 g. Der millionste Teil einer Unze wäre also 0,0000283495 g.

Valium: Warenzeichen für eine Droge, die Diazepam genannt wird, ein Beruhigungsmittel, das Muskeln entspannt und Krämpfe verhindert oder hemmt. Sie macht abhängig und wird oft von Ärzten oder Psychiatern verschrieben, um Angstgefühle oder Spannungen zu „erleichtern".

Verstand: ein Netz von Kommunikationen und Bildern, Energien und Massen, die durch die Tätigkeiten der Person selbst gegenüber dem physikalischen Universum oder anderen Personen hervorgebracht werden. Der Verstand ist ein Kommunikations- und Kontrollsystem zwischen der Person selbst und ihrer Umwelt. Der Verstand ist nicht das Gehirn; er besteht aus Energie, welche in Raum existiert und sich zu Massen verdichtet. Der Zweck des Verstands besteht darin, mit dem Überleben zusammenhängende Probleme zu stellen und zu lösen und die Anstrengung des Organismus gemäß diesen Lösungen zu dirigieren.

Vietnam: ein Land in Südostasien; während des Vietnamkriegs war es in Nordvietnam und Südvietnam unterteilt, ist jetzt aber wieder vereinigt.

Virus: eine Form von Materie, die kleiner als alle Bakterien ist, die sich in lebenden Zellen vervielfältigen kann und in Tieren oder Pflanzen Krankheit verursachen kann (Pocken, Masern, Erkältung, usw., werden durch Viren verursacht).

Vitamin A: ein Vitamin, das für das Wachstum der Knochen, gesunde Haut, sexuelles Funktionieren und Fortpflanzung wichtig ist.

Vitamin B_1: ein Vitamin, das auch Thiamin genannt wird. Es ist für den Körper wichtig für die Oxydationsfunktionen der Zelle (Atmung), Wachstum, Kohlehydrat-Stoffwechsel, Anregung und Übertragung von Nervenimpulsen, usw.

Vitamin B_2: wird auch Riboflavin genannt. Ein Vitamin, das beim Stoffwechsel von Protein sowie für die Haut, die Leber und für die Gesundheit der Augen wichtig ist.

Vitamin B_6: ein Vitamin, das auch Pyridoxin genannt wird, das als ein Enzymaktivator im Protein-, Kohlehydrat- und Fett-Stoffwechsel, bei der Hormonproduktion (Adrenalin und Insulin) und bei der Erzeugung von Antikörpern wichtig ist.

Vitamin B_{12}: ein Vitamin, das für die Bildung von roten Blutkörperchen, die Gesundheit des Nervensystems, normales Wachstum, Kohlehydrat-Stoffwechsel und Fruchtbarkeit wichtig ist.

Vitamin-B-Komplex: eine wichtige Gruppe wasserlöslicher Vitamine, die in Leber, Hefe, usw., gefunden werden kann, einschließlich Vitamin B_1, Vitamin B_2 und Niacin.

Vitamin C: auch Askorbinsäure genannt; ein farbloses, kristallines, wasserlösliches Vitamin, das in vielen Lebensmitteln, vor allem in Zitrusfrüchten, Gemüsen und Hagebutten gefunden werden kann, das aber auch synthetisch hergestellt werden kann; es ist für korrekte Ernährung und korrekten Stoffwechsel notwendig.

Vitamin D: ein Vitamin, das für Gesundheit und Wachstum der Knochen, Kalzium-Stoffwechsel, Gesundheit der Nerven und Regulierung des Herzschlages wichtig ist.

Vitamin E: ein Vitamin, das wichtig ist, um zu verhindern, daß Sauerstoff sich mit Abfallprodukten verbindet, um giftige Verbindungen zu bilden, sowie für die Gesundheit der roten Blutkörperchen.

Vogel: eine Person, vor allem eine, die irgendwie sonderbar ist.

Wallung: die Rötung der Haut, die durch einen Blutandrang verursacht wird; auch: der Blutandrang selbst.

Zweiteilung: ein Paar von Gegensätzen, wie schwarz – weiß, gut – böse, Liebe – Haß.

zweiterminalig: aus zwei Terminalen bestehend. *Terminal:* irgendein Punkt ohne Form oder mit jeglicher Form oder Dimension, von dem aus Energie fließen kann oder durch den Energie empfangen werden kann.

Stichwortverzeichnis

Bücher und Tonbandvorträge von L. Ron Hubbard

Reinigung: Eine illustrierte Antwort auf Drogen • Dieses Buch gibt Ihnen in einem knappen vollständigen Format einen Überblick über das Reinigungsprogramm. Unsere Gesellschaft wird von Drogen-, Alkohol-, und Arzneimittel-Mißbrauch geplagt, die die Fähigkeit klar zu denken verringern. Dieses Buch beschreibt, was man diesbezüglich tun kann, und es tut dies in einer für jedermann leicht lesbaren und verständlichen Form.

Das Handbuch für die Lieferung des Reinigungs-Rundowns • Dieses Buch ist ein Handbuch, das eine Person Schritt für Schritt durch den Reinigungs-Rundown führt. Es enthält alle erforderlichen Berichtsformblätter, sowie auch Stellen, wo die Person ihre Erfolge aufschreibt und den Programm- Abschluß attestiert. Dieses Handbuch macht es einfach und *standardgemäß* den Reinigungs-Rundown durchzuführen.

Alles über radioaktive Strahlung • Können die Auswirkungen radioaktiver Strahlung vermieden oder gemindert werden? Was genau würde im Fall einer Kernwaffenexplosion passieren? Die Antworten auf diese und viele andere Fragen erhalten Sie in diesem aufschlußreichen Buch. *Alles über radioaktive Strahlung* beschreibt Beobachtungen und Entdeckungen hinsichtlich der körperlichen und geistigen Auswirkungen radioaktiver Strahlung und legt die Möglichkeiten dar, um damit fertig zu werden. Beschaffen Sie sich die wirklichen Fakten zum Thema Strahlung und ihrer Auswirkungen.

Grundlegende Scientology-Bücher

Das grundlegende Paket von Scientology-Büchern enthält das Wissen, das Sie brauchen, um fähig zu sein, Zustände im Leben zu verbessern. Diese Bücher sind einzeln oder als ein vollständiger Satz in einem attraktiven Schuber erhältlich.

Scientology: Die Grundlagen des Denkens • Verbessern Sie Ihr Leben *und* schaffen Sie eine bessere Welt mit diesem leicht zu lesenden Buch, das die grundlegenden Wahrheiten über das Leben und Denken aufführt. Niemals zuvor hat so ein Wissen existiert, und niemals zuvor war es möglich solche Ergebnisse zu erreichen, wie diese, die mit der Anwendung dieses Wissens erreicht werden können. Ausgestattet mit alleine diesem Buch, könnte jemand scheinbare Wunder bewirken im Verändern von Gesundheitszuständen, Fähigkeiten und der Intelligenz von Leuten. Dies *ist* wie das Leben funktioniert. Das *ist* wie Sie Männer, Frauen und Kinder zum Besseren verändern und größere persönliche Freiheit erreichen.

Eine neue Sicht des Lebens • Haben Sie sich jemals selbst die Frage gestellt: Wer bin ich? Was bin ich? Dieses Buch mit Artikeln von L. Ron Hubbard beantwortet diese nur allzu häufigen Fragen. Dieses Wissen kann man jeden Tag gebrauchen – um zu einer neuen, zuversichtlicheren und glücklicheren Sicht des Lebens zu gelangen!

Die Probleme der Arbeit • Die Arbeit nimmt im Spiel des Lebens eine wichtige Rolle ein. Haben Sie wirklich Freude an

Ihrer Arbeit? Sind Sie sich über die Stabilität Ihres Arbeitsplatzes sicher? Hätten Sie gern die gesteigerte persönliche Befriedigung, Ihre Arbeit gut zu machen? In diesem Buch wird genau gezeigt, wie man diese Dinge erreicht – und anderes mehr. Das Spiel des Lebens – und innerhalb davon auch das Spiel der Arbeit – kann erfreulich und lohnend sein.

Scientology 0-8: Das Buch der Grundlagen • Was ist das Leben? Haben Sie gewußt, daß ein Individuum Raum, Energie und Zeit schaffen kann? Hier sind die Grundlagen des Lebens selbst, und die Geheimnisse, wie Sie über jeglichen Bereich Ihres Lebens Ursache werden können. Entdecken Sie, wie Sie die Daten in diesem Buch anwenden können, um Ihre Ziele zu erreichen.

Basic Dictionary of Dianetics and Scientology (Grundlegendes Wörterbuch der Dianetik und Scientology) • Dieses praktische Wörterbuch, das aus den Werken L. Ron Hubbards zusammengestellt wurde, enthält die Begriffe und Ausdrücke, die jedermann braucht, der über die Technologien von Dianetik und Scientology lernt. Und die *besondere Zugabe* eine leicht zu lesende Scientology-Organisierungstafel, die Ihnen zeigt, wen Sie in Ihrer nächstgelegenen Scientology-Organisation für Dienste und Informationen kontaktieren.

Grundlegende Dianetik-Bücher

Das Grundlegende Paket von Dianetik-Büchern enthält Ihren vollständigen Leitfaden für die geistige Tätigkeit Ihres Verstandes. Sie können alle diese Bücher einzeln oder als einen vollständigen Satz mit einem attraktiven Schuber kaufen.

Dianetik: Die moderne Wissenschaft der geistigen Gesundheit • Dieses Werk wird als das wirksamste Selbsthilfe-Buch gepriesen, das jemals erschienen ist. Die Dianetik-Technologie hat Millionen Menschen dazu verholfen, sich in neue Höhen der Freiheit und Fähigkeit aufzuschwingen. Jedes Jahr werden Millionen verkauft! Entdecken Sie die Quelle der geistigen Barrieren, die Sie daran hindern, Ihre Ziele zu erreichen – und wie Sie damit fertig werden können!

Die dynamischen Kräfte des Lebens • Durchbrechen Sie die Barrieren, die Ihrem Glück im Wege stehen. Dies ist das erste Buch, das Ron schrieb, um die verblüffenden Prinzipien, die hinter der Dianetik stehen zu enthüllen – in Form derart machtvoller Tatsachen, daß Sie die Art und Weise, in der Sie sich selbst und die Ihnen innewohnenden Möglichkeiten betrachten, für immer verändern können. Entdecken Sie, wie Sie die starken Grundprinzipien dieses Buches verwenden können, um durch Ihre geistigen Barrieren einfach durchzustoßen und über Ihren Erfolg, Ihre Zukunft und Ihr Glück die volle Kontrolle zu erlangen.

Selbstanalyse • Das komplette Do-it-yourself-Handbuch für jeden, der seine Fähigkeiten und sein Erfolgspotential verbessern will. Verwenden Sie die einfachen, leicht zu erlernenden Techniken der *Selbstanalyse,* um Selbstvertrauen aufzubauen und Streß zu reduzieren.

Dianetik: Die Entwicklung einer Wissenschaft • Laut Schätzungen nutzen wir weniger als zehn Prozent unseres geistigen Potentials. Was hält uns davon ab, unser volles geistiges Potential zu entwickeln und zu nutzen? *Dianetik: Die Entwicklung einer Wissenschaft* ist L. Ron Hubbards unglaublicher Bericht darüber, wie er den reaktiven Verstand entdeckte und wie er die Schlüssel entwickelte, um dessen Geheimnisse zu enträtseln. Beschaffen Sie sich diesen Bericht aus erster Hand darüber, was der menschliche Geist eigentlich ist, und wie Sie sein verborgenes Potential freisetzen können.

Fortgeschrittene Dianetik-Bücher

Diese Bücher von L. Ron Hubbard geben Ihnen ein detailliertes Wissen darüber, wie der Verstand funktioniert – Wissen, das Sie verwenden können, Ihnen selbst und anderen zu helfen, aus den Fallen des Lebens auszubrechen. Während Sie diese Bücher individuell kaufen können, können Sie das Fortgeschrittene Dianetik Buch-Paket auch als einen vollständigen Satz erwerben, der zusammen mit einem attraktiven Schuber geliefert wird.

Die Wissenschaft des Überlebens • Falls Sie sich je gefragt haben, warum sich Leute nun gerade so verhalten, wie sie sich verhalten, werden Sie in diesem Buch eine reiche Fülle an Informationen finden. Für jeden, der andere verstehen und seine persönlichen Beziehungen verbessern will, ist dieses Werk unentbehrlich. *Die Wissenschaft des Überlebens* ist auf einer bemerkenswerten Tabelle aufgebaut – Hubbards Tabelle der Einstufung des Menschen. Mit diesen Informationen ausgerüstet, können Sie das Verhalten und die Reaktionen anderer Menschen verstehen und vorhersagen, und Ihre Kontrolle über Ihr eigenes Leben hochgradig steigern. Dies ist ein wertvolles Handbuch, das am Arbeitsplatz und im Leben den Unterschied zwischen Erfolg und Fehlschlag ausmachen kann.

Dianetik 55! • Ihr Erfolg im Leben hängt von Ihrer Kommunikationsfähigkeit ab. Wissen Sie, daß es eine Formel für Kommunikation gibt? Lernen Sie die Regeln besserer Kommunikation, die Ihnen helfen können, ein erfüllteres Leben zu führen. Hier befaßt sich L. Ron Hubbard mit den grundlegenden Prinzipien der Kommunikation und zeigt Ihnen, wie Sie diese Prinzipien meistern können, um Ihre Ziele zu erreichen.

Advanced Procedure and Axioms (Fortgeschrittenes Verfahren und Axiome) • Zum *ersten* Mal wurden die Grundlagen des Denkens und des physikalischen Universums in einer Reihe grundlegender Gesetze systematisiert, was eine völlig neue Art und Weise des Betrachtens und des Herangehens an die Gebiete des Menschen, des physikalischen Universums und sogar des Lebens selbst zeigt.

Handbook for Preclears (Handbuch für Preclears) • Als ein fortgeschrittenes persönliches Arbeitsbuch geschrieben, enthält *das Handbuch für Preclears* leicht auszuführende Übungen, die Ihnen dabei helfen, die Wirkungen von Zeiten zu überwältigen, wo Sie nicht in Kontrolle Ihres Lebens waren und Zeiten, wo Ihre Emotionen eine Barriere zu Ihrem Erfolg und vielem mehr waren. Der Abschluß von allen fünfzehn Auditing-Schritten, die in diesem Buch enthalten sind, bereitet Sie voll darauf vor, um wirklich die *Kontrolle* über Ihre Umgebung und Ihr Leben zu haben.

Kinder-Dianetik • Hier ist ein revolutionärer neuer Ansatz zur Kindererziehung – unter Verwendung der Auditing-Techniken der Dianetik. Finden Sie heraus, wie Sie Ihrem Kind dabei helfen können, größeres Selbstbewußtsein, mehr Selbstvertrauen, eine höhere Lerngeschwindigkeit und eine glücklichere, liebevollere Beziehung mit Ihnen zu entfalten.

Notes on the Lectures (Notizen zu den Vorträgen) • Sie sind zusammengestellt von seinen faszinierenden Vorträgen, die er kurz nach der Veröffentlichung von *Dianetik* gegeben hat. Dieses Buch enthält einige der ersten Materialien, die Ron jemals über das ARC-Dreieck und die Tonskala herausgegeben hat, und wie diese Entdeckungen mit Auditing in Verbindung stehen.

Das Paket für die OT[1]-Bücherei

Alle folgenden Bücher enthalten das Wissen, über die Beziehung des geistigen Wesens mit diesem Universum und wie seine Fähigkeiten erfolgreich darin zu operieren, wiedergewonnen werden können. Sie können alle dieser Bücher individuell oder als einen vollständigen Satz in einem attraktiven Schuber erwerben.

Scientology 8-80 • Was sind die Gesetze des Lebens? Wir alle sind mit physikalischen Gesetzen, wie dem Gesetz der Schwerkraft vertraut, aber welche Gesetze bestimmen Leben und Denken? L. Ron Hubbard gibt Antworten auf die Rätsel des Lebens und gibt dessen Ziele im physikalischen Universum.

Scientology 8-8008 • Erhalten Sie die grundlegenden Wahrheiten über Ihre Natur als ein geistiges Wesen und über Ihre Beziehung zu dem physikalischen Universum, das Sie umgibt. L. Ron Hubbard beschreibt hier Verfahren, die dafür entwickelt wurden, um Ihre Fähigkeiten zu Höhen zu führen, von denen man bislang nur träumen konnte.

Scientology: A History of Man (Scientology: Eine Geschichte des Menschen) • Ein faszinierender Ausblick auf den evolutionären Hintergrund und die Geschichte der menschlichen Rasse – revolutionäre Vorstellungen, die Sie garantiert faszinieren werden, und die viele grundlegende Annahmen

1. **OT:** Abkürzung für **Operierender Thetan,** ein Seinszustand. Es ist ein Wesen, das „in der Position von Ursache über Materie, Energie, Raum, Zeit, Form und Leben" ist. *Operierend* gründet sich auf die Bedeutung „fähig zu operieren (d.h. handlungsfähig und in der Lage, Dinge zu kontrollieren), ohne von Dingen abhängig zu sein", und *Thetan* kommt von dem griech. Buchstaben *Theta (θ)*, den die Griechen für „Denken" oder vielleicht für „geistiges Wesen" benutzten, und dazu fügen wir ein „n" hinzu, um nach moderner Ingenieursmanier ein neues Hauptwort zu schaffen. Das Wort steht auch für $(\theta)^n$ oder „Theta im n-ten Grade", was unbegrenzt oder unermeßlich bedeutet.

über die wahre Macht, das wahre Potential und die wahren Fähigkeiten des Menschen herausfordern werden.

The Creation of Human Ability (Die Schaffung der menschlichen Fähigkeit) • Dieses Buch enthält Prozesse, die entwickelt wurden, um die Macht eines Thetans über seine eigenen Postulate wieder herzustellen, um mehr über das Wesen seiner Beeingness zu verstehen, um seine Selbstbestimmung freizusetzen und vieles mehr.

Grundlegende Bücher für Führungskräfte

Das Grundlegende Bücher-Paket für Führungskräfte besteht aus dem Buch *Die Probleme der Arbeit* und den zwei unten angegebenen Büchern. Sie sind individuell oder in einem vollständigen Satz zusammen mit einem attraktiven Schuber erhältlich.

How to Live Though an Executive (Wie man trotz einer leitenden Stellung überleben kann) • Welches ist der eine Faktor in Geschäft und Handel, der, wenn er fehlt, eine Person überarbeitet und besorgt sein läßt, der Arbeiter und das Management einander an die Kehle gehen läßt und ein unsicheres Arbeitsklima schafft? L. Ron Hubbard enthüllt Prinzipien, die auf jahrelanger Forschung in viele verschiedenartige Organisationen basieren.

Einführung in die Ethik der Scientology • Ein vollständiges Wissen über Ethik ist für jeden notwendig, um erfolgreich im Leben zu sein. Ohne die Informationen aus diesem Buch zu wissen und anzuwenden, ist Erfolg nur eine Sache von Glück oder Zufall. Das ist nicht viel, worauf man sich freuen kann. Dieses Buch enthält Antworten auf Fragen wie beispielsweise: „Wie weiß ich, ob eine Entscheidung richtig oder falsch ist?" „Wie kann ich Dinge um mich herum vorhersagbar verbessern?"

Die machtvolle Ethik-Technologie von L. Ron Hubbard ist Ihr Weg zu sich stetig steigernden Überleben.

Andere Scientology-Bücher

Haben Sie vor diesem Leben gelebt? • Dies ist das Buch, das der auslösende Funke für ein lebhaftes Interesse an dem uralten Rätsel war: Lebt der Mensch nur ein einziges Mal? Die Antwort war in Geheimnisse gehüllt und blieb vergraben, bis L. Ron Hubbards Forschungen die Wahrheit aufdeckten. Tatsächliche Fallgeschichten von Leuten, die sich im Auditing an frühere Leben erinnert haben, lassen klar erkennen, wie es sich mit diesen Dingen verhält.

Dianetics and Scientology Technical Dictionary (Technisches Fachwörterbuch der Dianetik und Scientology) • Dieses Wörterbuch ist Ihr unentbehrlicher Führer zu den Wörtern und Ideen der Technologien Scientology und Dianetik – Technologien, die Ihnen dabei helfen können, Ihr Know-How und Ihre Effektivität im Leben zu steigern. Mehr als dreitausend Wörter werden definiert – dies schließt ebenso ein neues Verständnis von lebenswichtigen Wörtern wie *Leben, Liebe* und *Glücklichsein* ein als auch Scientology-Ausdrücke.

Modern Management Technology Defined – Hubbard Dictionary of Administration and Management (Moderne Verwaltungstechnologie definiert: Das Hubbard-Wörterbuch für Verwaltung und Management) • Dies ist ein wirklicher Durchbruch auf dem Gebiet von Verwaltung und Management! 8.600 Wörter wurden definiert, um ein besseres Verstehen jeglicher Geschäftssituation sicherzustellen. Klare, präzise Scientology-Definitionen beschreiben viele vormals verwunderliche Phänomene und bringen Wahrheit, geistige Gesundheit und Verstehen in das oft undurchdringbare Fachgebiet des Geschäftsmanagements.

Organization Executive Course (Organisationsführungskurs) • Die Bände des *Organization Executive Course* enthalten Organisations-Technologie, die der Menschheit bislang unbekannt war. Dies zeigt nicht nur, wie eine Scientology-Organisation funktioniert; sondern wie der Betrieb einer *jeden* Organisation, *jeglicher* Aktivität verbessert werden kann. Eine Person, die die Daten in diesen Bänden vollständig kennt und sie anwendet könnte jeden Abwärtstrend in einem Betrieb umkehren – oder sogar in einem Land!

Management Series Volume 1 and 2 (Die Management-Serien, Band 1 und 2) • Diese Bücher enthalten die Technologie, die jeder, der mit Management in irgendeiner Weise arbeitet, vollkommen kennen muß, um Erfolg zu haben. Diese Bücher enthalten Bereiche wie Datenauswertung, die Technologie, wie man einen Bereich für maximale Produktion und Expansion organisiert, wie man Personal handhabt und die tatsächliche Technologie von Öffentlichkeitsarbeit und vieles mehr.

Der Hintergrund und die Zeremonien der Scientology-Kirche • Entdecken Sie die schönen und inspirierenden Zeremonien sowie den faszinierenden religiösen und geschichtlichen Hintergrund der Scientology-Kirche. Dieses Buch enthält das erhellende Glaubensbekenntnis der Kirche, kirchliche Andachten, Predigten und Zeremonien, viele davon in der Form, wie sie ursprünglich von L. Ron Hubbard, dem Gründer der Scientology, persönlich abgehalten wurden.

What is Scientology? (Was ist Scientology?) • Die angewandte religiöse Philosophie Scientology hat seit ihrem Beginn viel Interesse und Aufmerksamkeit erhalten. Was ist die Philosophie Scientology? Was kann sie erreichen – und warum behaupten so viele Leute verschiedener Lebensbereiche, daß sie so wirkungsvoll ist? Finden Sie die Antworten auf diese und viele andere Fragen in *What is Scientology?*

Einführungs- und Demonstrations-Prozesse und Assists • Wie können Sie jemandem helfen, seine Begeisterung für das Leben zu verbessern? Wie können Sie jemandes Selbstbewußtsein am Arbeitsplatz erhöhen? Hier sind grundlegende Scientology-Verfahren, die Sie verwenden können, um anderen dabei zu helfen, mit dem Leben fertig zu werden.

Das Handbuch für den ehrenamtlichen Geistlichen • Dies ist ein großes, praktisches, Do-it-yourself-Buch, das einer Person das grundlegende Wissen gibt, wie man sich und anderen durch schwierige Augenblicke im Leben hindurchhilft. Es besteht aus einundzwanzig Abschnitten – von denen jeder wichtige Lebenssituationen behandelt, wie Drogen- und Alkoholprobleme, Studierschwierigkeiten, zerbrochene Ehen, Unfälle und Krankheiten, fehlschlagende Betriebe, schwierige Kinder und vieles mehr. Dies ist das grundlegende Werkzeug, mit dem man jemandem aus Schwierigkeiten heraushelfen und ein glücklicheres Leben herbeiführen kann.

Die Serie für persönlichen Erfolg

Es gibt beinahe dreitausend aufgezeichnete Vorträge von L. Ron Hubbard über die Fachgebiete der Dianetik und der Scientology. Es folgt eine Auswahl dieser Vorträge, die alle weltweit beliebt sind. Alle dieser Vorträge sind mit der hochmodernen Aufnahmetechnologie *CLEARSOUND* aufgenommen worden, die für ihre Klarheit und Brillanz in der Wiedergabe bekannt ist.

Beschaffen Sie sich alle Kassetten der Serie für persönlichen Erfolg von L. Ron Hubbard unten angegeben und fragen Sie Ihre nächstgelegene Scientology-Kirche oder -Organisation oder die Herausgeber bezüglich zukünftiger Freigaben.

Die Geschichte der Dianetik und der Scientology • In diesem Vortrag teilt L. Ron Hubbard mit Ihnen seine frühesten

Einsichten in die Natur des Menschen und gibt einen unwiderstehlichen und oft humorvollen Bericht von seinen Erfahrungen. Verbringen Sie eine unvergeßliche Zeit mit Ron, wie er über die Anfänge der Dianetik und der Scientology spricht!

Der Weg zur Wahrheit • Der Weg zur Wahrheit ist vom Menschen seit dem Beginn der Zeiten nicht erfaßt worden. In diesem klassischen Vortrag erklärt L. Ron Hubbard, was dieser Weg tatsächlich ist und warum es der einzige Weg ist, den man bis zum Ende begehen MUSS, wenn man einmal darauf gestartet ist. Dieser Vortrag enthüllt den einzigen Weg zu höheren Stufen des Lebens.

Scientology und effektives Wissen • Reisen Sie zu neuen Horizonten des Bewußtseins! *Scientology und effektives Wissen* von L. Ron Hubbard kann Ihnen helfen, mehr über sich selbst und andere zu verstehen. Eine faszinierende Erzählung von den Anfängen der Dianetik und der Scientology.

The Deterioration of Liberty (Der Niedergang der Freiheit) Was befürchten Regierungen so sehr in einer Bevölkerung, daß sie Waffen anhäufen, um sich vor Menschen zu schützen? Finden Sie es in diesem klassischen Vortrag von Ron heraus.

Power of Choice and Selfdeterminism (Entscheidungsfreiheit und Selbstbestimmung) • Die Fähigkeit des Menschen selber den Weg zu bestimmen, den er in seinem Leben einschlagen möchte, hängt von seiner Fähigkeit ab, Entscheidungsfreiheit auszuüben. Finden Sie in diesem Vortrag von Ron heraus, wie Sie Ihre Entscheidungsfreiheit und Selbstbestimmung im Leben steigern können.

Scientology and Ability (Scientology und Fähigkeit) • Ron weist darauf hin, daß dieses Universum hier ist, weil wir es wahrnehmen und damit übereinstimmen. Die Anwendung der

Prinzipien der Scientology auf das Leben kann neue Abenteuer im Leben herbeiführen und Sie auf den Weg bringen eine bessere Beingness zu entdecken.

The Hope of Man (Die Hoffnung der Menschheit) • Verschiedene Männer der Geschichte haben die Idee geäußert, daß es Hoffnung für Verbesserung gibt. Aber L. Ron Hubbards Entdeckungen in Dianetik und Scientology haben diese Hoffnung zu einer Wirklichkeit gemacht. Hören Sie diesen Vortrag und finden Sie heraus, wie Scientology die einzige, wahre Hoffnung für die Freiheit des Menschen geworden ist.

The Dynamics (Die Dynamiken) • In diesem Vortrag gibt Ihnen Ron unglaubliche Daten über die Dynamiken: wie der Mensch auf ihnen kreiert; was passiert, wenn eine Person nur in einer Dynamik steckenbleibt; in welcher Verbindung Kriege mit der dritten Dynamik stehen und vieles mehr.

Money (Geld) • Ron spricht in diesem klassischen Vortrag über das Thema, das den Menschen mit einer Leichtigkeit erfolgreich macht oder zum Versagen bringt – Geld. Finden Sie heraus, was Geld wirklich ist und gewinnen Sie eine bessere Kontrolle über Ihre eigenen Finanzen.

Formulas for Success – ***The Five Conditions*** **(Die Formeln des Erfolgs –** ***Die fünf Zustände*****)** • Wie kann man wirklichen Erfolg erreichen? Manchmal scheint Glück der Hauptfaktor zu sein, aber die Wahrheit ist, daß natürliche Gesetze existieren, die die Zustände des Lebens bestimmen. Diese Gesetze wurden von Ron entdeckt, und in diesem Vortrag gibt er Ihnen die genauen Schritte, die zu unternehmen sind, um Zustände in allen Aspekten Ihres Lebens zu verbessern.

Health and Certainty (Gesundheit und Gewißheit) • Sie müssen Sicherheit über sich selber besitzen, um den Erfolg zu erreichen, den Sie im Leben wollen. In *Gesundheit und Gewißheit* erzählt L. Ron Hubbard, wie Sie Gewißheit erreichen können und frei für sich selbst denken können. Kaufen Sie diese Kassette jetzt und beginnen Sie Ihr volles Potential zu erreichen!

Operation Manual for the Mind (Bedienungsanleitung für den Mind) • Jeder hat einen Mind – aber wer hat eine Bedienungsanleitung? Dieser Vortrag enthüllt, weshalb der Mensch Tausende von Jahren fortfuhr ohne herauszufinden, wie sein Mind funktionieren sollte. Das Problem wurde gelöst. Finden Sie mit diesem Vortrag heraus wie.

Miracles (Wunder) • Warum ist es so, daß der Mensch oft gegen die Kräfte verliert, denen er sich widersetzt oder entgegenstellt. Warum kann ein Individuum nicht einfach Hindernisse im Leben überwinden und gewinnen? In dem Tonbandvortrag *Wunder* beschreibt L. Ron Hubbard, warum jemand im Leben Verluste erleidet. Er beschreibt auch, wie eine Person die Wunder von Glück, Selbsterfüllung und Gewinne im Leben erfahren kann. Beschaffen Sie sich heute ein Exemplar.

The Road to Perfection – *The Goodness of Man* (**Der Weg zur Vollkommenheit** – *Die Güte des Menschen*) • Anderen Praktiken unähnlich, die danach trachteten den Menschen zu „verbessern" weil er „böse" war, nimmt Scientology an, daß Sie *gute* Qualitäten haben, die einfach nur *gesteigert* werden müssen. In *Der Weg zur Vollkommenheit* zeigt L. Ron Hubbard wie diese Annahme wirklich funktioniert – und wie Sie beginnen können Ihren Verstand, Talente und Fähigkeiten vollständig auszunutzen. Beschaffen Sie sich diesen Vortrag und steigern Sie Ihre Fähigkeit das Leben zu bewältigen.

The Dynamic Prinziples of Existence (Die dynamischen Prinzipien des Daseins) • Was braucht es, um in der heutigen Welt zu überleben? Es ist nicht etwas worüber Sie viel in der

Schule lernen. Sie haben wahrscheinlich eine Menge Ratschläge bekommen, wie man „zurechtkommt". *Ihr jetziges Überleben ist jetzt begrenzt durch die Daten, die Ihnen gegeben wurden.* Dieser Vortrag beschreibt die dynamischen Prinzipien des Daseins, und sagt wie Sie diese Prinzipien verwenden können, um den Erfolg in allen Bereichen Ihres Lebens zu steigern. Glück und Selbstachtung *können* Ihnen gehören. Geben Sie sich mit nichts anderem zufrieden.

Man Good or Evil? (Der Mensch: Gut oder Böse?) • In diesem Vortrag erforscht L. Ron Hubbard das größte Rätsel, das die moderne Wissenschaft und Philosophie konfrontiert hat – die wahre Natur der Lebensführung und Beingness des Menschen. Ist der Mensch einfach nur eine Art aufziehbare Puppe oder Uhr – oder schlimmer, eine böse Bestie ohne Kontrolle über ihre Begierden? Oder ist er fähig höhere Stufen der Fähigkeit des Bewußtseins und Glücklichseins zu erreichen? Beschaffen Sie sich diesen Tonbandvortrag und finden Sie die *wirklichen* Antworten heraus.

Differences between Scientology and Other Studies (Unterschiede zwischen Scientology und anderen Studiengebieten) • Die wichtigsten Fragen, die Sie in Ihrem Leben stellen, sind die, die Sie begonnen haben zu stellen, als Sie ein Kind waren: Was passiert mit einer Person, wenn sie stirbt? Ist der Mensch im Grunde gut oder ist er böse? Was sind die Absichten der Welt mir gegenüber? Liebten mich meine Mutter und mein Vater wirklich? Was ist Liebe? Anderen Studien unähnlich, die Sie dazu *zwingen* auf eine bestimmte Art zu denken, befähigt Sie Scientology, Ihre eigenen Antworten zu finden. Hören Sie diesen wichtigen Vortrag. Er wird Sie auf den Weg zu wahrem Verstehen und Glauben an sich selbst setzen.

The Machinery of the Mind (Die Maschinerie des Minds) Wir tun eine Menge Dinge „automatisch" – wie beispielsweise Autofahren. Aber was passiert, wenn die geistige Maschinerie Macht übernimmt und ihn zu leiten beginnt? In diesem faszinierenden Vortrag gibt Ihnen L. Ron Hubbard ein Verstehen darüber, was die geistige Maschinerie wirklich ist, und wie sie eine Person veranlassen kann, Kontrolle zu verlieren. Sie *können* Macht über Ihre Entscheidung zurückerlangen und volle Kontrolle über Ihr Leben haben. Hören Sie diesen Vortrag und finden Sie heraus wie.

The Affinity-Reality-Communication Triangle (Das Affinität-Realität-Kommunikations Dreieck) • Haben Sie jemals versucht zu einem zornigen Menschen zu sprechen? Haben Sie jemals versucht etwas zu jemanden hinüber zu bringen, der wirklich in Furcht ist? Kennen Sie jemanden, der unmöglich aufzuheitern war? Hören Sie diesen faszinierenden Vortrag von L. Ron Hubbard und lernen Sie wie Sie das Affinität-Realität-Kommunikations Dreieck verwenden können, um persönliche Beziehungen zu lösen. Indem Sie die Daten dieses Vortrags verwenden, können Sie andere besser verstehen und ein glücklicheres Leben leben.

Increasing Efficiency (Steigerung der Effizienz) • Unfähigkeit ist die größte Barriere zu Ihrem Erfolg. Wie können Sie Ihre Effizienz steigern? Ist es eine Frage, daß Sie Ihre Diät verändern oder Ihre Arbeitsumgebung anpassen? Diese Annäherungsweisen haben konstant versagt, denn sie übersehen das wichtigste Element: *Sie.* L. Ron Hubbard hat diese Faktoren entdeckt, die ihre Fähigkeit steigern *können,* und er enthüllt es in diesem aktuellen Vortrag. Beschaffen Sie sich jetzt *Steigerung der Effizienz,* und beginnen Sie *Ihr* vollständiges Potential zu erreichen.

Man's Relentless Search (Die unnachgiebige Suche des Menschen) • Für endlose Jahrzehnte hat der Mensch versucht sich selbst zu finden. Warum hört diese Suche andauernd in

Frustration und Enttäuschung auf? Wonach sucht er *wirklich,* und warum kann er es nicht finden? Für die wirkliche Wahrheit über den Menschen und das Leben, hören Sie sich diesen Tonbandvortrag, *Die unnachgiebige Suche des Menschen* von L. Ron Hubbard an. Gewinnen Sie Ihren Glauben an sich selbst wieder!

Zur Zeit sind noch nicht all diese Werke in deutscher Sprache erhältlich. Es werden jedoch laufend neue Materialien übersetzt. Für mehr Information wenden Sie sich an Ihre nächstgelegene Scientology-Organisation, oder schreiben Sie direkt an den Verleger, um einen vollständigen Katalog zu erhalten.

Besorgen Sie sich einen kostenlosen Katalog über das Wissen, wie man das Leben verbessert

L. Ron Hubbards Bücher und Tonbandvorträge steigern Ihre Fähigkeit, sich selbst und andere zu verstehen. Seine Werke geben Ihnen das praktische Know-How, dessen Sie bedürfen, um Ihr Leben und die Leben Ihrer Familienmitglieder und Freunde zu verbessern.

Viel mehr als die in diesem Buch besprochenen Materialien von L. Ron Hubbard sind erhältlich. Ein kostenloser Katalog dieser Materialien ist auf Nachfrage erhältlich.

Schreiben Sie heute, um Ihren kostenlosen Katalog zu erhalten!

„Ich freue mich immer, von meinen Lesern zu hören."

L. Ron Hubbard

Dies waren die Worte L. Ron Hubbards, der stets sehr daran interessiert war, von seinen Freunden, Lesern und Anhängern zu hören. Er machte es zu seiner Aufgabe, mit jedem in Kommunikation zu bleiben, mit dem er während seiner fünfzigjährigen Laufbahn als professioneller Schriftsteller in Berührung kam, und er hatte Tausende von Fans und Freunden überall auf der Welt, mit denen er korrespondierte.

Die Verleger der literarischen Werke L. Ron Hubbards wünschen, mit dieser Tradition fortzufahren und heißen Briefe und Kommentare von Ihnen, seinen alten und neuen Lesern, willkommen.

Jeder Nachricht, die an den Author's Affairs Director in New Era Publications gerichtet ist, wird prompte und vollständige Aufmerksamkeit geschenkt werden.

New Era Publications International, ApS
Store Kongensgade 55
1264 Kopenhagen K, Dänemark

Adreßliste der Kirchen und Organisationen

Deutschsprachige Länder

Deutschland

Berlin

Scientology-Kirche Berlin e.V.
Sponholzstraße 51/52
1000 Berlin 41

Düsseldorf

Scientology-Kirche Düsseldorf
Friedrichstr. 28
4000 Düsseldorf

Scientology-Kirche
Celebrity Centre Düsseldorf
Grupellostr. 28
4000 Düsseldorf

Frankfurt

Scientology-Kirche Frankfurt
Darmstädter Landstr. 213
6000 Frankfurt/Main 70

Hamburg

Scientology-Kirche Hamburg
Steindamm 63
2000 Hamburg 1

Scientology-Kirche
Celebrity Centre Hamburg
Mönckebergstr. 5/IV
2000 Hamburg 1

Hannover

Scientology-Kirche Hannover
Hubertusstraße 2
3000 Hannover 1

München

Scientology-Kirche Bayern
Beichstraße 12
8000 München 40

Stuttgart

Scientology-Kirche Stuttgart
Hirschstraße 27
7000 Stuttgart 1

Österreich

Wien

Scientology-Kirche Österreich
Schottenfeldgasse 13-15
1070 Wien

Wien Süd

Scientology-Kirche
Celebrity Centre Wien
Senefeldergasse 11/5
1100 Wien

Schweiz

Basel

Scientology-Kirche Basel
Herrengrabenweg 56
4054 Basel

Bern

Scientology-Kirche Bern
Schulhausgasse 12
3113 Rubigen, Bern

Genève
Eglise de Scientologie
de Genève
9, Route de Saint-Julien
1227 Carouge
Genève

Lausanne
Eglise de Scientologie
de Lausanne
10, rue de la Madeleine
1003 Lausanne

Zürich
Scientology-Kirche
Zürich
Badenerstr. 294
8004 Zürich

ÜBRIGES EUROPA

Belgien

Bruxelles
Eglise de Scientologie
de Bruxelles
45A, rue de l'Ecuyer
1000 Bruxelles

Dänemark

Århus
Scientology Kirken Jylland
Guldsmedegade 17,2
8000 Århus C

Kopenhagen
Advanced Organization
Saint Hill for Europe and Africa
Jernbanegade 6
1608 København V

Scientology Kirken Danmark
Vesterbrogade 66
1620 København V

Scientology Kirken København
Store Kongensgade 55
1264 København K

Frankreich

Angers
Eglise de Scientologie d'Angers
10-12, rue Max Richard
49000 Angers

Clermont-Ferrand
Eglise de Scientologie
de Clermont-Ferrand
2, petite rue Giscard
de la Tour Fondue
63000 Clermont-Ferrand

Lyon
Eglise de Scientologie de Lyon
3, Place des Capucins
69001 Lyon

Paris
Eglise de Scientologie de Paris
65, rue de Dunkerque
75009 Paris

Eglise de Scientologie
Celebrity Centre de Paris
69, rue Legendre
75017 Paris

St. Etienne
Eglise de Scientologie de
St. Etienne
24, rue Marengo
42000 St. Etienne

Großbritannien

Birmingham
Church of Scientology
60/62 Constitution Hill
Birmingham B19 3JT

Brighton
Church of Scientology
Dukes Arcade, Top Floor
Dukes Street
Brighton, Sussex

East Grinstead
Saint Hill Foundation
Saint Hill Manor
East Grinstead
West Sussex RH19 4JY

Advanced Organization Saint Hill
Saint Hill Manor
East Grinstead
West Sussex RH19 4JY

Edinburgh
Hubbard® Academy of Personal
Independence
20 South Bridge
Edinburgh, Scotland EH1 1LL

London
Church of Scientology
68 Tottenham Court Road
London W1P 0BB

Manchester
Church of Scientology
258 Deansgate
Manchester M3 4BG

Plymouth
Church of Scientology
41 Ebrington Street
Plymouth
Devon PL4 9AA

Sunderland
Church of Scientology
51 Fawcett Street
Sunderland, Tyne and Wear
SR1 1RS

Griechenland

Athen
Applied Philosophy Center of
Greece (K.E.F.E)
Ippokratous 175B
11472 Athen

Holland

Amsterdam
Scientology Kerk Amsterdam
Nieuwe Zijds Voorburgwal 271
1012 RL Amsterdam

Israel

Tel Aviv
Scientology and *Dianetics*® College
7 Salomon Street
Tel Aviv 66023

Italien

Brescia
Chiesa di Scientology
Dei Tre Laghi
Via Fratelli Bronzetti, 20
25125 Brescia

Catania
Chiesa di Scientology
Via Giuseppe Garibaldi, 9
95121 Catania

Milano
Chiesa di Scientology
Via Abetone, 10
20137 Milano

Monza
Chiesa di Scientology
Via Cavour, 5
20052 Monza

Novara
Chiesa di Scientology
Corso Cavallotti, 7
28100 Novara

Nuoro
Chiesa di Scientology
Via G. Deledda, 43
08100 Nuoro

Padova
Chiesa di Scientology
Via Mameli 1/5
35131 Padova

Pordenone
Chiesa di Scientology
Via Montereale, 10/C
33170 Pordenone

Roma
Chiesa di Scientology
Via di San Vito, 11
00185 Roma

Torino
Chiesa di Scientology
Via Guarini, 4
10121 Torino

Verona
Chiesa di Scientology
Vicolo Chiodo, 4/A
37121 Verona

Norwegen

Oslo
Dianetikk Senteret Oslo
Storgata 9
0155 Oslo 1

Portugal

Lisboa
Instituto de Dianética
Rua Actor Taborda 39-4°
1000 Lisboa

Schweden

Göteborg
Scientology kyrkan Göteborg
Odinsgatan 8
411 03 Göteborg

Malmö
Scientology kyrkan Malmö
Simrishamnsgatan 10
214 23 Malmö

Stockholm
Scientology kyrkan Stockholm
Kammakargatan 46
111 60 Stockholm

Spanien

Barcelona
Asociación Civil de Dianética
Calle Pau Claris 85, Principal 1ª
08010 Barcelona

Madrid
Asociación Civil de Dianética
Montera 20, Piso 1°dcha
28013 Madrid

AFRIKA

Bulawayo
Church of Scientology
74 Abercorn Street
Bulawayo, Zimbabwe

Cape Town
Church of Scientology
5 Beckham Street Gardens
Cape Town 8001, South Africa

Durban
Church of Scientology
57 College Lane
Durban 4001, South Africa

Harare
Church of Scientology Harare
1st Floor State Lottery Building
P.O. Box 3524
Corner Speke Avenue and
Julius Nyrere Way
Harare, Zimbabwe

Johannesburg
Church of Scientology
Security Building, 2nd Floor
95 Commissioner Street
Johannesburg 2001, South Africa

Church of Scientology
101 Huntford Building
40 Hunter Street
Cnr. Hunter & Fortesque Roads
Yeoville 2198
Johannesburg, South Africa

Port Elizabeth
Church of Scientology
2 St. Christopher
27 Westbourne Road
Central
Port Elizabeth 6001, South Africa

Pretoria
Church of Scientology
1st Floor City Centre
272 Pretorius Street
Pretoria 0002, South Africa

AUSTRALIEN, NEUSEELAND & OZEANIEN

Australien

Adelaide
Church of Scientology
24 Waymouth Street
Adelaide, South Australia 5000

Brisbane
Church of Scientology
2nd Floor, 106 Edward Street
Brisbane, Queensland 4000

Canberra
Church of Scientology
Suite 16, 108 Bunda Street
Civic Canberra
A.C.T. 2601

Melbourne
Church of Scientology
44 Russell Street
Melbourne, Victoria 3000

Perth
Church of Scientology
39-41 King Street
Perth, Western Australia 6000

Sydney
Church of Scientology
201 Castlereagh Street
Sydney, New South Wales 2000

Church of Scientology
Advanced Organization Saint Hill
Australia, New Zealand and
Oceania
19-37 Greek Street
Glebe, New South Wales 2037

Japan

Tokio
Scientology Organization
101 Toyomi Nishi Gotanda Heights
2-13-5 Nishi Gotanda
Shinagawa-Ku
Tokyo, Japan 141

Neuseeland

Auckland
Church of Scientology
32 Lorne Street
Auckland 1

NORDAMERIKA

Kanada

Edmonton
Church of Scientology
10349 82nd Avenue
Edmonton, Alberta
Canada T6E 1Z9

Kitchener
Church of Scientology
8 Water Street North
Kitchener, Ontario
Canada N2H 5A5

Montréal
Eglise de Scientologie
4489, rue Papineau
Montréal, Québec
Canada H2H 1T7

Ottawa
Church of Scientology
150 Rideau Street, 2nd Floor
Ottawa, Ontario
Canada K1N 5X6

Québec
Eglise de Scientologie
226 St-Joseph est
Québec, Québec
Canada G1K 3A9

Toronto
Church of Scientology
696 Yonge Street
Toronto, Ontario
Canada M4Y 2A7

Vancouver
Church of Scientology
401 West Hastings Street
Vancouver, British Columbia
Canada V6B 1L5

Winnipeg
Church of Scientology
Suite 125-388 Donald Street
Winnipeg, Manitoba
Canada R3B 2J4

Vereinigte Staaten von Amerika

Albuquerque
Church of Scientology
8106 Menaul Blvd. NE
Albuquerque, New Mexico 87110

Ann Arbor
Church of Scientology
301 North Ingalls Street
Ann Arbor, Michigan 48104

Atlanta
Church of Scientology
2632 Piedmont Rd., NE
Atlanta, Georgia 30324

Austin
Church of Scientology
2200 Guadalupe
Austin, Texas 78705

Boston
Church of Scientology
448 Beacon Street
Boston, Massachusetts 02115

Buffalo
Church of Scientology
47 West Huron Street
Buffalo, New York 14202

Chicago
Church of Scientology
3011 North Lincoln Avenue
Chicago, Illinois 60657

Cincinnati
Church of Scientology
215 West 4th Street, 5th Floor
Cincinnati, Ohio 45202

Clearwater
Church of Scientology
Flag Service Organization
210 South Fort Harrison Avenue
Clearwater, Florida 34616

Columbus
Church of Scientology
167 East State Street
Columbus, Ohio 43215

Dallas
Church of Scientology
Celebrity Centre Dallas
8501 Manderville Lane
Dallas, Texas 75231

Denver
Church of Scientology
375 South Navajo Street
Denver, Colorado 80223

Detroit
Church of Scientology
321 Williams Street
Royal Oak, Michigan 48067

Honolulu
Church of Scientology
1 N. King St., Lower Level
Honolulu, Hawaii 96817

Kansas City
Church of Scientology
3619 Broadway
Kansas City, Missouri 64111

Las Vegas
Church of Scientology
846 East Sahara Avenue
Las Vegas, Nevada 89104

Long Island
Church of Scientology
330 Fulton Avenue
Hempstead, New York 11550

Los Angeles und Umgebung
Church of Scientology
4810 Sunset Boulevard
Los Angeles, California 90027

Church of Scientology
1451 Irvine Boulevard
Tustin, California 92680

Church of Scientology
263 East Colorado Boulevard
Pasadena, California 91101

Church of Scietology
10335 Magnolia Boulevard
North Hollywood, California 91601

Church of Scientology
American Saint Hill Organization
1413 North Berendo Street
Los Angeles, California 90027

Church of Scientology
American Saint Hill Foundation
1413 North Berendo Street
Los Angeles, California 90027

Church of Scientology
Advanced Organization
Los Angeles
1306 North Berendo Street
Los Angeles, California 90027

Church of Scientology
Celebrity Centre International
5930 Franklin Avenue
Hollywood, California 90028

Miami
Church of Scientology
120 Giralda Avenue
Coral Gables, Florida 33134

Minneapolis
Church of Scientology
3019 Minnehaha Avenue
Minneapolis, Minnesota 55406

New Haven
Church of Scientology
909 Whalley Avenue
New Haven, Connecticut 06515

New York City
Church of Scientology
227 West 46th Street
New York City, New York 10036

Church of Scientology
Celebrity Centre New York
65 East 82nd Street
New York City, New York 10028

Orlando
Church of Scientology
710-A East Colonial Drive
Orlando, Florida 32803

Philadelphia
Church of Scientology
1315 Race Street
Philadelphia, Pennsylvania 19107

Phoenix
Church of Scientology
4450 North Central Avenue, Suite 102
Phoenix, Arizona 85012

Portland
Church of Scientology
323 SW Washington
Portland, Oregon 97204

Church of Scientology
Celebrity Centre Portland
709 South West Salmon Street
Portland, Oregon 97205

Sacramento
Church of Scientology
825 15th Street
Sacramento, California 95814

San Diego
Church of Scientology
701 "C" Street
San Diego, California 92101

San Francisco
Church of Scientology
83 McAllister Street
San Francisco, California 94102

San Jose
Church of Scientology
80 E. Rosemary
San Jose, California 95112

Santa Barbara
Church of Scientology
524 State Street
Santa Barbara, California 93101

Seattle
Church of Scientology
2004 Westlake Avenue
Seattle, Washington 98121

St. Louis
Church of Scientology
9510 Page Boulevard
St. Louis, Missouri 63132

Tampa
Church of Scientology
4809 North Armenia Avenue
Suite 215
Tampa, Florida 33603

Washington, DC
Founding Church of Scientology
2125 "S" Street NW
Washington, DC 20008

LATEINAMERIKA

Kolumbien

Bogotá
Centro Cultural de Dianética
Carrera 19 No. 39-55
Apartado Aereo 92419
Bogotá, D.E. Colombia

Mexiko

Estado de Mexico
Instituto Tecnológico
de Dianética, A.C.
Londres 38, Piso 5°
Colonia Juarez
México, D.F.

Guadalajara
Organización Cultural Dianética
de Guadalajara, A.C.
Av. López Mateos Nte. 329
Sector Hidalgo
Guadalajara, Jalisco

Ciudad México
Asociación Cultural Dianética, A.C.
Hermes No. 46
Colonia Crédito Constructor
C.P. 03940 México 19, D.F.

Instituto de Filosofía Aplicada, A.C.
Durango #105
Colonia Roma
C.P. 06700 México, D.F.

Instituto de Filosofía Aplicada, A.C.
Plaza Rio de Janeiro No. 52
Colonia Roma
C.P. 06700 México, D.F.

Organización Desarrollo y
Dianética, A.C.
Providencia 1000
Colonia Del Valle
C.P. 03100 México, D.F.

Centro de Dianética Polanco
Insurgentes Sur 536 1er Piso
Esq. Nogales
Colonia Roma Sur
C.P. 06700 México, D.F.

Venezuela

Valencia
Asociación Cultural Dianética
de Venezuela, A.C.
Ave. 101 No. 150-23
Urbanizacíon La Alegria
Apartado Postal 833
Valencia

Um irgendwelche Bücher oder Kassetten von L. Ron Hubbard zu erhalten, die von Ihrer örtlichen Organisation nicht erhältlich sind, wenden Sie sich an eine der folgenden Verlagsstellen:

NEW ERA Publications International
ApS
Store Kongensgade 55
1264 København K
Danmark

Bridge Publications, Inc.
4751 Fountain Avenue
Los Angeles, California 90029

Continental Publications
Liaison Office
696 Yonge Street
Toronto, Ontario
Canada M4Y 2A7

Era Dinámica Editores, S.A. de C.V.
Alabama 105
Colonia Nápoles
C.P. 03810
México, D.F.

NEW ERA Publications UK, Ltd.
78 Holmethorpe Avenue
Redhill, Surrey RH1 2NL
United Kingdom

N.E. Publications Australia Pty. Ltd.
2 Verona Street
Paddington, New South Wales 2021
Australia

Continental Publications Pty. Ltd.
P.O. Box 27080
Benrose 2011
South Africa

NEW ERA Publications Italia Srl
Via L.G. Columella, 12
20128 Milano, Italia

NEW ERA Publications
Deutschland GmbH
Otto Hahn-Straße 25
6072 Dreieich 1
Bundesrepublik Deutschland

NEW ERA Publications France E.U.R.L.
111, Boulevard de Magenta
75010 Paris, France

Nueva Era Dinámica, S.A.
c/ De la Paz, 4/1° dcha
28012 Madrid, España

NEW ERA Publications Japan, Inc.
5-4-5-803 Nishi Gotanda
Shinagawa-Ku
Tokyo, Japan 141